颅底脑膜瘤

现代神经外科治疗策略

Meningiomas of the Skull Base

Treatment Nuances in
Contemporary Neurosurgery

（意）保罗·卡帕比安卡

Paolo Cappabianca, MD
Professor and Chairman of Neurosurgery
Residency Program Director
Division of Neurosurgery
University of Naples Federico II
Naples, Italy

主 编

（意）多梅尼科·索拉里

Domenico Solari, MD, PhD
Assistant Professor of Neurosurgery
Division of Neurosurgery
University of Naples Federico II
Naples, Italy

鲁晓杰　主　译

张亚卓　洪　涛　主　审

张晓彪　王　清　副主译

北方联合出版传媒（集团）股份有限公司

辽宁科学技术出版社

沈阳

©2020，辽宁科学技术出版社。
著作权合同登记号：第06-2019-52号。

版权所有·翻印必究

图书在版编目（CIP）数据

颅底脑膜瘤 / (意) 保罗·卡帕比安卡 (Paolo Cappabianca)，(意) 多梅尼科·索拉里 (Domenico Solari) 主编；鲁晓杰主译. — 沈阳：辽宁科学技术出版社，2020.7

ISBN 978-7-5591-1488-4

Ⅰ. ①颅… Ⅱ. ①保… ②多… ③鲁… Ⅲ. ①脑膜瘤—诊疗 Ⅳ. ① R739.45

中国版本图书馆 CIP 数据核字（2020）第 016473 号

出版发行：辽宁科学技术出版社
　　　　　（地址：沈阳市和平区十一纬路 25 号　邮编：110003）
印　刷　者：辽宁新华印务有限公司
经　销　者：各地新华书店
幅面尺寸：210mm×285mm
印　　张：14.25
插　　页：4
字　　数：300 千字
出版时间：2020 年 7 月第 1 版
印刷时间：2020 年 7 月第 1 次印刷
责任编辑：吴兰兰　凌　敏
封面设计：袁　舒
版式设计：袁　舒
责任校对：黄跃成　王春茹

书　　号：ISBN 978-7-5591-1488-4
定　　价：198.00 元

投稿热线：024-23284372
邮购热线：024-23280336
E-mail:cyclonechen@126.com
http://www.lnkj.com.cn

译者名单

马驰原（东部战区总医院）

王　清（南京医科大学附属无锡第二医院）

王镛斐（复旦大学华山医院）

刘卫平（空军军医大学第一附属医院）

刘　珉（同济大学附属东方医院）

杨　刚（重庆医科大学附属第一医院）

李　兵（南京医科大学附属无锡第二医院）

李储忠（北京市神经外科研究所）

吴　群（浙江大学医学院附属第二医院）

汪　璟（南京医科大学附属无锡第二医院）

孙崇璟（复旦大学附属中山医院）

张亚卓（北京市神经外科研究所）

张晓彪（复旦大学附属中山医院）

张树恒（北京市神经外科研究所）

张恒柱（扬州大学附属苏北人民医院）

陈荣彬（海军军医大学附属长征医院）

陈文哲（海军军医大学附属长征医院）

陈　建（南通大学附属医院）

金　路（首都医科大学附属北京天坛医院）

赵旭东（南京医科大学附属无锡第二医院）

钟春龙（同济大学附属东方医院）

侯立军（海军军医大学附属长征医院）

洪　涛（南昌大学附属第一医院）

高大宽（空军军医大学第一附属医院）

桂松柏（首都医科大学附属北京天坛医院）

施　炜（南通大学附属医院）

黄国栋（深圳大学附属第一医院）

康　军（首都医科大学附属北京同仁医院）

章　薇（清华大学长庚医院）

鲁晓杰（南京医科大学附属无锡第二医院）

谢正兴（南京医科大学附属无锡第二医院）

楼美清（上海交通大学附属第一医院）

致我的亲人们

——保罗·卡帕比安卡和多梅尼科·索拉里

前　言

颅内脑膜瘤神经外科治疗的成功历史始于1884年，当时意大利外科医生Francesco Durante切除了1例嗅沟脑膜瘤：这一非凡手术的细节在1887年的《柳叶刀》（Lancet）上得以发表。从那时起，脑膜瘤的最佳治疗策略以及对其临床和生物学行为的解释引起了长期而活跃的争论，至今为止脑膜瘤的治疗对神经外科界来说仍是一个挑战。事实上，由于脑膜瘤良性的性质，完全切除被认为是有效的治疗方法，且至今仍被作为金标准；然而，肿瘤对其周围颅底骨、硬脑膜和神经血管结构的累及，和以更高级别的组织学亚型复发的趋势，使得肿瘤的完全切除受到了质疑，有时风险很高，甚至不可能完全切除。对于颅底脑膜瘤，为了达到根治性切除的目的，手术通常通过侵入性手术入路进行，且发生相关并发症的概率很高；神经系统预后和切除范围的改善是神经外科技术不断改进的结果。

那不勒斯学派对于脑膜瘤一直格外关注，这本书提供了最新证据。1991年4月26—27日，在那不勒斯举行了一次题为"脑膜瘤：从Durante到Guidetti的诊断与治疗"的国际会议。这是为了纪念意大利第一个做脑膜瘤手术的人，即意大利神经外科之父Beniamino Guidetti。回顾那不勒斯学派近30年的发展，从经翼点入路到将神经内镜下鼻内入路被认为是一种创新可行的替代方案，再到神经内镜下经鼻蝶骨扩大入路的形成，见证了对于更少的创伤、更安全、更有效手术策略的无尽探索。

如今，脑膜瘤的外科治疗理念是多方面的，部分归因于诊断和介入放射学、外科和放射治疗中大量的技术进步，尤其是外科技术和相关医疗设备的发展，即内窥镜检查、计算机辅助外科和放射外科技术和设备的发展。此外，分子生物学的最新发展提供了关于结果和前景的新信息，有利于创新和有针对性地产生合适的辅助治疗，以提高患者的生活质量。

在这种情况下，编著者们及时和应有的成就是值得赞扬的：本书的初衷是按照世界著名专家的意见，汇编和传播颅底脑膜瘤方面的治疗进展。其中有几章旨在收集关于分类、术中技术和放射治疗作用的最新认识。其他章节则根据颅底解剖部位，讲解颅底脑膜瘤的常规和高级手术治疗方式。本书内容全面，不仅带来了对于颅底脑膜瘤广泛更新的理解，还推动了对于这一方向不断地学习，这对于所有现代神经外科医生来说是有价值和具有挑战性的。

最后，我要向所有投稿人表示深切的感谢，是你们让这本书内容丰富，富有内涵。

恩里科·德·迪维蒂（Enrico de Divitiis）

神经外科名誉教授

那不勒斯费德里克二世大学

那不勒斯，意大利

序　言

脑膜瘤是第二常见的颅内实体肿瘤（发病率可高达36%），通常是良性的。每个神经外科医生在其职业生涯中都有很多机会处理此类病变。

脑膜瘤的特点已在众多的科学出版物中被深入分析和报道，然而，其内在行为并没有被充分地理解。影响脑膜瘤生长的外源性因素、基因序列和分子发展模式有望在未来几年揭示脑膜瘤的实际生物学表现及其变异和转归的机制。

这一不断发展的信息体系确实推动了世界卫生组织（WHO）在2016年对于脑膜瘤分类的进一步完善，新的分类进一步明确了以前未正确分类的病变类型。然而，要使科学检测进入临床应用并成为现实，还需要做出更多的努力，最终目的则是可以直接进入肿瘤细胞内部进行治疗。

到目前为止，我们目睹了外科技术的巨大进步和涉及外科或医学治疗这类疾病的革命性进程，这为确定脑膜瘤的安全治疗策略提供了可能性，即使是对于那些位于颅底的深部脑膜瘤。

在过去的几十年里，有相当多的外科手术技术用于颅底脑膜瘤的治疗，这些技术成为了更显著和更有效的治疗方法，使得复发率更低，最终改善了患者的生活质量。此外，放射治疗和放射外科也已成为现代神经外科的一部分，这使小的病变和（或）手术不能根治的病变得到控制。

然而，外科医生灵巧性的真正进步体现在对提高视觉品质的追求。一方面，术前影像学的发展已经给出了对区域和纤维的清晰定义；另一方面，随着显微镜、内窥镜、外视镜以及先进的自适应机器人控制系统（ROVOT）等技术的应用，术中视觉的清晰显示得到了提升。

我们大多数医生的神经外科生涯都是始于接受脑膜瘤相关知识：Cushing和Eisenhardt始于脑膜瘤；Castellano和Ruggiero始于后颅窝脑膜瘤；Al Mefty等始于脑膜瘤。

本书不仅为当前颅底脑膜瘤的治疗奠定了基础，而且为根据实际解剖–功能进一步探索和定义治疗方案提供了新的选择。我们希望本书能像我们所感受到的那样，激发人们进一步研究的热情。事实上，这种无畏的研究不断推动着科学界的进步，有助于保持头脑健康，最重要的是，有助于人们乐观地展望未来。

最后，我们要感谢所有为这本书做出贡献的杰出作者以及Thieme的工作人员对我们的专业支持。

保罗·卡帕比安卡（Paolo Cappabianca, MD）
多梅尼科·索拉里（Domenico Solari, MD, PhD）

编著者名单

Ossama Al-Mefty, MD, FACS, FAANS
Director of Skull Base Surgery
Brigham and Women's Hospital
Harvard Medical School
Department of Neurosurgery
Boston, Massachusetts, USA

Rami O. Almefty, MD
Resident
Department of Neurosurgery
Barrow Neurological Institute
Phoenix, Arizona, USA

Norberto Andaluz, MD
Professor of Neurosurgery
Department of Neurosurgery
University of Cincinnati (UC) College of Medicine
Comprehensive Stroke Center at UC Neuroscience
    Institute
Mayfield Clinic
Cincinnati, Ohio, USA

Jonathan Andrew Forbes, MD
Assistant Professor
Department of Neurosurgery
University of Cincinnati College of Medicine
Cincinnati, Ohio, USA

Filippo Flavio Angileri, MD, PhD
Associate Professor of Neurosurgery
Department of Biomedical and Dental Sciences and
    Morphofunctional Imaging
University of Messina
Messina, Italy

Michael L. J. Apuzzo, MD
Distinguished Adjunct Professor of Neurosurgery
Department of Neurosurgery
Yale School of Medicine
New Haven, Connecticut, USA
Adjunct Professor of Neurological Surgery
Senior Consultant
Department of Neurological Surgery
Weil Cornell Medical College
New York, New York, USA

Garni Barkhoudarian, MD, FAANS
Assistant Professor of Neurosurgery
Pacific Neuroscience Institute
John Wayne Cancer Institute
Santa Monica, California, USA

Antonino Bernardo, MD
Professor of Neurosurgery
Director—Microneurosurgery Skull Base and
    Surgical Innovation Training Center
Department of Neurological Surgery
Weill Medical College of Cornell University
New York, New York, USA

Anne Laure Bernat, MD
Assistant Professor
Department of Neurosurgery
Lariboisiere Hospital
Assistance Publique-Hôpitaux de Paris
Paris-Diderot University
Paris, France

Phillip A. Bonney, MD
Resident Physician
Department of Neurological Surgery
Keck School of Medicine
University of Southern California
Los Angeles, California, USA

Salvatore Massimiliano Cardali, MD, PhD
Associate Professor of Neurosurgery
Department of Biomedical and Dental Sciences and
    Morpho-Functional Imaging
Division of Neurosurgery
University of Messina
Messina, Italy

Marialaura Del Basso De Caro, MSc
Professor of Pathology
Department of Advanced Biomedical Sciences
Pathology Section
University of Naples Federico II
Naples, Italy

Ricardo L. Carrau, MD, FACS
Professor
Department of Otolaryngology—Head and Neck
    Surgery
Department of Neurological Surgery
The Ohio State University Wexner Medical Center
Columbus, Ohio, USA

Luigi Maria Cavallo, MD, PhD
Associate Professor
Division of Neurosurgery
Department of Neurosciences
Reproductive and Odontostomatological Sciences
University of Naples Federico II
Naples, Italy

Davide Colistra, MD
Resident of Neurosurgery
Neurosciences Department Neurosurgery Unit
Umberto I Hospital, "Sapienza" University of Rome
Rome, Italy

Alfredo Conti, MD, PhD, FEBNS
Associate Professor of Neurosurgery
University of Messina
Messina, Italy
Visiting Scientist
Charité—University Medicine Berlin
Berlin, Germany

Deopujari CE, MB, MS, MCh, MSc
Professor of Neurosurgery
Department Head
Department of Neurosurgery
Bombay Hospital Institute of Medical Sciences
Mumbai, India

Oreste de Divitiis, MD
Associate Professor
Department of Neurosciences and Reproductive and
   Odontostomatological Sciences
School of Medicine and Surgery
University of Naples Federico II
Napoli, Italy

Roberto Delfini, MD
Chairman
1st Chair of Neurosurgery
Sapienza University
Rome, Italy

Ian F. Dunn, MD
Associate Professor
Department of Neurological Surgery
Brigham and Women's Hospital
Harvard Medical School
Boston, Massachusetts, USA

Florian H. Ebner, MD
Associate Professor
Department of Neurosurgery
Eberhard-Karls-University
Tübingen, Germany

Benedetta Fazzolari, MD
Neurosurgeon
S.M. Goretti Hospital
Latina, Italy

Federico Frio, MD
Resident
Department of Neurosurgery
School of Medicine and Surgery
University of Naples Federico II
Napoli, Italy

Rosa Maria Gerardi, MD
Resident
Division of Neurosurgery
Department of Neurosciences and Reproductive and
   Odontostomatological Sciences
University of Naples Federico II
Naples, Italy

Antonino F. Germanò, MD
Professor and Chairman
Department of Neurosurgery
University of Messina School of Medicine
Messina, Italy

Felice Giangaspero, MD
Full Professor of Pathological Anatomy
Department of Radiological, Oncological and
   Anatomopathological Sciences
Sapienza University of Rome
Rome, Italy
IRCCS Neuromed
Pozzilli, Italy

Matias Gómez G., MD
Assistant Instructor
Department of Otolaryngology—Head and Neck
   Surgery
German Clinic of Santiago—Institute of
   Neurosurgery Dr Asenjo
Santiago, Chile

Danica Grujicic, MD
Head
Neurooncology Department
Clinic of Neurosurgery
Clinical Center of Serbia
Professor
Medical Faculty University of Belgrade
Belgrade, Serbia

Elia Guadagno, MD, PhD
Professor
Department of Advanced Biomedical Sciences
Pathology Section
University of Naples Federico II
Naples, Italy

Shunya Hanakita, MD, PhD
Skull Base Clinical Fellow
Department of Neurosurgery
Lariboisiere Hospital
Assistance Publique-Hôpitaux de Paris
Paris-Diderot University
Paris, France

Philippe Herman, MD, PhD
Chairman
ENT and Skull Base Department
Saint Louis-Lariboisière Hospital
Paris Diderot University
Paris, France

Rosanda Ilic, MD
Neurosurgeon
Clinic of Neurosurgery
Clinical Center of Serbia
Assistant
Medical Faculty University of Belgrade
Belgrade, Serbia

**Vikram S. Karmarkar, MS, MRCSEd,
 DNB-Neurosurgery**
Consultant Neurosurgeon and Assistant Professor
Department of Neurosurgery
Bombay Hospital Institute of Medical Sciences
Mumbai, India

Daniel F. Kelly, MD
Director
Pacific Neuroscience Institute Professor of
 Neurosurgery
John Wayne Cancer Institute Providence Saint John's
 Health Center
Santa Monica, California, USA

Jeyan Kumar, MD
Resident Physician
Department of Neurosurgery
University of Virginia Health System
Charlottesville, Virginia, USA

Moujahed Labidi, MD, FRCSC
Skull Base Clinical Fellow
Department of Neurosurgery
Lariboisiere Hospital
Assistance Publique-Hôpitaux de Paris
Paris-Diderot University
Paris, France

Edward R. Laws, Jr., MD, FACS
Professor of Neurosurgery
Harvard Medical School
Director
Pituitary/Neuroendocrine Center
Brigham and Women's Hospital
Boston, Massachusetts, USA

Gautam U. Mehta, MD
Skull Base Fellow
Department of Neurosurgery
University of Texas MD Anderson Cancer Center
 Houston
Houston, Texas, USA

Pietro Meneghelli, MD
Neurosurgery Fellow
Institute of Neurosurgery
University Hospital
Verona, Italy

Mihailo Milicevic, MD
Assistant Professor
Clinical Center of Serbia
Clinic of Neurosurgery
Medical Faculty University of Belgrade
Belgrade, Serbia

Alaa S. Montaser, MD
Research fellow
Department of Neurological Surgery
The Ohio State University Wexner Medical Centre
Columbus, Ohio, USA
Assistant lecturer
Department of Neurological Surgery
Ain Shams University
Cairo, Egypt

Peter F. Morgenstern, MD
Resident of Neurosurgery
Department of Neurological Surgery
New York Presbyterian Weill Cornell Medical Center
New York, New York, USA

Anil Nanda, MD, MPH, FACS
Professor and Chairman
Department of Neurosurgery
Louisiana State University Health Sciences Center
Shreveport, Louisiana, USA

Bradley A. Otto, MD
Assistant Professor
Department of Otolaryngology—Head and Neck
    Surgery
Department of Neurological Surgery
The Ohio State University Wexner Medical Center
Columbus, Ohio, USA

Sheri K. Palejwala, MD
Fellow
Minimally-Invasive Skull Base Neurosurgery
Neurological Surgery
John Wayne Cancer Institute Pacific Neuroscience
    Institute
Santa Monica, California, USA

Mohana Rao Patibandla, MBBS, MCh, iFAANS
Fellow
Endovascular Neurosurgery
Department of Neurological Surgery
University of Virginia Health System
Charlottesville, Virginia, USA

Devi Prasad Patra, MD, M.Ch, MRCSed
Clinical Fellow—Skull Base Neurosurgery
Department of Neurosurgery
LSU Health Science Center
Shreveport, Louisiana, USA

Daniel M. Prevedello, MD, FACS
Professor
Department of Neurological Surgery
The Ohio State University Wexner Medical Center
Columbus, Ohio, USA

Francesco Sala, MD
Professor of Neurosurgery
Department of Neurosciences
Biomedicine and Movement Sciences University
    Hospital
Verona, Italy

Dragan Savic, MD, PhD
Consultant Neurosurgeon
Clinical Center of Serbia
Clinic of Neurosurgery
Medical Faculty University of Belgrade
Belgrade, Serbia

Theodore H. Schwartz MD, FACS
David and Ursel Barnes Professor of Minimally
    Invasive Neurosurgery
Department of Neurosurgery, Otolaryngology
    and Neuroscience
Director, Anterior Skull Base and Pituitary Surgery
Director, Epilepsy Research Laboratory
Weill Cornell Medicine
New York Presbyterian Hospital
New York, New York, USA

Sebastien Froelich, MD
Professor and Chairman
Department of Neurosurgery
Lariboisiere Hospital
Assistance Publique-Hôpitaux de Paris
Paris-Diderot University
Paris, France

Jason P. Sheehan, MD
Professor
Neurosurgery and Radiation Oncology
Department of Neurological Surgery
University of Virginia Health System
Charlottesville, Virginia, USA

Walavan Sivakumar, MD
Associate Professor of Neurosurgery
John Wayne Cancer Institute
Department of Neurosurgery
Pacific Neuroscience Institute
Santa Monica, California, USA

Alberto Di Somma, MD
Resident Physician
Division of Neurosurgery
Department of Neurosciences
Reproductive and Odontostomatological Sciences
University of Naples Federico II
Naples, Italy

Teresa Somma, MD
Neurosurgeon
Department of Neurosciences and Reproductive
  and Odontostomatological Sciences
Division of Neurosurgery
University of Naples Federico II
Naples, Italy

Toma Yuriev Spiriev, MD, FEBNS
Neurosurgery Fellow
Department of Neurosurgery
Eberhard-Karls-University
Tübingen, Germany

Philip E. Stieg, MD, PhD
Chairman and Professor
Weill Cornell Medical College
Neurosurgeon-in-Chief
NewYork-Presbyterian Hospital
Professor of Neurosurgery
Consultant Neurosurgeon
Department of Orthopedic Surgery
Hospital for Special Surgery
Professor of Neurosurgery
Attending Neurosurgeon
Department of Neurological Surgery
Memorial Sloan Kettering Cancer Center
Attending Neurosurgeon
Department of Neurological Surgery
New York Presbyterian Queens
New York, New York, USA

Marcos Tatagiba, MD, PhD
Professor, Chairman, and Director
Department of Neurosurgery
University of Tübingen
Tübingen, Germany

Francesco Tomasello, MD
Professor of Neurosurgery
University of Messina
Messina, Italy
Honorary President of World
Federation of Neurosurgery (WFNS)
Milan, Italy
President of Network Innovation
Technology in neurosurgery (NITns)
Milan, Italy

Domenico La Torre, MD, PhD
Assistant Professor
Department of Neurosurgery
University of Messina
Messina, Italy

Gabriel Zada, MD, MS, FAANS
Associate Professor of Neurological Surgery and
  Otolaryngology
Department of Neurological Surgery
Keck School of Medicine
University of Southern California
Los Angeles, California, USA

目　录

第一章　前言

Michael L. J. Apuzzo
译者：北京市神经外科研究所　张亚卓　李储忠

1.1　科技箭桶里的"箭"：个人回忆录片段

神经外科刚刚经历了以专业化和亚专业化为特征的革命，这一发展的驱动力源自应对神经疾病的手术挑战时对科技辅助工具的需求和完善。

颅底外科涉及颅底以及毗邻部位的先天性疾病、肿瘤和血管病等，是这一革命的代表之一。新科技辅助技术以及影像技术提高了解决问题的能力，这些技术在过去40年的时间里逐渐出现并奠定了新学科的基础，笔者很幸运地参与引进了其中一些技术。

以下段落将提供笔者所经历的那些革新时刻。

1.2　影像

1973年，笔者在耶鲁大学实习结束后，受William F.Collins的鼓励从康涅狄格州的纽黑文前往马萨诸塞州的波士顿，与一位富有创造力的哈佛神经外科医生Willian Sweet一起度过了一个星期，他开创了经皮穿刺三叉神经根射频毁损术，并在马萨诸塞州总医院放射科的透视室进行了手术。Sweet博士工作一丝不苟，严格控制手术进程的各个方面。然而，手术室周围的环境却是他无法掌控的。Sweet博士对邻近地区重复出现的噪声感到恼火。他的一些调查显示，这些噪声来源于一台英国设备（EMI）扫描仪。这是一种可以对颅骨和颅内内容进行模糊成像的工具。事实上，这是在北美安装的第一台成像装置［计算机断层扫描（CT）扫描仪］。一年后，他来到了加利福尼亚州的洛杉矶，在那里，人们将这些设备集成到卡车车厢中，并在医院停车场提供影像服务。

其中一位是来自加州旧金山的神经外科医生Ernie Bates。Ernie和Charlie Wilson一起在南加州大学学习，一年前毕业。他没有进行神经外科培训，而是建立了一家在纽约证券交易所上市的公司。随着岁月的流逝，他们所选择的事业出现了交集。一年后，洛杉矶县总医院五楼安装了一台EMI扫描仪，距离神经外科手术室、神经重症监护病房和他的办公室只有几步之遥。随着包括影像技术控制下的近距离治疗在内的最基本的立体定向程序的开发，历史再次被创造出来。

20世纪80年代中期，随着磁共振成像（MRI）的引入，对脑组织和颅内结构的三维成像，明显地提升了手术技术。他们与南加州大学电影学院和电影制作人George Lucas、Steve Jobs以及卢卡斯电影有限公司合作，在1991年南加州大学医院建立了所谓的"未来手术室"。

"在为即将到来的做好准备"，这一概念是由笔者与Patrick Kelly（罗彻斯特）、John Tew（辛辛那提）、Kintomo Takakura（东京）、Kajime Honda（京都）和Kenichi Sugita（名古屋/松本）共同提出和推动的，已经成为一个全球范例。

1.2.1　手术显微镜（1955年）

1921年，瑞典耳鼻喉科医生将显微镜引入耳鼻喉手术领域。虽然许多人最终定义了这一领域，但少数神经外科医生负责将其引入颅内手术。洛杉矶的Theodore Kurze是最初几个开拓者中的活跃成员。20世纪50年代末他被著名的耳科专家Howard House不情愿地介绍给蔡司公司，在洛杉矶县总医院的停尸房里使用了OPMI显微镜。Theodore Kurze连同纽约的Leonard Malis和佛蒙特州伯灵顿的Peter Donaghy一起看到了这个工具的潜在价值，特别是在颅底病变中的应用。笔者于1973年加入Theodore Kurze团队，担任初级职员。那时，他早已建立了一套"复杂的"显微外科手术套件，这是世界上唯一的架空支架。然而，显微外科的雏形仍在发展，但基本问题如消毒范围、手术策略、术中摄影和器械都是最初的。收缩笨拙，甚至头部固定也不太理想。笔者是Theodore Kurze团队中早期的实习生，有幸与美国、瑞典、德国、瑞士和日本的同仁一起，制订更完善的操作策略和工具，不断进行专业完善，最终发展出"袋式显微镜盖",并进一步完善了皮质保护材料、冲洗液、解剖技术等基础设施和理论。

多年来,笔者和V.Mueller、Aesculap、Zepplin与其他显微外科器械开发小组合作,创造出既具有普遍适用性又具有特定用途的手术器械。我们主要以耳科和眼科概念为基础,并与Al Rhoton(盖恩斯维尔)、Bob Rand(洛杉矶)、Taka Fukushima(东京,洛杉矶)和Kenny Sugita(名古屋/松本)合作。与此同时,笔者、Theodore Kurze与Jerry Urbam(Burbank)和Zeiss合作,开发了非凡的手术摄影和视频功能。

关于进一步的文件,我们与Max Brodel研究所训练的杰出的插图师Diane Abeloff开发了关于关键操作阶段和操作的详细线条图,并撰写了第三脑室与脑外科经典手术资料:并发症的避免与处理,文字图集。最重要的是,手术策略、技术以及进化的历程最终被记录在1987年出版的《第三脑室手术》中,这是超过14年来不断征服显微外科挑战的成果。

1.2.2　现代内窥镜（1974 年）

笔者早年在加州洛杉矶担任初级职员时,经历过"许多起起落落"。就像任何年轻的外科医生一样,在新的环境中定位自己的身份是困难的。笔者经常希望在一个充满挑战和竞争的环境中可以被人发现或认同。笔者的办公室,实际上是部门的咖啡厅。这里催生和孕育了很多新的领域人士——都卓有成效——都贡献卓著。其中一个特别的人是被尊崇的生物工程师Milton Heifetz,他是Heifetz动脉瘤夹和其他一些显微工具的发明者,他和笔者有一种"联系"。有一天,出于好意,他给笔者一个来自Storz的金属盒子,里面装有革命性的内窥镜。他告诉笔者,该公司已要求他研发当时尚未用于神经外科的极为先进的工具,这个系统结合了一个新的和独特的镜头(霍普金斯),能够有效地导光并显示非常清晰的图像。Milton问笔者:"你愿意试试吗?"笔者热切地承担了这项任务,并在18个月的时间里,将内窥镜应用于各种手术,包括颅底手术、动脉瘤手术、脑室内手术、垂体手术和脊柱手术。所有的开创性文章发表于1977年,推动了现代内窥镜发展,尤其是在颅底手术中。

1.2.3　影像引导的立体定向和导航技术（1977 年）

影像导航技术是20世纪70年代到80年代末发展起来的给予影像的立体定向技术。笔者曾在波士顿看到了其产生的最初的图像,后来见到该系统应用于洛杉矶的CT检查上,很明显,允许将影像数据转换为远程操作事件的仪器在未来将大有作为。1977年,笔者在犹他州参加滑雪会议(Richard Lende)时,看到了一个立体定向系统的塑料原型,它可以将图像与远程操作事件联系起来,后来笔者了解到这个原型是布朗-罗伯茨-威尔斯立体定向系统的雏形。犹他州大学主席、项目主任Ted Roberts热情支持笔者的参与,但受人尊敬的生物医学工程师Trent Wells并没有立即接受。Edwin M.Todd(Todd/Wells框架发明者),一个真正的创新者,有耶鲁大学的背景(曾在约翰·富尔顿实验室工作过),是南加州大学神经外科学院的成员,授权笔者与Trent建立了30年的合作关系,其中包括测试、验证和介绍布朗-罗伯茨-威尔斯立体定向系统(#1)、科斯曼-罗伯特-威尔斯立体定向系统(#1)和放射外科设备X-刀(#1)。布朗-罗伯茨-威尔斯立体定向系统和科斯曼-罗伯特-威尔斯立体定向系统成为世界上最普遍使用的设备,X-刀目前仍在使用。

在功能上,布朗-罗伯茨-威尔斯立体定向系统允许将单个患者的成像数据转换到手术室,以便在立体定向和开放外科手术中进行精确指导。这为"无框架"系统打开了大门,这些系统是由无线电公司Eric Cosman开发的,用于脑内或颅底病变的导航。之后,面部/颅骨导航被开发出来,这类似于核潜艇航行中被称为"G模式"的海底轮廓导航。

第一例人体放射外科手术(在北美)于1984年施行,是由加利福尼亚州洛杉矶的Kenneth R. Norris, Jr.医院和研究所(USC)及马萨诸塞州波士顿的彼得本特布里格姆医院(哈佛)用X-刀完成的。

1.2.4　双极电凝（1955 年）

Leonard Malis在1955年发明了第一个双极电凝。1965年,他进行了被许多人认为是历史上第一次显微外科的神经外科手术。他既是Theodore Kurze的朋友,也是他的竞争对手。两人都是纽约人,有着竞争的精神和独特的相似的风格。他们辛勤工作并一丝不苟，书写了听神经瘤手术的新篇章。Leonard和笔者在手术室里呆了很多个小时，他很高兴，对笔者很有耐心，是个可爱的人，对手术的严谨性和细节性提出了很高的标准。笔者认为Leonard是在战略和技术上的许多个人操作方法的引导者和发起人。Leonard为自己的贡献感到非常自豪，并总是努力进行改进。

1.2.5　超声吸引装置（1978年）

1978年，笔者收到了神经外科医生Joseph Ransohoff的超声吸引器（CUSA）原型，他是纽约大学的校长，是Theodore Kurze的朋友。它是由一家长岛的公司制造的，在乔的科室里由Eugene Flamm带领的团队使用。在纽约大学（New York University）推出3个月后，他们获得了唯一的原型机。目前它仍然是神经外科不可缺少的工具，被广泛应用于多种外科手术中。

回顾过去，笔者荣幸地参与了这些器械的初步介绍、评估和宣传活动。作为一名前核潜艇员，笔者对1916年在分析海上推进系统时建立的空化物理这一事实感到好奇。在核潜艇中，空化问题是核心问题。除了潜在的破坏性影响外，这种现象还会产生噪声。为降低空化噪声，特别是在低分辨率下，用于静音潜艇操作的独特的七叶三层螺旋桨应用而生。

1.2.6　显微解剖学（1973年）

在显微手术早期，由于显微设备失真和模糊的细微差别，人们对正常的和病理的解剖理解是有限的。显微设备的清晰度增加，推动了显微解剖学的发展。Gazi Yasargil和Albert Rhoton对那些相对模糊的解剖区域做了大量的研究，他们的研究大致同期进行。欧洲的Yasargil和北美的Rhoton，作者有幸与两人关系都很"亲近"，特别是在笔者担任《神经外科》杂志编辑期间，笔者鼓励Rhoton出版并完善其在显微解剖学方面的集体研究成果，并将在手术和解剖方面的系列研究综合起来。Rhoton的《颅脑解剖和手术入路》于2007年由神经外科出版社出版，由笔者担任编辑，这是该专业历史上的一个里程碑，此前Yasargil于1969年出版的专著《显微外科》，也是具有重要意义的一部著作。1999年，Yasargil被《华尔街日报》评为Harvey Cushing的两位"世纪神经外科医生"之一，和他一起工作并成为长久的朋友，对笔者来说是无价之宝。

综合起来，这些"外科医生的箭"推动了现代颅底手术的诞生和发展，这是一种要求判断力和战术上的细微差别的努力，而不仅仅是简单的神经外科"机械学"。什么时候开始的问题？如何接近？如何保持技术原则和取得满意的结果？手术什么时候结束？都是核心的问题。对于外科医生来说，这些都是关键的考虑因素，因为他们面对个性化的患者和独特的挑战。

箭桶中有形的"箭"使外科医生有了进行更好手术的机会，但战略、原则和判断是界定有成就的外科医生真正本质的无形的"箭"。

尽管本书的以下章节将介绍最新的手术技术状态，但必须认识到这样一个事实：分子生物学、遗传学、免疫学和纳米科技以及高能设备的进步，很快就会使这些外科手术变得过时。

第二章　手术的革新——神经外科的精髓

Edward R. Laws, Jr., Ian F. Dunn

译者：南京医科大学附属无锡第二医院　谢正兴

摘要：自史前时代人类就发现了脑膜瘤，本章论述了这一最常见的中枢神经系统肿瘤的历史、症状、体征、诊断以及治疗。诸多因素使得脑膜瘤手术技巧和认知理念的革新在现代神经外科发展过程中具有重要驱动作用。正如Harvey Cushing等所言：颅底脑膜瘤手术革新代表着神经外科的精髓并具有重要意义。

关键词：脑膜瘤、脑肿瘤、颅底手术、显微神经外科、内镜手术、经蝶手术。

2.1　背景：早期历史

史前有头颅证据表明早在人类在地球上行走时，关于脑膜瘤的文献记载可追溯到1614年Plater的病例（表2.1）。Berlinghieri在1831年对"硬脑膜肉瘤"的病例的记录可能是最早关于颅内脑膜瘤手术的记录。另一个意大利外科医生Zenobi Pecchioli在1835年描述了类似的手术，成功切除了1例"脑膜真菌样"病变。罗马教皇的外科医生Tito Vanzetti在1841年成功切除了一个极可能是脑膜瘤的颅底肿瘤[1-3]。

William Macewen爵士（格拉斯哥）被公认在1879年成功完成了1例左侧眶上入路切除颅底肿瘤的开颅手术治疗继发性癫痫[4]，其他手术入路包括Davide Giordano 和Francesco Durante在1883年报道的经面和经颅底入路（图2.1）[5]。1885年Durante也报道了1例左侧嗅沟脑膜瘤的开颅手术。1896年美国纽约的Frank Hartley报道了1例脑膜瘤手术。1897年Robert Weir和William W. Keen分别于纽约和费城报道了手术成功病例。1905年在柏林的Fedor Krause成功诊断并切除了1例颅底脑膜瘤。1894年Charles Ballance爵士（伦敦）和Fedor Krause也于1894年和1906年报道了后颅凹脑膜瘤和桥脑小脑角脑膜瘤的手术切除（表2.2）。

2.2　命名

Harvey Cushing最终总结了上述神经外科前辈的案例（图2.2）。这类肿瘤曾被命名为一系列描述性的名字如硬膜内皮肿瘤、硬膜纤维瘤、肉瘤、硬膜纤维肉瘤等，直到1922年Cushing统一命名为脑膜瘤，并将之称为神经外科手术精髓的重要组成。在1938年的自传中，他完整地描述了脑膜瘤起源于Pacchionian颗粒的蛛网膜帽细胞[6]。他认为这类肿瘤沿着静脉窦和颅底硬脑膜分布，通常为良性肿瘤且能被手术切除，Cushing博士称：在外科手术领域没有什么比成功切除脑膜瘤并获得完好功能恢复，更能令术者满意的[6]。

在回顾其早期手术病例后，Cushing认为最常见的为前颅底脑膜瘤，包括29例嗅沟脑膜瘤、28例鞍上脑膜瘤和一些眶顶脑膜瘤。第二常见的为蝶骨嵴脑膜瘤，其表现为团块状或扁平状。较少见的为海绵窦脑膜瘤[7]。

表2.2　脑膜瘤手术先驱

1813年	Andrea Berlingheri	意大利
1835年	Zanobi Pecchioli	意大利
1879年	William Macewen	苏格兰
1885年	Francesco Durante	意大利
1887年	Robert F. Weir	美国
1887年	William W. Keen	美国
1894年	Charles Ballance	英格兰
1905年	Fedor Krause	德国

表2.1　早期脑膜瘤的描述

1614年	Felix Plater，瑞典：活检
1730年	Johann Salzmann，德国：活检
1743年	Laurenz Heister，德国：失败的腐蚀性电极治疗
1768年	Olaf Acrel，瑞士：手术失败
1774年	Antoine Louis，法国：手术失败
1864年	John Cleland，苏格兰：蛛网膜绒毛肿瘤

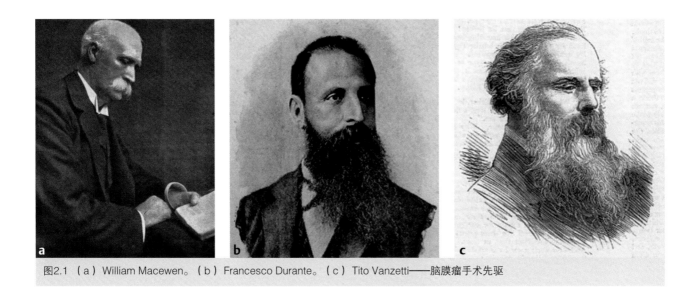

图2.1 （a）William Macewen。（b）Francesco Durante。（c）Tito Vanzetti——脑膜瘤手术先驱

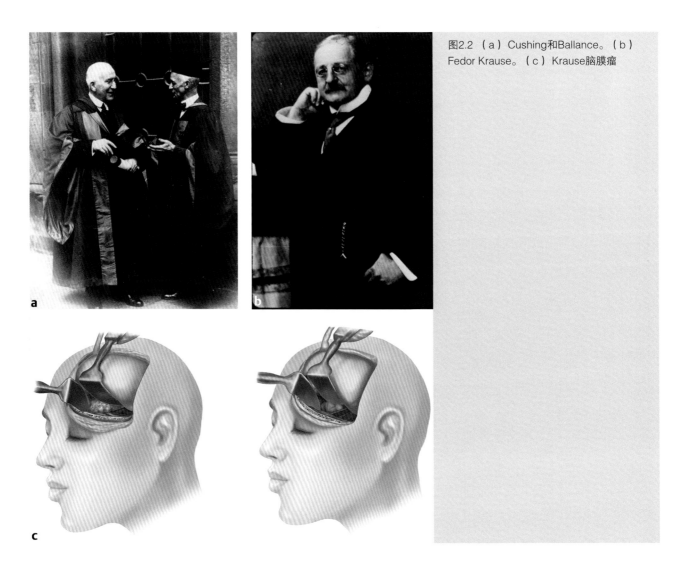

图2.2 （a）Cushing和Ballance。（b）Fedor Krause。（c）Krause脑膜瘤

2.3 脑膜瘤手术策略

颅底脑膜瘤手术的革新是分阶段发展的，这些阶段也从总体上引领了神经外科其他亚专业的革新，尤其是颅底神经外科。

脑膜瘤最初的挑战是关于疾病的诊断和定位。早期病变的发现是因为颅骨变形和显现其他外部特征如凸眼。一个明显的体征是视力减退，尤其表现为双颞侧偏盲或伴有视盘水肿及视神经萎缩，正如Foster Kennedy综合征表现的，通常也有嗅觉丧失。其他颅神经功能障碍如上睑下垂、双瞳不等、复视、面部感觉障碍等，通常是累及海绵窦的脑膜瘤特征性表现。利用X线检查，通过对鞍区骨质改变、颅底骨质破坏和硬化可诊断脑膜瘤，在一些病例中可伴有钙化。后颅凹肿瘤可导致耳鸣、听力障碍、面瘫、面部感觉障碍等。鞍区及鞍旁病变可伴有垂体内分泌紊乱。癫痫及诱发定位也是诊断脑膜瘤的重要线索。

2.4 初期手术过程

一旦诊断和定位明确后，接下来就是安全和准确地显露肿瘤，正如上述神经外科先驱及随后的Victor Horsley爵士，Harvey Cushing，Walter Dandy以及 George Heuer，Charles Frazier，Herbert Olivecrona，Francesco Castellano，Beniamino Guidetti，Clovis Vincent，Pierre Wertheimer，Charles Elsberg，John

盒2.1 脑膜瘤开颅手术先驱
• Victor Horsley
• Charles Frazier
• George Heuer/Walter Dandy
• Harvey Cushing
• Charles Elsberg
• Herbert Olivecrona
• Collin Mac Carty
• Ludwig Kempe
• John Jane Sr.
• Pierre Wertheimer
• Patrick Derome

Jane Sr.，和Collin Mac Carty（描述了经额颞入路关键孔的暴露）所做的[1, 8-16]。见盒2.1和图2.3。

2.5 颅底病变的不同手术入路

与此同时，许多不同手术入路也衍生出来。在Durante的领导下，许多先驱如维也纳神经外科医生Hermann Schloffer和Anton von Eiselsberg，以及Theodor Kocher和Oskar Hirsch（图 2.4）擅长的经鼻经蝶窦入路得以流行，受到了Cushing，A. E. Halstead和芝加哥的Allen Kanavel的推崇，他们都是早期经鼻经蝶窦手术入路的代表人物。这一入路被Cushing在1926年放弃后，又随之消退了一段时间。随着Cushing的学生爱丁堡的Norman Dott坚持不懈采用经鼻经蝶窦手术技巧[17]，并且训练了来自巴黎的Gerard Guiot，这一入路技术又被后者增加了许多

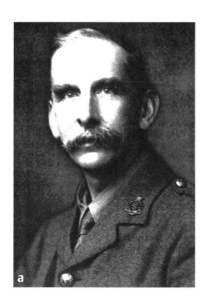
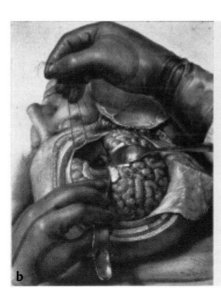

图2.3 （a）Victor Horsley。（b）Heuer / Dandy 入路

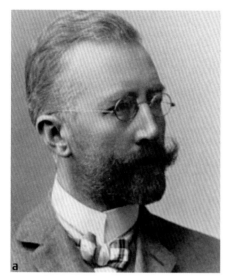

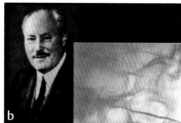

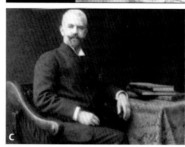

图2.4 （a）Hermann Schloffer。（b）Oskar Hirsch。（c）von Eiselsberg

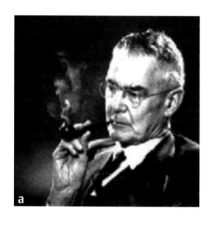

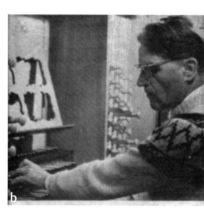

图2.5 （a）Norman Dott。（b）Gerard Guiot

细节和理念（图 2.5）。Guiot随后又培养了蒙特利尔的Jules Hardy。Guiot博士被认为是首次在这一手术入路中引入了图像透视定位，并且他于1963年首次将神经内镜用于垂体瘤切除手术。Hardy博士在垂体瘤手术中引入了显微镜，并指出了显微镜在垂体切除术中的可行性和有效性，同时将其用于垂体微腺瘤切除术[18]（盒 2.2）。

盒2.2 脑膜瘤显微手术先驱

- Dwight Parkinson
- Vinko Dolenc
- Laligam Sekhar
- M. Gazi Yasargil
- Leonard Malis
- John Fox
- Ossama Al-Mefty
- Albert Rhoton
- Robert Spetzler
- Kenchiro Sugita
- Hakuba A.
- Kawase T.
- Bernard George
- Perneczky A.

2.6 显微神经外科

在19世纪60年代，手术显微镜的应用为颅底手术带来巨大变革，并带来显微操作技术的发展[19-25]（图2.6）。这些技术的革新改善了大多数颅脑病变患者的预后，显微操作技巧也用于颅底开颅手术[26-31]及颅底手术不同入路[32-37]（表2.3）。显微神经外科手术技术的进步，促进新的显微神经外科解剖认知和创新理念形成。由于过去无法观察的解剖结构显而易见，精确切除颅底肿瘤尤其是脑膜瘤达到了新的高度。手术疗效提高引发了广泛关注，患者也得到更好的预后和更少的并发症。

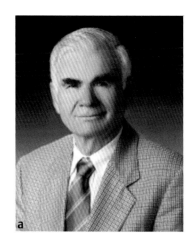
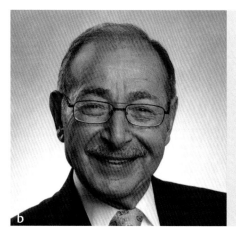

图2.6 （a）Yasargil。（b）Al-Mefty

表2.3 颅底脑膜瘤的手术入路	
1880年	William Macewen：伴眼球突出的眶顶脑膜瘤
1883年	Francesco Durante：经颚窦腔扩大
1807—1927年	经蝶手术先驱：Schloffer，von Eiselsberg，Hirsch，Kocher，Cushing，A.E. Halstead，Kanavel
1927—1969年	坚持颅外入路：Dott，Guiot，Hardy
1969—1998年	显微外科时代：Hardy，Tindall，Gilder，Wilson，Laws，Giovanelli，Derome，Apuzzo，Weiss，Fahlbusch，Teasdale，Stevenaert，Rhoton，等等
1995—2017年	内镜时代：Sethi/Pillay，Jho/Carrau，De Divitiis/Cappabianca，Kassam，Schwartz，Frank，Kelly，Jane Jr.，等等
2001—2017年	扩大颅底入路：Kaptain（Laws），Cappabianca，Frank，Jane Jr. Kassam

2.7 精准颅底入路和解剖研究

脑膜瘤是颅底外科手术革新中的热点。颅底外科亚专科建设主要依据解剖入路和肿瘤病理，其中脑膜瘤手术入路广受关注。

显然，脑膜瘤手术治疗促进了颅底手术入路的新发展。颅底手术亚专业发展的一个重要因素是强调中枢神经系统的解剖及其疾病处理，主要以肿瘤手术入路为代表，最显著的是脑膜瘤的手术处理。

对肿瘤病理和颅底解剖认识的提高以及神经外科麻醉学的进展使得新的手术入路成为可能，同时避免了过度牵拉脑组织引起的并发症。因此，颅底

肿瘤微侵袭显微入路理念得以盛行。Parkinson[38]和Dolenc[39]等对海绵窦解剖新的手术入路研究使得这些曾经的手术禁区问题轻而易举地被解决。另外脑血管系统的研究和显微神经外科技术的提升使得手术精准切除尽善尽美，同时保留或重建了正常脑组织血供。这些显微外科入路包括翼点额颞入路，经侧裂分开，硬膜外或硬膜内到达中颅底或天幕缘[40-44]，以及颞骨病变。经岩骨入路切除岩斜脑膜瘤手术行之有效[45]。乙状窦和颈静脉孔骨化后，处理位于后颅凹肿瘤的颞下入路和经迷路入路得以改进[46, 47]。经髁远外侧入路有助于处理枕骨大孔区域的肿瘤[48]。

2.8 脑膜瘤多学科协助的应用进展

我们应该认识到，没有协助科室领域的进步发展，上述的各种手术技术及创新理念都无法实现。首先是神经影像科室。从最初的普通X线扫描，到脑室造影、气脑造影、脑血管造影、核扫描、CT及MR扫描，使外科医生得到疾病信息的精准度不断提高。麻醉和脑保护及术中监测提高了手术切除颅底肿瘤的成功率。术后肿瘤标本的病检技术和方法的不断提高，为这些病变的病因学和后续治疗提供了新的有价值的信息。

2.9 现代手术管理

前颅底脑膜瘤带来的挑战促进了新的治疗理念和新的手术方法的产生。手术显微镜、神经内镜、经蝶入路，以及其他不同手术入路，为治疗垂体病变带来了变革。20世纪90年代手术显微镜发展迅

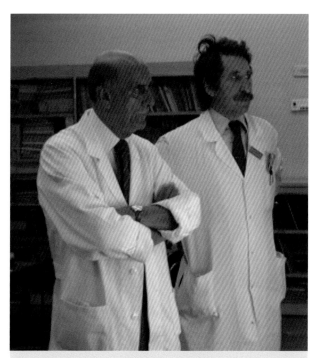

图2.7　神经内镜的先驱：De Divitiis和Cappabianca

盒2.3　颅底手术基本原则

- 熟知入路解剖和病理生理
- 骨窗充分显露
- 避免脑组织牵拉
- 保留、重建、搭桥主要血管
- 保留颅底神经及其血供
- 熟练显微手术技巧
- 颅底重建和美容
- 团队协作：五官科，整形外科，血管外科

速[49-51]。神经内镜治疗垂体瘤的成功使其治疗范围得以广泛拓展，包括累及鞍区和海绵窦外的脑膜瘤（图2.7）。随之其他部位的脑膜瘤如鞍结节、蝶骨平台、嗅沟脑膜瘤也能经鼻经蝶窦内镜扩大入路切除[52]。利用这些入路，神经外科医生对于颅底肿瘤手术切除成功准则达成共识（盒2.3）。医生们对这新技术的探索孜孜不倦，更多处理复杂颅底病变的新方法也得已产生[53]。外科医生将继续披荆斩棘地提高处理颅底脑膜瘤的手术能力。

参考文献

[1] Guidetti B, Giuffrè R, Valente V. Italian contribution to the origin of neurosurgery. Surg Neurol, 1983, 20(4):335 - 346.

[2] Artico M, Pastore FS, Fraioli B, et al. The contribution of Davide Giordano (1864 - 1954) to pituitary surgery: the transglabellarnasal approach. Neurosurgery, 1998, 42(4):909 - 911, discussion 911 - 912.

[3] Priola SM, Raffa G, Abbritti RV, et al. The pioneering contribution of italian surgeons to skull base surgery. World Neurosurg, 2014, 82(3 - 4):523 - 528.

[4] al-Rodhan NR, Laws ER, Jr. Meningioma: a historical study of the tumor and its surgical management. Neurosurgery, 1990, 26(5):832 - 846, discussion 846 - 847.

[5] Durante F. Contribution to endocranial surgery. Lancet, 1887, 2:654 - 655.

[6] Cushing H. Meningiomas, their classification, regional behaviour, life history, and surgical end results. New York, NY: Hafner, 1938.

[7] Cushing H. Intracranial tumors. Notes upon a series of two thousand verified cases with surgical-mortality percentages pertaining thereto. Springfield, IL: Charles C Thomas Publisher Limited, 1932: 154.

[8] Horsley V. On the technique of operations on the central nervous system. BMJ, 1906, 2:411 - 423.

[9] Cushing H. The pituitary body and its disorders: clinical states produced by disorders of the hypophysis cerebri. Philadelphia and London: JB Lippincott company, 1912.

[10] Dandy WE. A new hypophysis operation. Johns Hopkins Hospital Bulletin, 1918, 29:154 - 155.

[11] Heuer GJ. Surgical experiences with an intracranial approach to chiasmal lesions. Arch Surg, 1920, 1:368 - 381.

[12] Frazier CH. Choice of method in operations upon the pituitary body. Surg Gynecol Obstet, 1919, 29:9 - 16.

[13] Luft R, Olivecrona H. Experiences with hypophysectomy in man. J Neurosurg, 1953, 10(3):301 - 316.

[14] Castellano F, Ruggiero G. [Surgery of meningioma of the posterior cranial fossa]. Minerva Chir, 1951, 6(19):537 - 542.

[15] MacCarty CS. The surgical treatment of meningiomas. Springfield, IL: Charles C Thomas Publishers Limited, 1961: 57 - 60.

[16] Jane JA, Park TS, Pobereskin LH, et al. The supraorbital approach: technical note. Neurosurgery, 1982, 11(4):537 - 542.

[17] Lanzino G, Laws ER, Jr. Pioneers in the development of transsphenoidal surgery: Theodor Kocher, Oskar Hirsch, and Norman Dott. J Neurosurg, 2001, 95(6):1097 - 1103.

[18] Kanter AS, Dumont AS, Asthagiri AR, et al. The transsphenoidal approach. A historical perspective. Neurosurg Focus, 2005, 18(4):e6.

[19] Rand RW, Jannetta PJ. Microneurosurgery: application of the binocular surgical microscope in brain tumors, intracranial aneurysms, spinal cord disease, and nerve reconstruction. Clin Neurosurg, 1968, 15:319 - 342.

[20] Rand RW, Kurze T. Micro-neurosurgical resection of acoustic tumors by a transmeatal posterior fossa approach. Bull Los Angel Neuro Soc, 1965, 30:17 - 20.

[21] Donaghy RM, Yasargil G. Microangeional surgery and its

techniques. Prog Brain Res, 1968, 30:263 - 267.

[22] Malis LI. Instrumentation and techniques in microsurgery. Clin Neurosurg, 1979, 26:626 - 636.

[23] Hardy J. La chirurgie de l'hypophyse par voie trans-sphénoidale ouverte. Etude comparative de deux modalités techniques [French]. Ann Chir, 1967, 21(15):1011 - 1022.

[24] Handa H. Microneurosurgery. Tokyo: Igaku Shoin, 1975.

[25] Rhoton AL. Cranial anatomy and surgical approaches. Philadelphia, PA: Lippincott Williams and Wilkins, 2007.

[26] Konovalov AN, Fedorov SN, Faller TO, et al. Experience in the treatment of the parasellar meningiomas. Acta Neurochir Suppl (Wien), 1979, 28(2):371 - 372.

[27] Al-Mefty O, Holoubi A, Rifai A, et al. Microsurgical removal of suprasellar meningiomas. Neurosurgery, 1985, 16(3):364 - 372.

[28] Symon L. Aspects of the management of skull base tumors. Clin Neurosurg, 1990, 36:48 - 70.

[29] Sundt TM, Jr. Neurovascular microsurgery. World J Surg, 1979, 3(1): 53 - 65, 127.

[30] Sugita K, Kobayashi S, Mutsuga N, et al. Microsurgery for acoustic neuroma—lateral position and preservation of facial and cochlear nerves. Neurol Med Chir (Tokyo), 1979, 19(7):637 - 641.

[31] Suzuki K. Microneurosurgical Atlas. Springer-Verlag; 1985.

[32] Guiot GTB. L'exerese des adenomes de l'hypophyse par voie transsphenoidale. Masson Paris, 1958: 165 - 180.

[33] Mason RB, Nieman LK, Doppman JL, et al. Selective excision of adenomas originating in or extending into the pituitary stalk with preservation of pituitary function. J Neurosurg, 1997, 87(3):343 - 351.

[34] Wilson CB. Surgical management of pituitary tumors. J Clin Endocrinol Metab, 1997, 82(8):2381 - 2385.

[35] Tindall GT, Tindall SC. Surgery of the pituitary gland. Curr Probl Surg, 1981, 18(10):609 - 679.

[36] Fahlbusch R, Buchfelder M. Transsphenoidal surgery of parasellar pituitary adenomas. Acta Neurochir (Wien), 1988, 92(1 - 4):93 - 99.

[37] Powell M. Microscope and endoscopic pituitary surgery. Acta Neurochir (Wien), 2009, 151(7):723 - 728.

[38] Parkinson D. A surgical approach to the cavernous portion of the carotid artery. Anatomical studies and case report. J Neurosurg, 1965, 23(5):474 - 483.

[39] Dolenc VV. Surgery of vascular lesions of the cavernous sinus. Clin Neurosurg, 1990, 36:240 - 255.

[40] Hakuba A, Tanaka K, Suzuki T, et al. A combined orbitozygomatic infratemporal epidural and subdural approach for lesions involving the entire cavernous sinus. J Neurosurg, 1989, 71(5 Pt 1): 699 - 704.

[41] Kawase T, Shiobara R, Toya S. Anterior transpetrosal-transtentorial approach for sphenopetroclival meningiomas: surgical method and results in 10 patients. Neurosurgery, 1991, 28(6):869 - 875, discussion 875 - 876.

[42] Dolenc VV. Frontotemporal epidural approach to trigeminal neurinomas. Acta Neurochir (Wien), 1994, 130(1 - 4):55 - 65.

[43] Al-Mefty O, Smith RR. Tailoring the cranio-orbital approach. Keio J Med, 1990, 39(4):217 - 224.

[44] Al-Mefty O, Anand VK. Zygomatic approach to skull-base lesions. J Neurosurg, 1990, 73(5):668 - 673.

[45] Gross BA, Tavanaiepour D, Du R, et al. Evolution of the posterior petrosal approach. Neurosurg Focus, 2012, 33(2):E7.

[46] House WF. Surgical exposure of the internal auditory canal and its contents through the middle, cranial fossa. Laryngoscope, 1961, 71: 1363 - 1385.

[47] Samii M, Gerganov VM. Surgery of extra-axial tumors of the cerebral base. Neurosurgery, 2008, 62(6) Suppl 3:1153 - 1166, discussion 1166 - 1168.

[48] George B, Lot G. Anterolateral and posterolateral approaches to the foramen magnum: technical description and experience from 97 cases. Skull Base Surg, 1995, 5(1):9 - 19.

[49] Jho HD, Carrau RL. Endoscopic endonasal transsphenoidal surgery: experience with 50 patients. J Neurosurg, 1997, 87(1):44 - 51.

[50] Cappabianca P, Alfieri A, de Divitiis E. Endoscopic endonasal transsphenoidal approach to the sella: towards functional endoscopic pituitary surgery (FEPS). Minim Invasive Neurosurg, 1998, 41(2):66 - 73.

[51] Kassam A, Snyderman CH, Mintz A, et al. Expanded endonasal approach: the rostrocaudal axis. Part I. Crista galli to the sella turcica. Neurosurg Focus, 2005, 19(1):E3.

[52] Fries G, Perneczky A. Endoscope-assisted brain surgery: part 2 - analysis of 380 procedures. Neurosurgery, 1998, 42(2):226 - 231, discussion 231 - 232.

[53] Zada G, Du R, Laws ER, Jr. Defining the "edge of the envelope": patient selection in treating complex sellar-based neoplasms via transsphenoidal versus open craniotomy. J Neurosurg, 2011, 114(2):286 - 300.

第三章　内源性因素

Marialaura Del Basso de Caro，Elia Guadagno，Felice Giangaspero
译者：复旦大学华山医院　王镛斐

摘要：脑膜瘤是一种源于蛛网膜帽状细胞的肿瘤，形态学变化多端。根据2016年WHO分级，脑膜瘤恶性程度分为3级：1级，复发率较低（7%～25%）；2级，复发率显著升高到29%～52%，患者生存期缩短；3级，完全恶性肿瘤，不但复发率高到50%～94%，而且会发生远处转移和导致患者死亡。

由于颅底复杂解剖区域、周围毗邻重要颅神经和血管，目前颅底脑膜瘤的手术切除对外科医生而言，依然是巨大挑战。由于手术全切除肿瘤的困难性，术后精确预判肿瘤复发显得非常重要。况且，颅底脑膜瘤2级、3级十分罕见。所以，颅底脑膜瘤肿瘤分级和切除范围不是预测复发的主要因素。

近期，一项关于脑膜瘤手术的大规模长期随访研究发现，颅底脑膜瘤和非颅底脑膜瘤复发率是有差异的，同时表明两者的基因表型不同。

以下将详细描述上述两种脑膜瘤的分子生物学特性。

关键词：颅底、脑膜瘤、复发。

3.1　颅底：解剖和组胚学基础

颅底是构成颅腔底部的复杂解剖区域，医生对于颅底解剖知识的充分认知不可或缺[1]。由于其胚胎学特性，它在大脑、颈部和颅面骨骼等邻近结构的发育过程中扮演着关键角色[2,3]。

颅底主要源自中线，由枕骨底部、蝶骨、筛骨和额骨组成，并向外侧延伸，与双侧颞骨衔接。颅底颅内部分通常分为3个区域：前颅窝、中颅窝和后颅窝（其缩写分别是ACF、MCF和PCF）。

前颅窝的前界是额窦的后壁，后界是前床突和蝶骨平台，而额骨组成其两侧壁。前颅窝底部由额骨眶部和中间筛骨构成，筛骨筛板有嗅束通过。因此，前颅窝与嗅球、视神经、海绵窦上段颈内动脉，以及经眶上裂、眶下裂其他颅神经和静脉等密切相关。

中颅窝前缘由蝶骨大翼构成，蝶骨大翼向外侧和上方延伸，与颞骨和部分顶骨相接。蝶骨体构成中颅窝的中心，由蝶鞍组成，结构似突出凹陷形，内有垂体，两侧以海绵窦为界。海绵窦内有颈内动脉和外展神经通过，上颌神经、眼神经、滑车神经和动眼神经沿外侧壁走行。颞骨岩部是中颅窝后界，其麦氏囊内容纳三叉神经节，麦氏囊是硬脑膜在前内侧尖端的双层反折。

后颅窝前部由枕骨基底部和蝶骨基部构成，而颞骨岩部后表面和枕骨外侧方构成其侧壁。

颅底由于其独特的胚胎学发育，形成一个复杂而有趣的结构。颅底的前区起源于神经嵴，这与其他面部骨骼类似，而后区起源于近轴中胚层，这两个区域的划分以蝶骨中部为标志。软骨内成骨是一种颅底起源于软骨板（颅软骨）、后期被骨质替代的过程，与其他起源于膜内成骨的颅面骨不同。SOX9转录因子在颅底的神经嵴软骨形成中具有重要作用[4]，在SOX9敲除的小鼠中，蝶骨缺失。

3.2　外科手术切除

颅底可出现多种不同肿瘤性病变，在前颅窝、中颅窝和后颅窝分布不同（表3.1）。脑膜瘤可发生在整个颅底，本章将对脑膜瘤的各个方面进行全面阐述。虽然脑膜瘤多为良性，但因为颅底解剖复杂，周围颅神经和重要血管走行，使颅底脑膜瘤的手术治疗更具挑战性。然而，随着现代影像学技术，如CT、MRI、正电子发射断层扫描（PET）等提供了精确的解剖细节[5]，为手术切除计划提供了重要帮助。此外，术中神经电生理监护和显微外科器械的改进及应用极大地提高了颅底脑膜瘤的手术切除率[6]。前颅窝和中颅窝病变手术中，视神经保护至关重要，很大程度上影响着最佳治疗方案的选择。对于海绵窦病变，次全切除后辅以立体定向放射治疗利于保护颅神经功能[7]，被公认为主流方案。由于后颅窝脑膜瘤密集神经血管，尤其是岩斜脑膜瘤，目前被视为最具挑战性的肿瘤，在过去，大多数情况下是难以完全切除的。

表3.1 涉及颅底各区域的肿瘤性病变

前颅窝	中颅窝	后颅窝
鼻腔鼻窦癌	脊索瘤	神经鞘瘤（许旺氏细胞瘤）
转移性癌	软骨肉瘤	内淋巴囊肿瘤
鼻腔鼻窦未分化癌	颅内脊索瘤	颈静脉孔脑膜瘤
青少年鼻腔血管纤维瘤	垂体大腺瘤	颅底转移瘤
鼻腔鼻窦黑色素瘤	颅咽管瘤	蛛网膜颗粒（硬脑膜窦）
血管外皮瘤/孤立性纤维性肿瘤	神经鞘瘤（许旺氏细胞瘤）	颈静脉副神经节瘤
非霍奇金氏淋巴瘤	脑膜瘤	脊索瘤/软骨肉瘤
神经鞘瘤	颅底转移瘤	浆细胞瘤
嗅神经母细胞瘤	血管外皮瘤/孤立性纤维性肿瘤	骨巨细胞瘤
脑膜瘤	多发性骨髓瘤	
	非霍奇金氏淋巴瘤	

3.3 脑膜瘤

3.3.1 定义及流行病学

脑膜瘤是一种源于蛛网膜帽状细胞的肿瘤，形态学变化多端。脑膜瘤占所有脑肿瘤的36%，在儿童脑肿瘤中仅占2.8%[8]。大多数的脑膜瘤为散发型，但是，既往辐射暴露史，被视为唯一的环境致病因素。化学因素、饮食因素、职业、头部创伤、使用手机等都被视为可能的危险因素，目前对此正在进行研究中，但尚未得到确切结论[9]。

3.3.2 组织病理学

颅内脑膜瘤主要好发于大脑凸面矢旁结构，例如大脑镰及静脉窦。但也可发生于嗅沟、鞍旁/鞍上区、视神经鞘、蝶骨嵴、小脑幕、后颅窝等颅底结构。

2016年WHO根据肿瘤形态学指标将脑膜瘤的恶性程度分为3级[10]：Ⅰ级脑膜瘤占脑膜瘤中的绝大多数，呈良性且复发率低（7%~26%）；Ⅱ级脑膜瘤呈交界性，复发风险显著升高（29%~52%），患者生存时间短；Ⅲ级脑膜瘤被明确为恶性肿瘤，不仅复发风险高（50%~94%），而且肿瘤易发生远处转移，使患者的死亡率增高。

Ⅰ级脑膜瘤包括9种组织学亚型：

· 脑膜上皮型

常见的脑膜瘤亚型，特征表现：中等大小的上

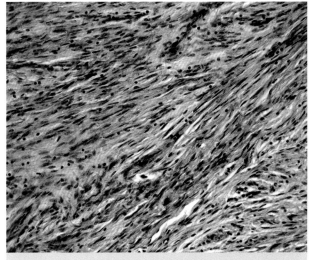

图3.1 纤维型脑膜瘤 梭形肿瘤细胞在含大量胶原的基质中形成平行并彼此交错排列的束状结构（苏木精伊红染色，20倍放大视野）

皮样肿瘤细胞形成分叶状结构，彼此间由胶原膈膜分隔。肿瘤细胞之间界限不清，因此过去称其为合胞型脑膜瘤。有时可观察到不典型细胞，但与患者预后无相关性。

· 纤维型

该类型的特点是成纤维细胞样的梭形细胞呈交叉状及轮辐状，同时有明显的胶原沉积（图3.1）。

· 过渡型

此种亚型最常见，为脑膜上皮型及纤维型脑膜瘤的混合型，有明显的漩涡状结构并伴砂粒体形成（图3.2）。

· 砂粒体型

该亚型常见于老年女性脊髓病变，肿瘤组织中半数以上的结构表现为砂粒体，随时间可逐渐演变为钙化，与脑膜上皮型脑膜瘤不易鉴别（图3.3）。

· 血管瘤型

脑膜瘤细胞中混合大量（超过肿瘤体积的50%）的小到中等管径的血管，血管壁或薄或厚，呈现出不同程度的透明样变。肿瘤细胞中有时可观察到退行性细胞核异型，但是该类型基本属于良性肿瘤。血管母细胞型脑膜瘤是另一种类型，过去主要指单发的纤维型肿瘤或血管外皮瘤（SFT/HPC），此类肿瘤常表现出侵袭性生长（图3.4）。

· 微囊型

狭长状肿瘤细胞排列在由胞内清液聚集形成的蛛网样基质中，细胞核常表现出退行性异型变。在此型肿瘤中有时也可观察到丰富血管（图3.5）。

· 分泌型

砂粒体结构为其典型的病理形态学特点，肿瘤组织由PAS染色阳性的嗜酸性分泌物构成（图3.6），CEA染色也呈阳性，这被认为是上皮分化演进的结果。毗邻细胞常可与细胞角蛋白产生反应。单纯型少见。这种形态学改变常继发于脑膜上皮型或过渡型脑膜瘤。分泌型脑膜瘤较其他类型的脑膜瘤更易导致脑水肿，因此具有重要的临床意义。

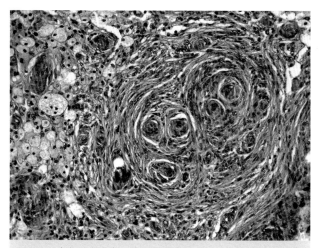

图3.2 过渡型脑膜瘤 该亚型兼有脑膜上皮型及纤维型脑膜瘤的组织学特点。该图左侧局部可见黄色素瘤样变性（苏木精伊红染色，20倍放大视野）

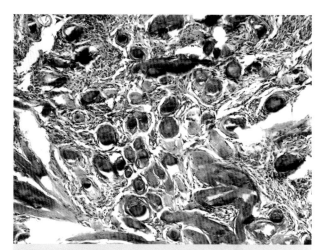

图3.3 砂粒体型脑膜瘤 该亚型可见明显的砂粒体结构（苏木精伊红染色，10倍放大视野）

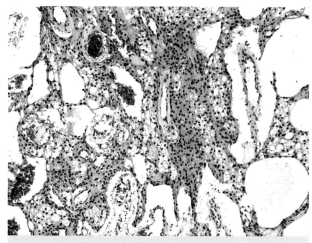

图3.4 血管瘤型脑膜瘤 此型肿瘤的典型表现为大量的血管结构之中混有脑膜上皮型脑膜瘤细胞（苏木精伊红染色，10倍放大视野）

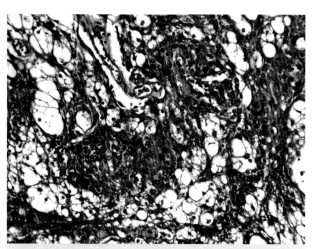

图3.5 微囊型脑膜瘤 瘦长型肿瘤细胞形成蛛网样基质

· 浆淋巴细胞型

此型肿瘤由于表现出高于肿瘤增殖的密集淋巴细胞及浆细胞浸润，因此不易诊断。既往曾称为炎症型脑膜瘤。

· 化生型

此型肿瘤细胞保留了脑膜瘤细胞的免疫组化及超微结构特点，同时肿瘤部分区域还可观察到单独或混合出现的骨、软骨、脂肪瘤、黄色瘤组织（图3.7）。

Ⅱ型脑膜瘤包括3种组织学亚型：

· 不典型

尽管此类肿瘤被称作不典型，但是细胞异型并不能作为其确诊依据。只有满足以下3条主要标准之一者才能被明确诊断：

（1）肿瘤细胞有丝分裂活跃（≥4个/每高倍镜视野，图3.8）。

（2）侵犯脑实质（肿瘤细胞呈现不规则舌样突起，侵犯脑实质，但软脑膜并不受累，图3.9）。

（3）肿瘤细胞具备以下5种形态学结构（薄片样结构、高核/浆比型小细胞、肿瘤细胞丰富、核仁明显、自发性坏死，图3.10）中的至少3种。

· 脊索型

此型肿瘤因与脊索瘤极度相似而得名，是一种由在嗜酸性黏蛋白基质中沉积的条索状上皮样——梭形肿瘤细胞构成的肿瘤，也可观察到泡沫样或空泡样细胞（图3.11）。单纯型少见，通常与更加典型

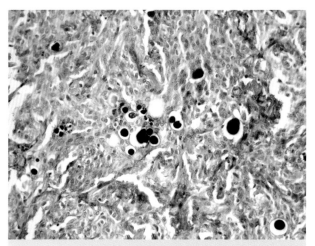

图3.6　分泌型脑膜瘤　局部细胞呈上皮样分化，细胞内含高碘酸染色阳性的假乳头体结构（苏木精伊红染色，20倍放大视野）。

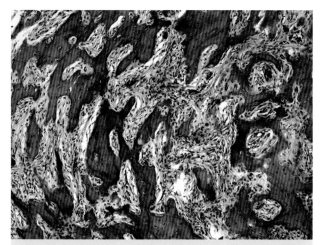

图3.7　化生型脑膜瘤　该型肿瘤的部分结构为骨样化生组织（苏木精伊红染色，10倍放大视野）

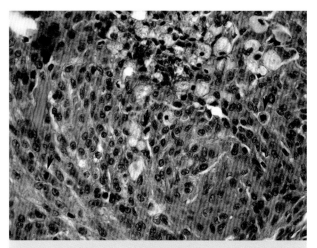

图3.8　不典型脑膜瘤　此种不典型脑膜上皮型脑膜瘤细胞有丝分裂活跃（箭头处）（苏木精伊红染色，40倍放大视野）

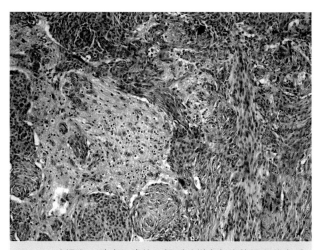

图3.9　脑浸润　肿瘤细胞的不规则舌样突起直接浸润脑实质而无软脑膜侵犯（苏木精伊红染色，10倍放大视野）

的脑膜瘤组织混合在一起。发达的脊索样结构常被认为与肿瘤的侵袭生长有关。

· 透明细胞型

此型常见于脊髓或后颅窝，由片状的多角形透明细胞构成。由于细胞内糖原堆积，因此对PAS淀粉酶反应呈阳性（图3.12）。砂粒体及漩涡状结构较少见。肿瘤间质及血管周围胶原沉积是此型肿瘤的典型特点，另外还可观察到大片的富含透明样变或石棉样胶原的无细胞区域。

Ⅲ型脑膜瘤包括3种组织学亚型：

· 间变型（恶性）

表现出恶性肿瘤（癌，黑色素瘤，高级别肉瘤）的细胞学形态以及/或肿瘤细胞有丝分裂活跃（≥20个/高倍镜视野）。肿瘤细胞的上皮性质需要通过脑膜瘤病史和/或免疫组织化学、超微结构和/或基因学证据等多个诊断依据来证实。肿瘤细胞坏死、Ki-67增殖指数＞20%是诊断此型肿瘤的有力证据（图3.13）。

· 乳头型

此型肿瘤多见假乳头结构，该结构由稀疏分布的上皮样肿瘤细胞排列在血管周围而形成，常与间变的其他组织学特点有关。当肿瘤中有大量（＞50%）假乳头结构存在时，可基本诊断为乳头型脑膜瘤（图3.14）

· 杆状型

此型肿瘤细胞的特点：细胞核呈偏心性、染

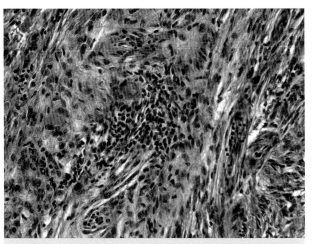

图3.10　不典型脑膜瘤　该视野下可见较小的高核浆型肿瘤细胞（苏木精伊红染色，20倍放大视野）

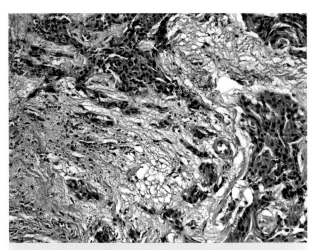

图3.11　脊索型脑膜瘤　条带样的嗜酸性肿瘤细胞排列在富含嗜碱性黏液的基质中（苏木精伊红染色，20倍放大视野）

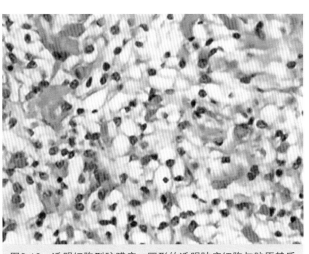

图3.12　透明细胞型脑膜瘤　圆形的透明肿瘤细胞与胶原基质混合在一起（苏木精伊红染色，20倍放大视野）

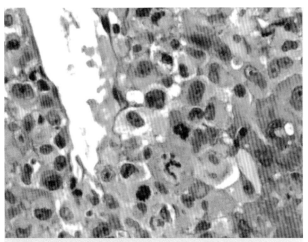

图3.13　间变型脑膜瘤（Ⅲ级）　该型肿瘤的诊断要点在于肿瘤细胞呈现恶性肿瘤的细胞学形态，有丝分裂活跃，不典型（苏木精伊红染色，40倍放大视野）

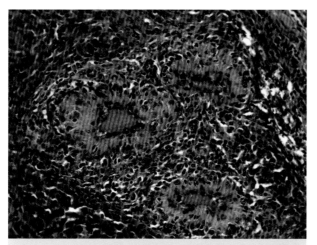

图3.14 乳头型脑膜瘤 该型大部分肿瘤的特征为血管周围明显的假乳头结构（苏木精伊红染色，20倍放大视野）

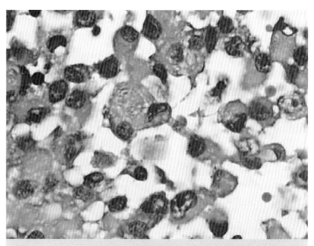

图3.15 杆状型脑膜瘤 该型肿瘤细胞的镜下特征为偏心性细胞核、多孔状染色质、明显核仁、细胞内出现嗜酸性副核

色质开放、核仁明显、细胞内出现嗜酸性副核（图3.15）。这种形态学表现必须见于肿瘤的一半体积以上，当只有局部表现时应视为正常结构。大多数的杆状型肿瘤也表现出其他常见的恶性肿瘤特点，例如有丝分裂活跃、坏死、间变，偶尔也可观察到乳头样结构。

其他未被界定的形态学亚型：

脑膜瘤合并嗜酸性肿瘤细胞、黏蛋白、硬化、漩涡状硬化、胶原纤维酸性蛋白及颗粒丝状包涵体。由于这些肿瘤少见，因此对其认识尚不足。

3.3.3 免疫组化

绝大部分脑膜瘤波形纤维蛋白呈阳性；其他酶标比如上皮膜抗原（EMA）、S100和生长抑素受体也在大部分脑膜瘤中有表达。虽然这些酶标中没有一个是脑膜瘤中特异性表达的，免疫组化仍旧是与其他实体瘤鉴别诊断，预测患者预后的重要方法（表3.2）。

3.3.4 分子特征

脑肿瘤的分子诊断（例如胶质瘤、胚胎性肿瘤等）一直是热门，但在脑膜瘤中，并没有结论性数据提出能够预测预后的基因型[27]。然而，已有不少关于该类肿瘤中的突变和染色体异常的研究。

脑膜瘤中最常见的染色体异常是单体染色体中22号染色体的缺失[28]（在49%的Ⅰ级和85%的Ⅱ级脑膜瘤中）。同时也发现了其他的染色体缺失，并且肿瘤的组织学级别越高，它们出现的概率越大。例

如：在Ⅱ级脑膜瘤中发现14q（60%）和1p（55%）的缺失[29]；而在Ⅲ级脑膜瘤中，除了22号染色体（75%）、1p（75%）和14q（38%）染色体缺失外，还可携带有其他缺失，如18q（75%）、6q（63%）、10q（63%）、11p（50%）、7p（38%）。

从中我们可以发现这些分子层面的先后发生顺序：22号染色体缺失类似于肿瘤发生时的起始事件，随后发生其他染色体异常；而1p的缺失则可能是向侵袭性肿瘤发展的关键步骤。

Ⅱ型神经纤维瘤病（NF2）基因位于22号染色体。该基因是一种抑癌基因，在60%散发性和NF2相关脑膜瘤中发现有突变。

为了更深入探究脑膜瘤发生的分子生物学机制，近期已经有了多篇二代测序的研究报告[27, 30, 31]，并将脑膜瘤分为两大类：

• NF2脑膜瘤

这是发生率最高的一种。纤维性脑膜瘤是该类中的主要亚型，且60%病变发生于大脑凸面、矢状窦旁和大脑镰区域。其中34%肿瘤为Ⅱ级和Ⅲ级脑膜瘤。

• 非NF2脑膜瘤

其中包含6种主要亚类：

（1）TRAF7/KLF4：指肿瘤同时携带TRAF7（TNF受体相关因子7）和KLF4（Kruppel样因子4）基因突变。分泌型脑膜瘤是这一类中主要病理亚型。大部分为WHO Ⅰ级脑膜瘤。

（2）TRAF7/AKT1：指同时携带TRAF7和AKT1（v-akt小鼠胸腺病毒原癌基因同源基因1）突变的肿

表3.2 脑膜瘤的免疫组化标志物

标志物	应用	参考文献
	诊断	
EMA（上皮膜抗原）	在50%～100%的脑膜瘤中呈阳性	[10]
CK18（细胞角蛋白18）	在脑膜瘤中普遍呈阳性	[11]
CEA（癌胚抗原）	分泌型肿瘤中的砂粒体和其周围细胞（CK+但是vimentin-）可呈阳性	[12]
Claudin-1	在50%脑膜瘤中呈阳性但是孤立性纤维瘤/血管外皮瘤/前庭施万细胞瘤中呈阴性	[13]
S100	在与施万细胞瘤的鉴别诊断中很有价值，虽然在90%的纤维性脑膜瘤中也呈阳性	[13]
CD34	在所有孤立性纤维瘤/血管外皮瘤中呈阳性，在40%纤维性脑膜瘤和60%非典型脑膜瘤中也呈阳性	[14]
STAT6	在所有孤立性纤维瘤/血管外皮瘤中呈阳性，在脑膜瘤中均呈阴性	[15]
Brachyury	在与脊索瘤（阳性）和软骨样脊索瘤鉴别诊断中有价值	[16]
	预后	
PHH3(磷酸化组蛋白H3）	一个有丝分裂特异性标志物，能帮助快速可靠的分级	[17]
Ki67-MIB1	反映增殖水平的标志物，在预测复发风险时很有价值；数值在<4%、4%～20%和>20%时，其复发风险分别对应于Ⅰ、Ⅱ和Ⅲ级脑膜瘤。但是一个确切的区分阈值还未被明确定义	[18]
PR（雌激素受体）	在大部分Ⅰ级脑膜瘤中呈阳性，在Ⅱ或Ⅲ级中呈阴性或低表达。与Ki67负相关	[19]
FAS(脂肪酸合成酶），Osteopontin Protein（骨桥蛋白），AKT2（蛋白激酶B）	在脑侵袭性和复发性脑膜瘤中表达更高，相比Ⅰ级脑膜瘤，主要是在Ⅱ和Ⅲ级肿瘤中表达。而在Ⅰ级脑膜瘤中，该标志物高表达，其Ki67水平也相对较高	[20，21，22]
COX-2（环加氧酶2）	中、高水平，其表达程度与较差的预后高度相关	[23]
NY-ESO-1（癌症/睾丸的转录产物）	其表达程度高，与高级别肿瘤、更差的无进展期和更差的总体生存期显著相关	[24]
CD163	该分子的表达与组织学上的非典型特征相关	[25]
SSTR2A（生长抑素受体2A）	表达量与高级别和Ki67高水平呈正相关	[26]

瘤。脑膜上皮型和过度型脑膜瘤中常见。大部分发生于前颅底和中颅底，且为良性。

（3）SMO：携带有平滑卷曲家族受体（Smoothened Frizzled Family Receptor）的突变（最常见为L412F和W535L的突变），部分可同时伴有NF2基因的缺失。好发于前颅底，绝大部分为良性。

（4）其他：在TRAF7、AKT1、KLF4和（或）PIK3CA中有突变，大部分为Ⅰ级脑膜瘤。

（5）复杂型：同时满足以下两个条件：

1）TRAF7，AKT1，KLF4和（或）PIK3CA突变。

2）NF2异常［缺失和（或）突变］。

组织学上，该类肿瘤特征位于NF2亚型和良性脑膜瘤之间。

（6）未分类：指未携带上述6个基因突变或NF2缺失的肿瘤。

研究发现CDKN2A和CDKN2B的缺失与Ⅲ级脑膜瘤的预后相关。此外，在部分病理亚型中发现特异性突变：

（1）生殖系的SMARCE1缺失会导致婴幼儿和家族性的透明细胞脑膜瘤[32]。

（2）在部分横纹肌样型脑膜瘤中发现BRAF V600E突变[33]。

（3）血管瘤型脑膜瘤中可发现5号、13号和20号染色体的多倍体[34]。

TERT基因中的点突变（C228T和C250T）能够导致TERT转录活性上调至原来的2～4倍，发现后者与脑膜瘤的进展呈显著相关[35]。

3.3.5 预后因素

探索脑膜瘤的预后因素，有助于决定是否需要密切的影像学随访，以及术后早期是否需要放射性治疗。至今，肿瘤分级和手术切除范围[36]是决定肿瘤复发的最主要因素。其他因素包括[37]：颅底部位、肿瘤大小、钙化程度、海绵窦侵袭程度、MIB-1指数、1p的缺失，以及其他分子标记物（表3.2）。

3.4 孤立性纤维瘤/血管外皮细胞瘤

孤立性纤维瘤/血管外皮细胞瘤是一种常见的脑膜来源的肿瘤，其起源于脑膜间质，而非脑膜上皮细胞。长期以来，该肿瘤曾被归为血管母细胞脑膜瘤的一种亚型，目前已被认定为一种独立的分子病理类型。其组织学来源是一种成纤维细胞型间质肿瘤，含有丰富血管网。根据其组织学特征可将该肿瘤分为两种主要类型：①孤立性纤维瘤型，表现为较低的细胞密度，边界不清，血管呈玻璃样变，含有丰富的胶原纤维，有丝分裂象较少。②血管外皮细胞瘤型，表现为较高的细胞密度和显著的大量血管分支。NAB2/STAT6融合基因是孤立性纤维瘤/血管外皮细胞瘤的一个特异性分子标记物。STAT6免疫组化检测阳性可用于孤立性纤维瘤/血管外皮细胞瘤和脑膜瘤的鉴别。WHO分类提出了一个分级体系，将孤立性纤维瘤/血管外皮细胞瘤分为3级：Ⅰ级对应典型的孤立性纤维瘤型肿瘤；Ⅲ级对应有丝分裂指数较高（每10个高倍视野中核分裂像>5个）或有坏死的血管外皮细胞瘤型肿瘤；Ⅱ级对应介于上述两种类型之间，每10个高倍视野中核分裂象>5个的肿瘤。孤立性纤维瘤型肿瘤全切后的临床转归较好，而血管外皮细胞瘤型则具有较高的复发率（10年复发率>75%），并可能出现骨、肺、肝等脏器的颅外转移。

3.5 颅底脑膜瘤

颅底脑膜瘤与颅内许多重要结构如颅神经、脑干和大血管等关系紧密，对外科医生来说是一个挑战。手术须在最大切除和保护神经功能之间寻求平衡，因此将肿瘤完全切除不易实现。在部分情况下可以考虑对残余肿瘤采取后续的放射治疗，但对于靠近功能区域和敏感区域的残余肿瘤须慎重考虑。

因此，对于颅底脑膜瘤复发的精准预测是十分必要的。

根据部分研究报道[37, 38]，Ⅱ级和Ⅲ级脑膜瘤在颅底区域非常少见，这可能是由于覆盖大脑凸面的脑膜组织在胚胎学上的起源与覆盖脑干表面的脑膜不同，也可能是因为该区域脑膜与颅内一些重要结构的关系紧密，因此临床症状出现较早，肿瘤生长的时间不足以使其发生更多变化。因此，肿瘤分级和手术切除率可能不足以用于预测颅底脑膜瘤的复发。

手术完全切除的患者与次全切除术后联合放射治疗的患者相比，其无进展生存期（PFS）不具有统计学差异，后者被认为是一种有效的替代方案。次全切除术后未接受放疗者的无进展生存期，较以上两者明显偏低。然而，放射治疗同时也会带来一些重要的副作用，如瘤周水肿、放射性坏死和继发性肿瘤等[39]。

因此，明确哪些因素对颅底脑膜瘤的生物学侵袭性存在影响显得至关重要。就此而言，较高的MIB-1（>3%）或p53指数与颅底脑膜瘤患者的无进展生存期之间存在显著相关性[37]，且这一相关性同样适用于手术治疗达到肿瘤全切的病例。

将整个颅底区域划分为中央区（包括鞍结节、前床突、海绵窦、桥脑小脑角、岩斜区或斜坡、颈静脉孔、枕骨大孔附近区域）和周围区（包括嗅沟、蝶骨平板、蝶骨翼中央及外侧区、蝶骨嵴、颅中窝、颅后窝），可发现颅底中央区的脑膜瘤复发率较高。一种可能的解释是生长在周围区的颅底脑膜瘤更容易被完全切除[40]。两种不同区域的颅底脑膜瘤在生物学特征上不具有显著差异可比性。

脑膜瘤的其中一个亚型具有特征性的骨质侵袭性，即具有侵袭骨质、神经及软组织的特殊倾向，并可引起骨质增生。在颅底区域，这一特征可成为除肿瘤生长位置以外的另一大复发危险因素。有文献[41]对基质金属蛋白酶2（MMP2）、骨桥蛋白（OPN）和整合素β-1（ITGB1）这3种骨代谢调节因子在颅底骨侵袭性脑膜瘤的两种亚型（蝶骨嵴脑膜瘤、前颅底脑膜瘤）中的表达谱进行了分析，发现各脑膜瘤亚型与MMP2、OPN及ITGB1的表达水平不存在相关性，仅ITGB1在骨侵袭性前颅底脑膜瘤中的表达显著高于非骨侵袭性前颅底脑膜瘤，且该因子的表达主要位于肿瘤血管中。这些结果提示脑膜瘤的解剖位置可能与其骨倾向性、溶骨性及血管重构能力有关，也提示了将ITGB1作为一个肿瘤治疗靶点的可能性。

如今一项最大规模的脑膜瘤病例分析研究（随访时长100个月）的结果显示，颅底脑膜瘤与其他部位脑膜瘤的复发率模型之间存在明显的差异[42]，提示两者可能存在基因表型的不同。

儿童颅底脑膜瘤

儿童脑膜瘤与成人相比存在着明显的差异，主要包括以下几个方面：儿童脑膜瘤男性多见，肿瘤囊变者多见，合并有神经纤维瘤病者多见，高级别脑膜瘤多见，肿瘤与硬脑膜无粘连者多见，基因型及表型提示肿瘤侵袭性较强者多见[43]。儿童颅内脑膜瘤占儿童脑肿瘤总病例数的0.4%~4.6%，其中颅底脑膜瘤占颅内脑膜瘤总数的27%。儿童颅底脑膜瘤WHO分级的分布情况与非颅底脑膜瘤相近，这意味着儿童颅底脑膜瘤的良性率较成人更低[44]，复发率较成人更高。

3.6　未来展望

未来，手术切除预计仍将是颅底脑膜瘤的主要治疗方案，且在过去的15年间，显微外科技术有了一定进展[45]。然而，对于多数侵袭性较高或无法手术切除的肿瘤，则应当考虑联合运用多种治疗手段进行综合干预。此种情况下须对肿瘤的分子生物学特征作进一步的分析，以实现具有针对性的靶向治疗。

参考文献

[1] Di Ieva A, Bruner E, Haider T, et al. Skull base embryology: a multidisciplinary review. Childs Nerv Syst, 2014, 30(6):991‑1000.

[2] McBratney-Owen B, Iseki S, Bamforth SD, et al. Development and tissue origins of the mammalian cranial base. Dev Biol, 2008, 322(1):121‑132.

[3] Nie X. Cranial base in craniofacial development: developmental features, influence on facial growth, anomaly, and molecular basis. Acta Odontol Scand, 2005, 63(3):127‑135.

[4] Mori-Akiyama Y, Akiyama H, Rowitch DH, et al. Sox9 is required for determination of the chondrogenic cell lineage in the cranial neural crest. Proc Natl Acad Sci U S A, 2003, 100(16):9360‑9365.

[5] Choudhri AF, Parmar HA, Morales RE, et al. Lesions of the skull base: imaging for diagnosis and treatment. Otolaryngol Clin North Am, 2012, 45(6):1385‑1404.

[6] Goto T, Ohata K. Surgical resectability of skull base meningiomas. Neurol Med Chir (Tokyo), 2016, 56(7):372‑378.

[7] Pichierri A, Santoro A, Raco A, et al. Cavernous sinus meningiomas: retrospective analysis and proposal of a treatment algorithm. Neurosurgery, 2009, 64(6):1090‑1099, discussion 1099‑1101.

[8] Dolecek TA, Propp JM, Stroup NE, et al. CBTRUS statistical report: primary brain and central nervous system tumors diagnosed in the United States in 2005‑2009. Neuro-oncol, 2012, 14 suppl 5:v1‑v49.

[9] Flint-Richter P, Mandelzweig L, Oberman B, et al. Possible interaction between ionizing radiation, smoking, and gender in the causation of meningioma. Neuro-oncol, 2011, 13(3):345‑352.

[10] Perry A. Meningiomas. In: McLendon RE, Rosenblum MK, Bigner DD, eds. Russel and Rubinstein's Pathology of Tumours of the Nervous System. 7th ed. London, UK: Hodder Arnold, 2006:427‑474.

[11] Miettinen M, Paetau A. Mapping of the keratin polypeptides in meningiomas of different types: an immunohistochemical analysis of 463 cases. Hum Pathol, 2002, 33(6):590‑598.

[12] Perry A, Louis DN, Budka H, et al. In: Loius DN, Ohgaki H, Wiestle OD, et al, eds. WHO Classification of Tumours of the Central Nervous System. Revised 4th ed, Lyon: IARC; 2016.

[13] Hahn HP, Bundock EA, Hornick JL. Immunohistochemical staining for claudin-1 can help distinguish meningiomas from histologic mimics. Am J Clin Pathol, 2006, 125(2):203‑208.

[14] Okada T, Fujitsu K, Ichikawa T, et al. A strongly CD34-positive meningioma that was difficult to distinguish from a solitary fibrous tumor. Ultrastruct Pathol, 2014, 38(4):290‑294.

[15] Schweizer L, Koelsche C, Sahm F, et al. Meningeal hemangiopericytoma and solitary fibrous tumors carry the NAB2-STAT6 fusion and can be diagnosed by nuclear expression of STAT6 protein. Acta Neuropathol, 2013, 125(5):651‑658.

[16] Barresi V, Caffo M, Branca G, et al. Meningeal tumors histologically mimicking meningioma. Pathol Res Pract, 2012, 208(10):567‑577.

[17] Ribalta T, McCutcheon IE, Aldape KD, et al. The mitosis-specific antibody anti-phosphohistone-H3 (PHH3) facilitates rapid reliable grading of meningiomas according to WHO 2000 criteria. Am J Surg Pathol, 2004, 28(11):1532‑1536.

[18] Perry A, Stafford SL, Scheithauer BW, et al. The prognostic significance of MIB-1, p53, and DNA flow cytometry in completely

resected primary meningiomas. Cancer, 1998, 82(11): 2262 - 2269.

[19] Guevara P, Escobar-Arriaga E, Saavedra-Perez D, et al. Angiogenesis and expression of estrogen and progesterone receptors as predictive factors for recurrence of meningioma. J Neurooncol, 2010, 98(3): 379 - 384.

[20] Makino K, Nakamura H, Hide T, et al. Fatty acid synthase is a predictive marker for aggressiveness in meningiomas. J Neurooncol, 2012, 109(2):399 - 404.

[21] Tseng KY, Chung MH, Sytwu HK, et al. Osteopontin expression is a valuable marker for prediction of short-term recurrence in WHO grade I benign meningiomas. J Neurooncol, 2010, 100(2):217 - 223.

[22] Wang Q, Fan SY, Qian J, et al. AKT2 expression in histopathologic grading and recurrence of meningiomas. Eur J Surg Oncol, 2014, 40 (9):1056 - 1061.

[23] Kang HC, Kim IH, Park CI, et al. Immunohistochemical analysis of cyclooxygenase-2 and brain fatty acid binding protein expression in grades I-II meningiomas: correlation with tumor grade and clinical outcome after radiotherapy. Neuropathology, 2014, 34(5):446 - 454.

[24] Baia GS, Caballero OL, Ho JS, et al. NY-ESO-1 expression in meningioma suggests a rationale for new immunotherapeutic approaches. Cancer Immunol Res, 2013, 1(5):296 - 302.

[25] Kanno H, Nishihara H, Wang L, et al. Expression of CD163 prevents apoptosis through the production of granulocyte colony-stimulating factor in meningioma. Neuro-oncol, 2013, 15(7):853 - 864.

[26] Barresi V, Alafaci C, Salpietro F, et al. Sstr2A immunohistochemical expression in human meningiomas: is there a correlation with the histological grade, proliferation or microvessel density? Oncol Rep, 2008, 20(3):485 - 492.

[27] Yuzawa S, Nishihara H, Tanaka S. Genetic landscape of meningioma. Brain Tumor Pathol, 2016, 33(4):237 - 247.

[28] Ragel BT, Jensen RL. Molecular genetics of meningiomas. Neurosurg Focus, 2005, 19(5):E9.

[29] Lee Y, Liu J, Patel S, et al. Genomic landscape of meningiomas. Brain Pathol, 2010, 20(4):751 - 762.

[30] Clark VE, Erson-Omay EZ, Serin A, et al. Genomic analysis of non-NF2 meningiomas reveals mutations in TRAF7, KLF4, AKT1, and SMO. Science, 2013, 339(6123):1077 - 1080.

[31] Brastianos PK, Horowitz PM, Santagata S, et al. Genomic sequencing of meningiomas identifies oncogenic SMO and AKT1 mutations. Nat Genet, 2013, 45(3):285 - 289.

[32] Smith MJ, Wallace AJ, Bennett C, et al. Germline SMARCE1 mutations predispose to both spinal and cranial clear cell meningiomas. J Pathol, 2014, 234(4):436 - 440.

[33] Mordechai O, Postovsky S, Vlodavsky E, et al. Metastatic rhabdoid meningioma with BRAF V600E mutation and good response to personalized therapy: case report and review of the literature. Pediatr Hematol Oncol, 2015, 32(3):207 - 211.

[34] Abedalthagafi MS, Merrill PH, Bi WL, et al. Angiomatous meningiomas have a distinct genetic profile with multiple chromosomal polysomies including polysomy of chromosome 5. Oncotarget, 2014, 5(21):10596 - 10606.

[35] Sahm F, Schrimpf D, Olar A, et al. TERT promoter mutations and risk of recurrence in meningioma. J Natl Cancer Inst, 2015, 108(5).

[36] Simpson D. The recurrence of intracranial meningiomas after surgical treatment. J Neurol Neurosurg Psychiatry, 1957, 20(1):22 - 39.

[37] Ohba S, Kobayashi M, Horiguchi T, et al. Long-term surgical outcome and biological prognostic factors in patients with skull base meningiomas. J Neurosurg, 2011, 114(5):1278 - 1287.

[38] Sade B, Chahlavi A, Krishnaney A, et al. World Health Organization Grades II and III meningiomas are rare in the cranial base and spine. Neurosurgery, 2007, 61(6):1194 - 1198, discussion 1198.

[39] Lee JY, Niranjan A, McInerney J, et al. Stereotactic radiosurgery providing long-term tumor control of cavernous sinus meningiomas. J Neurosurg, 2002, 97(1):65 - 72.

[40] Nakao N, Ohkawa T, Miki J, et al. Analysis of factors affecting the long-term functional outcome of patients with skull base meningioma. J Clin Neurosci, 2011, 18(7):895 - 898.

[41] Salehi F, Jalali S, Alkins R, et al. Proteins involved in regulating bone invasion in skull base meningiomas. Acta Neurochir (Wien), 2013, 155(3):421 - 427.

[42] Mansouri A, Klironomos G, Taslimi S, et al. Surgically resected skull base meningiomas demonstrate a divergent postoperative recurrence pattern compared with non-skull base meningiomas. J Neurosurg, 2016, 125(2):431 - 440.

[43] Gump WC. Meningiomas of the pediatric skull base: a review. J Neurol Surg B Skull Base, 2015, 76(1):66 - 73.

[44] Li Z, Li H, Jiao Y, et al. A comparison of clinicopathological features and surgical outcomes between pediatric skull base and non-skull base meningiomas. Childs Nerv Syst, 2017, 33(4): 595 - 600.

[45] Sekhar LN, Juric-Sekhar G, Brito da Silva H, et al. Skull base meningiomas: aggressive resection. Neurosurgery, 2015, 62 suppl 1: 30 - 49.

第四章 影响脑膜瘤发展的外源性因素

Moujahed Labidi，*Anne Laure Bernat*，*Sebastien Froelich*
译者：南京医科大学附属无锡第二医院 汪璟

摘要：在极少数情况下，颅内脑膜瘤与遗传综合征相关或呈家族性发病。然而，绝大多数脑膜瘤是散发性的。一些环境（或外源性）因素与脑膜瘤的发生有关。在本篇综述中，我们发现影响颅内脑膜瘤发展最明确的危险因素是电离辐射。我们也获得了有力的证据支持这种因果关系，研究对象包括接触原子弹辐射的幸存者、童年罹患癌症的幸存者和曾因头癣接受放疗的患者等。与此同时，现在有数据支持女性的性激素对脑膜瘤生长有直接影响。因此在评估新诊断的脑膜瘤患者时，我们必须对患者的外源性激素的摄入情况进行专门的询问，尤其是孕激素。在这类病例中，中断激素治疗可能是管理这些脑膜瘤唯一需要的干预。

本文讨论的影响脑膜瘤发展的其他可能或疑似危险因素，包括射频电磁场（如移动电话发出的电磁场）、肥胖以及暴露在铁离子下。我们还将回顾一些表明吸烟、糖尿病与脑膜瘤之间可能存在的保护性联系的研究。

关键词：外源性因素、电离辐射、女性性激素、射频电磁场

4.1 概述

脑膜瘤约占所有颅内肿瘤的35%，它极少与遗传综合征有关[1]。其中，最常见的是Ⅱ型神经纤维瘤，但其他的都很罕见，如共济失调毛细血管扩张综合征、Gorlin综合征、Rubinstein-Taybi综合征等。在没有遗传综合征的情况下，也有关于颅内脑膜瘤家族性聚集的报道[2, 3]。

然而，大多数脑膜瘤是散发性的，其病因在很大程度上仍是未知的。本文将回顾最近的可能作为危险因素影响颅内脑膜瘤发展的研究，了解这些因素可能是理解脑膜瘤诱导和生长的病理生理机制的关键。在疑似危险因素中，我们将重点研究：①电离辐射。②外源激素。③射频电磁场（由移动电话所发出的电磁场）。④肥胖和代谢综合征。⑤职业

暴露。⑥吸烟。⑦免疫力。⑧创伤。

4.2 电离辐射

中度至高剂量电离辐射是颅内脑膜瘤发展的最确切的危险因素。大量有关遭受原子弹辐射的幸存者、童年罹患癌症的幸存者和曾接受过头癣放疗的患者等的研究都有力地支持了这种观点。

美国儿童癌症幸存者研究（CCSS）和英国儿童癌症幸存者研究（BCCSS）都报道了包括颅内脑膜瘤的继发性恶性肿瘤发病率的显著上升。在美国的研究中，首次诊断后30年内继发性恶性肿瘤的累计发病率为20.5%，其中脑膜瘤发病率增加3.1%[4]。此外，在英国的研究中，辐射后发生脑膜瘤的风险与所接受的辐射剂量呈线性关系。在至少有40Gy（戈瑞）剂量照射的人群中，患脑膜瘤的相对风险（RR）是未暴露对照患者的479倍[5]。

在日本原子弹爆炸幸存者的寿命分析中，大脑接触一次辐射照射所受的平均剂量为0.778～10Gy。在报告中，虽然脑膜瘤在统计结果上并不显著，但其相对风险（RR）/Sievert（Sv）过量为0.64（CI=95%；-0.01～1.8），仍较高。在长崎和广岛原子弹爆炸幸存者的其他数据中，脑膜瘤的严重程度与和原子弹爆炸的震源之间的距离也存在着相关性。在广岛，1.0km范围内的人群中罹患脑膜瘤人口与未接触组相比的比值为36.3∶5.6，因此计算得出脑膜瘤辐射效应的RR为6.48[6]。

另一项确定电离辐射和脑膜瘤之间存在联系的开创性研究是以色列专家的头癣队列研究。这项调查将20世纪50年代因头皮疾病而接受头颅放疗治疗的10 834名患者与未接触的对应群体进行了比较。大脑的平均辐射剂量估计为1.5Gy。40年后，良性脑膜瘤发展的RR/Gy为4.63（CI=95%；2.43～9.12；通过国家登记册获得的数据）。这种风险与所受辐射剂量呈正相关[7]。

最近的证据表明，即使是在牙科X线检查期间受

到的低剂量辐射，特别是使用较陈旧的X线技术时，也被发现与颅内脑膜瘤的风险增加有关[8]。

曾暴露在辐射下诱导的脑膜瘤在许多方面不同于自发性脑膜瘤，包括发病年龄、多样性、临床侵袭性和复发率。事实上在这一特定的脑膜瘤亚群中，多样性从4.6%~18.7%不等（而以色列专家的头癣队列研究中自发性脑膜瘤的多样性为2.4%）。在一组43例辐射引起的脑膜瘤病例中，出现了25.6%的复发率和11.6%的多次复发率[9]。治疗这些病变的经验告诉我们这些患者往往需要多次手术，因此在每次手术时，我们应当毫不犹豫进行周围硬脑膜的广泛切除，从而降低复发率。

4.3　外源激素

女性脑膜瘤的发病率是男性的2倍多，这一结论表明，性激素在脑膜瘤发育和生长的早期阶段就发挥了作用。妊娠期间脑膜瘤生长速度的加快、分娩后肿瘤的缩小[10]以及乳腺癌和脑膜瘤之间的联系也支持了这一假设[11-13]。

事实上孕激素和雌激素受体在脑膜瘤中的表达很常见（孕激素在61%~95%的脑膜瘤中表达，雌激素在0~8.6%的病例中表达）[14-16]。孕激素受体已被证明与更好预后有关，而雌激素受体则与增加肿瘤复发和进展的风险有关。脑膜瘤的生长速度在生育期达到峰值[10, 17]。分子研究表明，孕激素和雌激素协同作用可以刺激脑膜瘤的细胞增殖[18]。激素参与诱导脑膜瘤发展的确切机制尚不清楚，但女性性激素可能通过涉及受体的转录机制来调节脑膜瘤增殖和细胞周期进展[18, 19]。此外，雌激素被假定可影响基因组稳定性[20, 21]。而且雌激素与胰岛素样生长因子相互作用可刺激肿瘤生长，阻止细胞凋亡[22]。

因此，几种孕激素拮抗剂（米非司酮或阿帕司酮）和抗雌激素（他莫昔芬）已被提出可作为潜在的药物通过抑制血管生成治疗难以切除的脑膜瘤，虽然目前对此仍缺乏强大的数据支持[23-25]。

醋酸环丙孕酮与脑膜瘤的关系

管理颅内脑膜瘤的一个需要解决的实际问题就是激素治疗的潜在作用。流行病学研究表明，接受性激素替代疗法或口服避孕药的脑膜瘤患者可出现免疫功能薄弱的情况[26]。然而，长期使用大剂量孕激素与脑膜瘤生长之间的关系已经明确。更具体地讲，许多经醋酸环丙孕酮（CPA）治疗的患者多年后被诊断出单发或多发脑膜瘤，这些肿瘤主要位于前颅底，通常稳定或在醋酸环丙孕酮（CPA）停药后显著收缩（图4.1和图4.2）[27-30]。

醋酸环丙孕酮（CPA）主要在欧洲使用，尤其是在西班牙和法国，在拉丁美洲和亚洲一些国家则很少见。由于存在对肝脏副作用的风险，它在美国被禁用。使用CPA最常见的表现是雄激素过多症，如多囊卵巢综合征（PCOS）、多毛症、痤疮和脱发。CPA也被用作避孕剂替代品，不过不太常见。有研究报道了[27]接触CPA的持续时间与脑膜瘤发展之间的联系，以及CPA与多发性脑膜瘤之间的联系。我们还发现，这些脑膜瘤的位置更常出现在前颅底。几位研究者随后也报道了类似的发现[30-34]。

CPA和脑膜瘤之间联系背后的病理生理机制以及停药后肿瘤体积的显著减少的机制仍然是未知的。醋酸甲地孕酮和促黄体生成激素、释放激素的两种孕激素激动剂已被证明可诱导脑膜瘤生长[35, 36]，但它们停药后肿瘤体积的自发性收缩极为罕见，有报告称肿瘤体积显著减少的结果只在CPA和氯马迪诺中发现[37]。我们还观察到CPA停药后瘤周水肿减少，这可以用黄体酮对脑膜瘤的糖皮质激素受体的亲和力来解释[38]。

与CPA相关的脑膜瘤主要位于前颅底。与脑膜瘤生长部位相关的遗传特征已被研究过，也许可以解释这些孕激素诱导的脑膜瘤行为。Clark等报道了NF2基因突变和（或）第22条染色体缺失的脑膜瘤在所有后大脑半球区（枕旁）、小脑、脊髓显著表达[39]。他们观察到了来自中部的（NF2正常）的脑膜瘤和来自前后颅底伴NF2/chr22缺失的脑膜瘤之间的差异。Yuzawa等观察了553个脑膜瘤患者的遗传模式，并发现NF2的突变比例很大（55%）[40]。他们发现TRAF7、AKT1、KLF4、PIK3CA、SMO等基因参与脑膜瘤发展，而且其中80%的病例至少维持一种基因的稳定而不发生突变。TRAF7/AKT1和SMO突变的肿瘤拥有共同的具体特征；它们位于颅前窝、颅中窝或前颅骨。它们大多数是脑膜上皮型或异型脑膜瘤。与CPA相关的脑膜瘤可能具有相似的改变性遗传特征，但这一假设值得进一步的研究考证。

此外，在与CPA相关的脑膜瘤中，接触药物的时间已被证明是脑膜瘤发生的危险因素，并与肿瘤

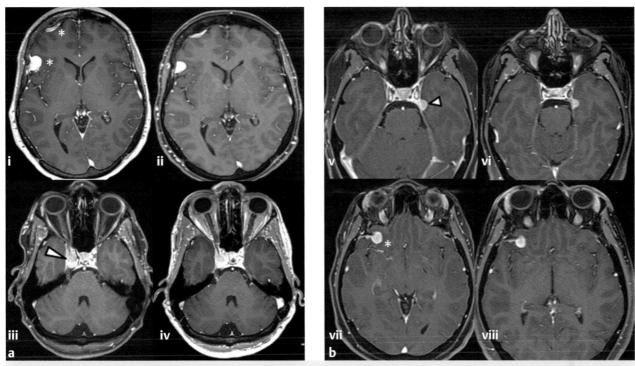

图4.1 2例多个小脑膜瘤与醋酸环丙孕酮的关系。i和iii为病例（a）术前T1-W，v和vii为病例（b）术前T1-W。ii和iv为病例（a）术后T1-W，vii和viii为病例（b）术后T1-W。凸面肿瘤（*）的体积比位于前颅底脑膜瘤（箭头所指）的体积缩小得更快

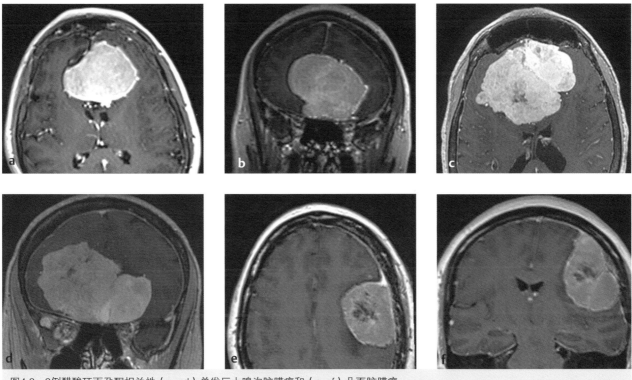

图4.2 3例醋酸环丙孕酮相关性（a~d）单发巨大嗅沟脑膜瘤和（e、f）凸面脑膜瘤

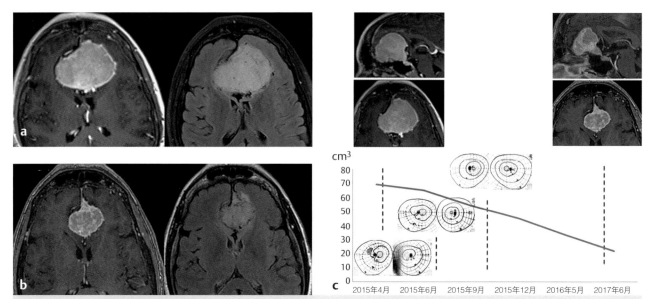

图4.3 1例与醋酸环丙孕酮相关的嗅沟脑膜瘤［（a）横断位T1-W FLAIR］于激素停药后逐步萎缩［（b）相同序列，停药2年后］。FLAIR信号的变化提示肿瘤血管发生改变。（c）2个月多最初的视觉症状消除了，8个月精神症状消除，26个月多有肿瘤的体积显著地减少。重点指出，当患者开始严格控制饮食开始减肥后，2015年12月开始肿瘤的体积明显减小

的生长速度和体积呈正比[27, 30]。我们还发现多发性脑膜瘤患者接受CPA治疗的时间（平均20.4年）长于单发性脑膜瘤（10年），这也表明长时间接触CPA治疗可能会诱导多发性脑膜瘤的发展[27]。在我们的经验中得出的另一个值得注意的观察是：在超重的患者中，CPA相关脑膜瘤的体积减小率可能较慢（图4.3）。CPA是一种亲脂性药物，它有可能在超重和肥胖患者中消耗得更慢。

4.4 射频电磁场

手机在日常生活中的使用越来越多地引起了人们对手机潜在的对健康不利影响的担忧，特别是对于中枢神经系统肿瘤（包括胶质瘤、神经鞘瘤和脑膜瘤）的发展。研究表明，手机的非电离射频发射会导致大脑和邻近器官的组织温度略有升高[41]。然而，大量流行病学研究提供了手机辐射的相关对比结果，因此，到目前为止，对手机辐射和颅脑肿瘤的发展尚未建立明确的因果关系。

在瑞典对这一问题进行的最早的研究为可能的关联提供了一些证据。本系列研究的最新发现之一是对1997—2003年和2007—2009年[42]期间被诊断为脑膜瘤的患者的两项病例对照研究进行了汇总分析。调查者称，大量使用手机和无线电话的用户患

脑膜瘤的风险增加，尤其是在达到累计使用量最高的1/4（无线电话使用>1 486h）过程中，它们的比值比（OR）为1.3（CI=95%；1.1～1.6）。风险伴随潜伏期而增加，尽管这一结果在统计学上并不显著。

一份丹麦的全国性研究跟踪了420 095名在1982—1995年间签订了协议的手机用户，并将它们与非手机用户作对比。研究组分别在1996年/2002年/2007年通过全国登记处做了随访调查，总体上患中枢神经系统肿瘤的风险并没有增加。实际上，研究者报道说，使用手机的男性用户的脑膜瘤发展风险降低了22%，但在女性用户中没有观察到统计学差异[43]。

INTERPHONE作为一个基于大量病例的国际性研究也得出了相似的结论，尽管在细节上仍有细微差别。这份研究调查了2 425名脑膜瘤患者、2 765名胶质瘤患者以及7 658名控制组患者。总之，目前还没有令人信服的证据来证明胶质瘤或脑膜瘤的发病与手机辐射有关。但是，也有证据表明胶质瘤风险可能在极高水平的辐射下提高，例如身体同侧及颞叶受到辐射时。相似的结果在脑膜瘤病例中也有阐述，不过其统计学差异相对较小[44]。

在法国一个名为CERENAT的多中心病例对照研究中，手机用户和非手机用户间的颅内肿瘤发病情况没有统计学差异。而在重度用户（累计使用手

机时间≥896h者）中，我们发现胶质瘤患者数量上升。脑膜瘤方面，每月使用15h以上手机的用户比值比上升（OR=2.01，CI=95%；0.84～5.22）。最近的数据表明，随着使用电话时间的积累，统计学的相关性也被发现（OR=2.57，CI=95%；1.02～6.44）[45]。

在2011年，国际癌症研究机构（IARC）依据当时一些研究将射频电磁场划为2B组或可能的致癌因素。而最近更多的学者倾向于将射频电磁场重新划为2A组及极大可能的致癌因素[46]。

4.5 肥胖和代谢综合征

近10年来，肥胖和代谢综合征的普遍以及其引发的健康问题引起了人们的高度关注。越来越多的证据表明，肥胖可能与至少13种肿瘤的发展有关，包括而不仅限于：绝经后乳腺癌、子宫内膜癌、结直肠腺瘤、膀胱癌、胰腺癌、肾癌、肝癌等[47,48]。同样，在一份Meta分析中，肥胖被发现与颅内脑膜瘤相关（OR=45，CI=95%；1.26～1.67）[47]。

英国的一份病例对照研究调查了糖尿病和颅内脑膜瘤的关系。在这份研究中，通过对照研究2 027名脑膜瘤患者和20 269名控制组患者发现了糖尿病和脑膜瘤发病之间存在相反关系（OR=0.89，CI=95%；0.74～1.07）。令人感兴趣的是，在女性中这种关联呈反比（OR=0.78，CI=95%；0.62～0.98）[49]。根据研究者的说法，这种关联的一个可能的解释是雄激素转化为雌激素的程度在女性糖尿病患者的卵巢中减少了。此外，研究者还指出脑膜瘤的发展和生长会因接受不同的抗糖尿病治疗而导致不同的结果。在同一项研究中，磺酰脲类药物与脑膜瘤之间没有任何关联，胰岛素与脑膜瘤发展呈负相关。相反，二甲双胍被发现与脑膜瘤发展呈正相关，这一发现表明可能有一定的作用通过使用这种药物调控糖尿病妇女的激素平衡（二甲双胍可能会导致黄体化和卵泡刺激产生的激素减少）[49]。

代谢综合征是使心血管疾病风险增加的一类代谢性疾病。Seliger等在一项病例对照研究中调查了脑膜瘤与代谢综合征的潜在关系。他们的发现表明只有代谢综合征的某些特定部分与脑膜瘤有关，即肥胖（OR=1.33，CI=95%；1.17～1.52）和动脉高压（OR=1.34，CI=95%；1.20～1.49）。血脂异常（低高密度脂蛋白胆固醇和高甘油三酯）和糖耐量受损，

以及其他决定代谢综合征的因素均与脑膜瘤无关。除了激素假说外，研究者还表明慢性低度炎症、免疫功能受损、氧化应激增加、与代谢综合征相关的抗氧化机制减少，也可能促进了脑膜瘤的发展[50]。

4.6 职业暴露

职业暴露及其可能的致瘤作用在脑膜瘤的发生和发展中是研究的热点。德国研究团队在INTERPHONE研究中发现，6种职业类别（化工、金属、农业、建筑、电气/电子、运输），与神经胶质瘤、脑膜瘤和听神经瘤的发生风险无关。然而，INTEROCC研究团队的基于INTERPHONE研究的7个国家的病例对照研究数据表明接触铁和曾经与从未暴露在铁离子下与脑膜瘤发生率存在关联（OR=1.26，CI=95%；1.00～1.58）。在女性人群中，这种关联性更为明显（OR=1.70，CI=95%；1.00～2.89）。另外，这项研究的研究者推测这种性别与暴露因素的相关性可能是铁干扰了激素功能而影响了脑膜瘤的发生和发展[51]。

4.7 吸烟

吸烟是一种与很多肿瘤发生相关的最常见和严重的致癌因素。然而，吸烟与类似脑膜瘤这样激素相关性肿瘤子宫内膜癌为负相关（Claus等，2013）。在一项包含8组研究的Meta分析中，发现接触与从未接触吸烟比较，脑膜瘤和吸烟之间无相关性。更准确地说，相同的Meta分析表明，男性长期接触吸烟与脑膜瘤的风险增加有关，而不是女性[52]。一些研究甚至发现女性吸烟能保护其发生脑膜瘤[53]。提出这个假说的研究者认为吸烟可以通过失活儿茶酚雌激素，增加结合性激素结合蛋白，减少脂肪细胞雌二醇的产生，从而降低血清雌二醇水平来发挥保护的作用。

4.8 免疫力

免疫系统的变化参与了各种形式的肿瘤发生和致癌过程。更具体地说，过敏和（或）湿疹与脑膜瘤之间的关系成为许多研究的方向。一个Meta分析在包括个案或群组研究过敏性疾病与脑膜瘤之间关

联的研究中发现了7个符合条件的研究对象[54]。对研究结果汇总分析发现，脑膜瘤与过敏状态包括哮喘、花粉热、湿疹之间无显著性差异，无统计学意义（OR=0.91，CI=95%；0.79～1.04）。然而，湿疹与脑膜瘤存在显著负相关，统计学有意义（OR=0.75，CI=95%；0.65～0.87）。这一发现提示湿疹可能通过免疫作用影响脑膜瘤肿瘤发生，虽然确切的病理生理机制在很大程度上仍未知。

4.9 创伤

头部创伤和脑膜瘤之间的因果关系一直被怀疑，尽管鲜有证据发现支持这一说法。Haevey Cushing甚至认为，创伤作为致病因素是不可忽视的[55]。最有力的证据否定创伤与脑膜瘤相关性的研究来自丹麦的一项研究，研究分析了1977—1992年228 055位因脑震荡、头骨骨折或其他头部受伤住院的患者。对这些患者平均追踪了8年。在这个群体中，发现创伤后第一年脑膜瘤发病率为1.2（CI=95%；0.8～1.7）[56]。

4.10 结论

在影响脑膜瘤的肿瘤发生和发展的外生因素概述中，我们已经发现明确的危险因素是电离辐射。越来越多的证据支持雌性激素直接影响脑膜瘤的生长。事实上当评估一个新诊断的脑膜瘤患者时须专门询问是否有外源激素的摄入，特别是对于助孕机构来说。在这些病例中，停止激素治疗可能是唯一需要采用的干预手段。

本章讨论与脑膜瘤发生的其他可能的或可疑的危险因素是射频电磁场，例如手机辐射、肥胖和暴露在铁离子下。有趣的是，一些研究已经表明，部分吸烟和糖尿病者的脑膜瘤发生率更低。不同性别群体结果支持女性性激素在脑膜瘤中发挥的重要作用。外在风险因素、激素平衡与脑膜瘤之间的相互作用能帮助我们更好地理解脑膜瘤的进展。

在未来，更好地理解基因、分子和脑膜瘤亚型能够有助于我们更准确地了解不同的环境和潜在危险因素如何作用于脑膜瘤的肿瘤发生。

参考文献

[1] Ostrom QT, Gittleman H, Liao P, et al. CBTRUS statistical report: primary brain and central nervous system tumors diagnosed in the United States in 2007－2011. Neuro-oncol, 2014, 16 Suppl 4:iv1－iv63.

[2] Couldwell WT, Cannon-Albright LA. A description of familial clustering of meningiomas in the Utah population. Neuro-oncol, 2017, 19(12):1683－1687.

[3] Vijapura C, Saad Aldin E, Capizzano AA, et al. Genetic syndromes associated with central nervous system tumors. Radiographics, 2017, 37(1):258－280.

[4] Braganza MZ, Kitahara CM, Berrington de González A, et al. Ionizing radiation and the risk of brain and central nervous system tumors: a systematic review. Neuro-oncol, 2012, 14(11):1316－1324.

[5] Taylor AJ, Little MP, Winter DL, et al. Population-based risks of CNS tumors in survivors of childhood cancer: the British Childhood Cancer Survivor Study. J Clin Oncol, 2010, 28(36):5287－5293.

[6] Shintani T, Hayakawa N, Hoshi M, et al. High incidence of meningioma among Hiroshima atomic bomb survivors. J Radiat Res (Tokyo), 1999, 40(1):49－57.

[7] Sadetzki S, Chetrit A, Freedman L, et al. Long-term follow-up for brain tumor development after childhood exposure to ionizing radiation for tinea capitis. Radiat Res, 2005, 163 (4):424－432.

[8] Claus EB, Calvocoressi L, Bondy ML, et al. Dental x-rays and risk of meningioma. Cancer, 2012, 118 (18):4530－4537.

[9] Umansky F, Shoshan Y, Rosenthal G, et al. Radiationinduced meningioma. Neurosurgical Focus, 2008, 24(5):E7.

[10] Smith JS, Quiñones-Hinojosa A, Harmon-Smith M, et al. Sex steroid and growth factor profile of a meningioma associated with pregnancy. Can J Neurol Sci, 2005, 32 (1):122－127.

[11] Kubo M, Fukutomi T, Akashi-Tanaka S, et al. Association of breast cancer with meningioma: report of a case and review of the literature. Jpn J Clin Oncol, 2001, 31(10):510－513.

[12] Mehta D, Khatib R, Patel S. Carcinoma of the breast and meningioma. Association and management. Cancer, 1983, 51(10):1937－1940.

[13] Custer B, Longstreth WT, Jr, et al. Hormonal exposures and the risk of intracranial meningioma in women: a population-based case-control study. BMC Cancer, 2006, 6 (1):152.

[14] Brandis A, Mirzai S, Tatagiba M, et al. Immunohistochemical detection of female sex hormone receptors in meningiomas: correlation with clinical and histological features. Neurosurgery, 1993, 33(2):212‑217, discussion 217‑218.

[15] Hsu DW, Efird JT, Hedley‑Whyte ET. Progesterone and estrogen receptors in meningiomas: prognostic considerations. J Neurosurg, 1997, 86(1):113‑120.

[16] Rubinstein AB, Loven D, Geier A, et al. Hormone receptors in initially excised versus recurrent intracranial meningiomas. J Neurosurg, 1994, 81(2):184‑187.

[17] Hatiboglu MA, Cosar M, Iplikcioglu AC, et al. Sex steroid and epidermal growth factor profile of giant meningiomas associated with pregnancy. Surg Neurol, 2008, 69(4):356‑362, discussion 362‑363.

[18] Jay JR, MacLaughlin DT, Riley KR, et al. Modulation of meningioma cell growth by sex steroid hormones in vitro. J Neurosurg, 1985, 62(5):757‑762.

[19] Wigertz A, Lönn S, Hall P, et al. Reproductive factors and risk of meningioma and glioma. Cancer Epidemiol Biomarkers Prev, 2008, 17(10):2663‑2670.

[20] Dickson RB, Stancel GM. Estrogen receptor‑mediated processes in normal and cancer cells. Natl Cancer Inst Monogr, 2000, 27:135‑145.

[21] Henderson BE, Feigelson HS. Hormonal carcinogenesis. Carcinogenesis, 2000, 21(3):427‑433.

[22] Basen‑Engquist K, Chang M. Obesity and cancer risk: recent review and evidence. Curr Oncol Rep, 2011, 13(1):71‑76.

[23] Elmaci İ, Altinoz MA, Sav A, et al. Giving another chance to mifepristone in pharmacotherapy for aggressive meningiomas‑A likely synergism with hydroxyurea? Curr Probl Cancer, 2016, 40(5‑)(6):229‑243.

[24] Miyai M, Takenaka K, Hayashi K, et al. [Effect of an oral anti‑estrogen agent (mepitiostane) on the regression of intracranial meningiomas in the elderly]. Brain Nerve, 2014, 66(8): 995‑1000.

[25] Ji J, Sundquist J, Sundquist K. Association of tamoxifen with meningioma: a population‑based study in Sweden. Eur J Cancer Prev, 2016, 25(1):29‑33.

[26] Qi ZY, Shao C, Huang Y‑L, et al. Reproductive and exogenous hormone factors in relation to risk of meningioma in women: a meta‑analysis. PLoS ONE, 2013, 8(12):e83261.

[27] Bernat AL, Oyama K, Hamdi S, et al. Growth stabilization and regression of meningiomas after discontinuation of cyproterone acetate: a case series of 12 patients. Acta Neurochir (Wien), 2015, 157(10):1741‑1746.

[28] Cebula H, Pham TQ, Boyer P, et al. Regression of meningiomas after discontinuation of cyproterone acetate in a transsexual patient. Acta Neurochir (Wien), 2010, 152(11):1955‑1956.

[29] Gonçalves AMG, Page P, Domigo V, et al. Abrupt regression of a meningioma after discontinuation of cyproterone treatment. AJNR Am J Neuroradiol, 2010, 31(8):1504‑1505.

[30] Kalamarides M, Peyre M. Dramatic shrinkage with reduced vascularization of large meningiomas after cessation of progestin treatment.World Neurosurg, 2017, 101:814.e7‑814.e10.

[31] Piper JG, Follett KA, Fantin A. Sphenoid wing meningioma progression after placement of a subcutaneous progesterone agonist contraceptive implant. Neurosurgery, 1994, 34(4):723‑725, discussion 725.

[32] Pozzati E, Zucchelli M, Schiavina M, et al. Rapid growth and regression of intracranial meningiomas in lymphangioleiomyomatosis: case report. Surg Neurol, 2007, 68(6):671‑674, discussion 674‑675.

[33] Zairi F, Aboukais R, LE Rhun E, et al. Close follow‑up after discontinuation of cyproterone acetate: a possible option to defer surgery in patients with voluminous intracranial meningioma. J Neurosurg Sci, 2017, 61(1):98‑101.

[34] Alderman CP. Probable Drug‑Related Meningioma Detected During the Course of Medication Review Services. Consult Pharm, 2016, 31(9):500‑504.

[35] Konstantinidou AE, Korkolopoulou P, Mahera H, et al. Hormone receptors in non‑malignant meningiomas correlate with apoptosis, cell proliferation and recurrence‑free survival. Histopathology, 2003, 43(3):280‑290.

[36] Gruber T, Dare AO, Balos LL, et al. Multiple meningiomas arising during long‑term therapy with the progesterone agonist megestrol acetate. Case report. J Neurosurg, 2004, 100(2):328‑331.

[37] Shimizu J, Matsumoto M, Yamazaki E, et al. Spontaneous regression of an asymptomatic meningioma associated with discontinuation of progesterone agonist administration. Neurol Med Chir (Tokyo), 2008, 48(5):227‑230.

[38] Carroll RS, Zhang J, Dashner K, et al. Progesterone and glucocorticoid receptor activation in meningiomas. Neurosurgery, 1995, 37(1):92‑97.

[39] Clark VE, Erson‑Omay EZ, Serin A, et al. Genomic analysis of non‑NF2 meningiomas reveals mutations in TRAF7, KLF4, AKT1, and SMO. Science, 2013, 339(6123):1077‑1080.

[40] Yuzawa S, Nishihara H, Tanaka S. Genetic landscape of meningioma. Brain Tumor Pathol, 2016, 33(4):237－247.

[41] Benson VS, Pirie K, Schuz J. Million Women Study Collaborators. Mobile phone use and risk of brain neoplasms and other cancers: prospective study. Int J Epidemiol, 2013, 42(3):792－802.

[42] Carlberg M, Hardell L. Pooled analysis of Swedish case-control studies during 1997－2003 and 2007－2009 on meningioma risk associated with the use of mobile and cordless phones. Oncol Rep, 2015, 33(6): 3093－3098.

[43] Frei P, Poulsen AH, Johansen C, et al. Use of mobile phones and risk of brain tumours: update of Danish cohort study. BMJ, 2011, 343:d6387.

[44] Cardis E, Armstrong BK, Bowman JD, et al. Risk of brain tumours in relation to estimated RF dose from mobile phones: results from five Interphone countries. Occup Environ Med, 2011, 68(9): 631－640.

[45] Coureau G, Bouvier G, Lebailly P, et al. Mobile phone use and brain tumours in the CERENAT case-control study. Occup Environ Med, 2014, 71(7):514－522.

[46] Morgan LL. Miller AB, Sasco A, Davis DL. Mobile phone radiation causes brain tumors and should be classified as a probable human carcinogen (2A). Int J Oncol, 2015, 46(5):1865－1871.

[47] Shao C, Bai LP, Qi ZY, et al. Overweight, obesity and meningioma risk: a meta-analysis. PLoS One, 2014, 9(2):e90167.

[48] Steele CB, Thomas CC, Henley SJ, et al. Vital signs: trends in incidence of cancers associated with overweight and obesity—United States, 2005－2014. MMWR Morb Mortal Wkly Rep, 2017, 66(39): 1052－1058.

[49] Seliger C, Meier CR, Becker C, et al. Diabetes, use of metformin, and the risk of meningioma. PLoS ONE, 2017, 12(7):e0181089.

[50] Seliger C, Meier CR, Becker C, et al. Metabolic syndrome in relation to risk of meningioma. Oncotarget, 2017, 8(2):2284－2292.

[51] Sadetzki S, Chetrit A, Turner MC, et al. Occupational exposure to metals and risk of meningioma: a multinational case-control study. J Neurooncol, 2016, 130(3):505－515.

[52] Fan Z, Ji T, Wan S, et al. Smoking and risk of meningioma: a metaanalysis. Cancer Epidemiol, 2013, 37(1):39－45.

[53] Claus EB, Walsh KM, Calvocoressi L, et al. Cigarette smoking and risk of meningioma: the effect of gender. Cancer Epidemiol Biomarkers Prev, 2012, 21(6):943－950.

[54] Wang M, Chen C, Qu J, et al. Inverse association between eczema and meningioma: a meta-analysis. Cancer Causes Control, 2011, 22(10): 1355－1363.

[55] Jääskeläinen JE. Post-traumatic meningioma: three case reports of this rare condition and a review of the literature. Acta Neurochir (Wien), 2010, 152(10):1761－1761.

[56] Inskip PD, Mellemkjaer L, Gridley G, et al. Incidence of intracranial tumors following hospitalization for head injuries (Denmark). Cancer Causes Control, 1998, 9(1):109－116.

第五章　仪器设备（显微镜，神经内镜，IGS立体导航，磁共振应用）

Oreste de Divitiis，*Phillip A. Bonney*，*Teresa Somma*，*Federico Frio*，*Gabriel Zada*
译者：南京医科大学附属无锡第二医院　李兵

摘要：颅底脑膜瘤切除手术代表了现代神经外科医生选择最佳入路的复杂外科手术。传统的显微镜外科技术已经充分利用了硬件技术革命的优势，如通过神经立体导航系统可以最少地切除颅骨且更安全地切除颅底脑肿瘤（微侵袭神经外科技术）。同样，如今扩大经鼻神经内镜入路切除肿瘤的革命性进步可以在微骨窗下更安全地切除肿瘤和将肿瘤从周边神经血管结构中分离。此外，神经内镜可以在传统锁孔显微外科过程中被选择性地阶段使用，它可以辅助观察显微镜光束无法照射的区域，观察切除瘤腔深部情况（神经内镜辅助显微神经外科技术）。

技术的革新，通常需要手术设备更新换代和对不同手术入路重新设计，为了减少外科手术创伤，要充分发挥微创手术通路，利用先进微侵袭工具，提高手术成功率和减少颅脑损伤。

在本章节，我们介绍了当前显微镜和神经内镜颅底手术器械的最新技术。

关键词：颅底外科、脑膜瘤、仪器、内镜、显微镜技术、神经导航手术。

5.1　概述

脑膜瘤作为常见的颅内肿瘤，通常沿颅底或凸面生长[1]。作为当今神经外科最具有挑战的手术在选择最适当入路时常常需要考虑：外科医生的偏好和经验，肿瘤的大小和质地，生长位置，硬脑膜粘连程度，及与周围神经血管脑组织之间的关系等。综合考虑上述因素后选择最佳手术入路。

传统的切除颅底脑膜瘤显微外科手术，包括如何显微开颅切除病灶和显微镜下解剖切除。最近，扩大神经内镜技术，已经成功使用在选择性的颅底脑膜瘤切除术中。目前，手术显微镜和神经内镜是现代手术室视觉一体化的重要组成部分。神经内镜是单纯扩大内镜下的唯一可视化工具，在特定的手术入路中，可用于辅助传统显微镜，内镜在显示深部肿瘤显微镜无法观察的区域时显得不可或缺（内窥镜辅助显微镜）（图5.1）[2, 3]。

复杂颅底肿瘤手术的准备包括手术团队确保所有手术设备能够全程高效利用——正如Cappabianca所描述的"Clock-Gear Mechanism"全程无缝隙联结。外科医生必须娴熟掌握并理解各种手术设备（如显微镜或内镜）、显微器械及肿瘤切除装置是高效安全完成复杂颅底脑膜瘤手术的必备。

微创神经外科技术的发展取决于技术革命。随着大家更多地关注图像引导手术（IGS），神经导航系统的发展开始为手术保驾护航（图5.2）。它通过术前影像资料帮助手术导航，使术者对手术有更深入的了解以便对颅底肿瘤精确定位。

未来颅底外科的发展，通过技术革命，将会带来机器人辅助手术，这将有助于加强外科医生的手术能力和专业知识[4-6]。

5.2　颅底外科显微镜的作用

5.2.1　定位

手术环境是取得令人满意手术效果的重要"工具"[7, 8]。

患者体位的正确摆放尤其重要，可提升手术过程中的术者舒适度并有利于确定最佳入路角度，进而达到深部结构。

头架摆放常使用Sugita头架或Mayfield三钉固定，以获得最佳手术角度，保持术中脑组织在重力的作用用下轻微回缩[9, 10]。因此，头钉固定位置和框架，以及拱门和柜台，应保证术者及显微镜能够自如操作，不妨碍手术器械进出等[10]。

头高度适当（高于心脏20～30cm）易于静脉引流和避免头部过度扭转，防止动、静脉压迫。

大多数颅脑手术中患者都是使用仰卧位，3/4俯卧位（侧俯卧或公园椅卧位），俯卧位或坐位，术者则坐于患者头位操作[11, 12]。当然，目前先进

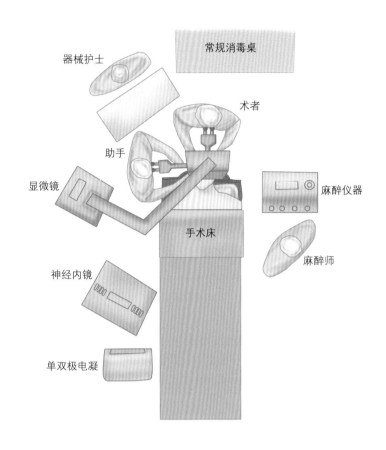

图5.1　内窥镜辅助显微外科手术中人员和设备在手术室中的位置示意图

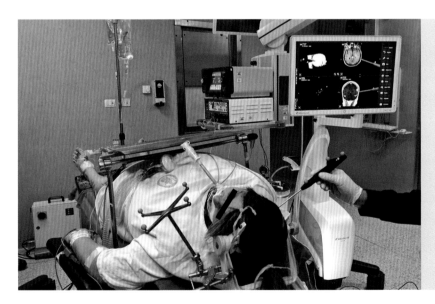

图5.2　经颅入路的术中照片：神经导航系统引导以立体定向为中心的开颅切除凸面脑膜瘤

脑科手术台提供了简单而多用的方位调整，如床位高度、侧转、不同角度倾斜等，利于术者操控显微镜[13]。

5.2.2　显微镜操作

手术显微镜最早在神经外科运用是于1957年由P.Kurze切除听神经鞘瘤引进的，而M.G.Yasargil的一个重要贡献是允许其在三个维度上自由运动来克服其笨重[14]。这被称为开创了现代神经外科学新局面[15, 16]。显微外科手术通过改进变得更加广泛和有效，无须重复操作[17, 18]。

现代外科显微镜提供了高清术野和立体透视。电动聚焦系统能够帮助外科医生将术野区放大或变小，如肿瘤血管供应区等，同样，术野立体景深可以便于术者清晰查看脑沟回等深部结构，避免过度牵拉。

手术显微镜灯光强度，影响着视觉分辨率：光强度与白炽、光纤、卤素和钨相关。

此外，手术显微镜的稳定性由可调节的平衡锤调控，允许显微镜在手术中活动自如。不仅减少调整移动显微镜操作时所花费的时间，同时提高了术者的舒适度。最后，术中采用高分辨率3 CCD摄像系统，可实时观察和记录更多术中细节。

这次技术革命改变了显微神经外科，从而使更小的切口和较少的大脑牵拉（称为"锁孔手术"）成为可能，而且可更安全精确对出血点电凝，减少神经血管损伤，以及精确吻合神经血管[19]。

如今显微镜装载的是更精密的仪器，具有能够更好地显示恶性胶质瘤的影像学能力，如蓝光荧光显影和红外技术，这需要患者术前口服5-氨基乙酰丙酸（5-ALA）和术中静脉注射吲哚菁绿（ICG）。

5.2.3　显微外科器械和手术技巧

手术器械每次操作应成为外科医生自己动作的延伸，每个手术甚至每种操作技术都需要一套专用的器械（图5.3）[20, 21]。显微外科器械设计了各种合适的手柄，便于"盲手"操作，无须再另外用眼查看。事实上，这种直的刺刀器械是为了避免外科医生的手和显微镜镜头之间的冲突而设计的。蛛网膜钩刀、取瘤镊、显微镊及剥离子等，研制成接触

面为细刃或半圆形等不同规格，用于打开深浅层蛛网膜，如"锐性解剖分离"（图5.4）。

双极电凝提供了各种类型，运用于电凝头皮、肌肉、硬脑膜和脑组织出血区域，选择合适长度的双极电凝有助于脑组织和肿瘤的精细电凝，以及进一步行蛛网膜分离和肿瘤切除。

1-mm游离剥离器、2-mm游离剥离器或圆形显微剥离器，是两种常用器械，适用于"钝性剥离"；而且，也可用于分隔层次、血管和神经以及周围肿瘤界面。术中"冲水"可以被看作是最常用的步骤之一，用温林格液反复冲洗用于肿瘤和蛛网膜下腔间隙分离[22]。

吸引器在外科医生手里是一个多功能的工具，可使用左/右手来操作，实现对相关结构或组织的吸引、牵开和分离。特别是现代吸引器为来外科医生设计了各种长度、曲度、角度和口径（3～7Fr），以尽量减少周围神经组织损伤。超薄、轻巧的工具在漫长手术过程中可减少疲劳，同时提供精确的定位，术中可用拇指或食指予以吸引控制。

脑组织牵拉可增加手术空间，但是，有报道称"无牵拉外科手术"在保留神经功能方面具有优势。此外，患者体位改变，脑脊液外引流，手术麻醉和适当使用双极、吸引器、脑及其他器械，都可用于牵开脑组织扩大手术入路。但是，在某些情况（例如，额下入路）下可借助锁孔技术减少大脑损伤，间断使用脑压板或自动牵引器（Greenberg牌牵开器、Fukushima牌固定装置和Sugita-type牌牵开

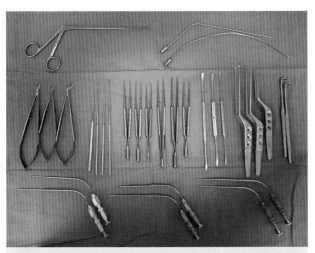

图5.3　显微手术器械的基本配置：钝的和锋利的解剖器械，不同直径的环绕式吸引器以及不同大小的Yasargil卡口形肿瘤抓钳

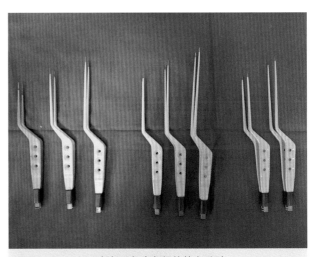

图5.4　Yasargil不锈钢双极电凝镊的基本系列

器），用于深部操作[7]。

高速金刚微钻用于磨除多余的骨性结构，例如翼点入路或额眶颧入路中须磨除蝶骨嵴来增加手术空间。

腔内超声手术吸引器（CUSA超声刀）约30年前被神经外科引进使用，现如今，已普遍存在于广大手术室（图5.5）。它是由超声波发生器、吸引器和冲洗器组成的，通过吸引、超声波分离，以及冲洗肿瘤坏死组织，保留血管及神经组织。CUSA超声刀可以选择性破坏高密度肿瘤组织，辨别含有水和低胶原成分，如脑膜瘤切除，将肿瘤与血管分离切除。目前超声刀已广泛用于快速切除脑肿瘤，保护脑神经组织[23]。

5.3 神经内镜

神经内镜作为非常有用的外科手术工具，应用于不同类型脑膜瘤，诸如嗅沟、蝶骨平台、鞍结节或斜坡等颅底脑膜瘤，可通过扩大内镜经鼻入路（EEA）完成。另外，如眶上脑膜瘤可通过眉弓锁孔微创入路使用内镜完成颅底脑膜瘤手术。对于凸面脑膜瘤，神经内镜可作为手术辅助光源系统用于全

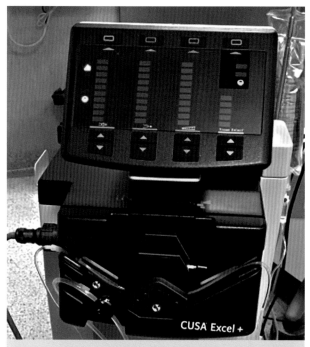

图5.5 CUSA Excel超声波外科手术吸引系统。它可以选择性切除目标组织，同时保留血管、导管和其他精细结构

程手术。最后，脑室内脑膜瘤可以经管状牵开器在脑室镜下切除。

5.3.1 引言

虽然早在20世纪早期，就有神经内镜用于脑室手术的报道，但真正的神经外科内镜发展阶段始于20世纪70年代，技术进步的融合激发了人们对第三脑室造瘘术和其他脑室内手术的兴趣[24, 25]。同期，神经外科医生将内镜作为在特定显微镜操作下的重要辅助工具。20世纪90年代中期，随着内镜摄像头像素和照明放大的持续改进，对于如鞍底等颅底肿瘤的治疗，使通过扩大内镜入路完全切除成为可能[26]。

5.3.2 神经内镜

硬质神经内镜由透镜系统、光源和摄像系统组成（图5.6）。20世纪60年代后期，霍普金斯公司开发的杆状透镜使用了短节串接玻璃隔绝空气系统，从而创建了一个放大的图像[24]。玻璃棒利用光波反射，形成正弦曲线波反射传播途径[27]。这种独特设计可在短距离进行最大化放大。内镜长度一般为15～30cm，根据肿瘤术野深度和宽度范围将内镜口径设计为2～4mm。内镜镜片根据需要设计成0°或30°（最常用）。内镜光源由光纤束组成，从外部照明工作端经光缆传输至内镜照亮术野区。直接照明下，内镜通过高清摄像机提供高清术野图像。

神经内镜的单一镜头经过合并通过固定区域操作。这些固定区域系统包括吸引器、冲洗通道、内镜专用器械（包括单极和双极）、内镜剪刀、抓钳等。据此，内镜具有与显微镜器械操作系统同等重要的地位。

5.3.3 纯神经内镜入路

许多前颅底靠近中线的脑膜瘤都可以采用纯神经内镜入路切除。接近嗅沟、鞍结节、蝶骨平台脑膜瘤，早期经鉴别发现，可用此种微创手术入路直接断血供，并完整切除侵犯的硬脑膜和破坏的骨质（达到辛普森分级Ⅰ级切除）。利用神经内镜，可以在远离重要血管和神经的情况下，安全地分离切除脑肿瘤。已有许多报道称，扩大经鼻内镜入路在切除鞍结节或蝶骨平台脑膜瘤后的患者视力，与显微镜下眶上入路的术后的患者视力相比，有明显改善。最后，成角内镜可用于观察术中显微镜观察不

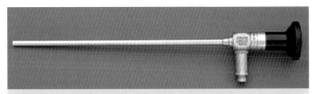

图5.6 经鼻蝶窦手术的内窥镜：刚性，诊断棒式透镜镜头（霍普金斯镜），直径4mm，长18或30cm，有0°、30°或45°镜。外部护套连接到手动或自动灌溉系统。最近，为了改善内窥镜感知深度，引入了新一代3D内窥镜（此图片由Karl Storz Inc.提供）

到的残留肿瘤，进而可将其完全切除。目前这些内镜入路和设备仍在改进研发中（图5.7）。

内镜经鼻扩大入路的主要缺点是增加了密封防水颅底重建的难度。结果，依据特殊手术入路，术后脑脊液漏的发生率高达25%。因此，扩大入路术后颅底重建尤其重要，方法包括自体移植、人工脑膜、合成胶水和带蒂黏膜瓣等不同手段。

纯神经内镜进行颅底肿瘤手术，其安全性和颅底密闭重建需要手术中各环节有条不紊地按部就班进行，所有设备仪器随时保持一致。Cappabianca称之为"钟表齿轮运行"，以确保整个手术成功运作[28]。当然，任何内镜入路都依赖于良好性能的内镜光源、摄像设备和高分辨率显示器。经鼻神经内镜全套装置包括神经导航、鼻窦扩张器、长柄电刀切割器、骨瓣磨除工具（高速内镜磨钻或超声骨刀）、肿瘤吸除工具（包括吸引器、抓钳、切割刀、显微手术器械等）、肿瘤切割设备（如超声波吸引器、各种吸引器）、自体移植筋膜、人工硬脑膜、黏合剂和脑脊液转导设备。

5.3.4 神经内镜合并显微镜外科

经颅手术治疗脑膜瘤使用时，神经内镜可以作为显微镜观察不到术野时的辅助手段。在这种情况下，内镜提供的图像更为清晰放大，例如，眶上入路显微镜下前颅底肿瘤切除后，利用30°神经内镜可查看显微镜观察不到的术野区是否有肿瘤残余，对于内镜辅助锁孔手术而言，小轮廓、尺度长的器械至关重要。

5.4 神经导航手术

神经手术术中导航技术的发展对降低颅底病变

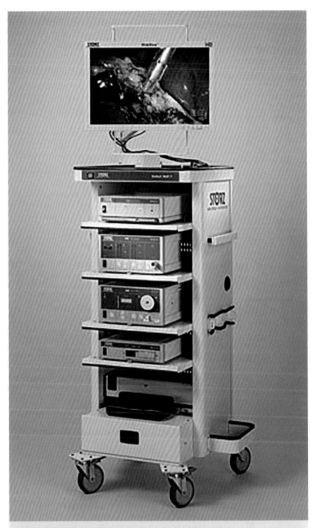

图5.7 内镜塔由带有3 CCD技术的摄像机组成。可以提供更高质量的图像，另包括高分辨率监视器（HDTV或3D内窥镜监视器）以及数字记录系统。该内镜塔还可以为教学工作提供视频编辑和图片选择

的死亡率和提高颅底手术疗效起到了重要作用。早期框架式导航系统已被现代无框式导航所取代。无框式神经导航系统将术前患者影像解剖成像和立体定像融合以利于制订手术入路（图5.8）。定位系统利用导航软件和探头根据患者磁共振影像在其头部标记确切位置，另外一种方法是使用其他设备及体表标记来确定手术入路（前者已用于大多数情况下，而后者则仍在尝试中）。目前导航系统均采用梅菲尔德头钳，以确保患者头部稳定性和导航数据精确。

两种导航系统的颅底肿瘤MRI和CT影像资料通常可以相互切换参照，便于术者操作。神经导航在扩大经鼻神经内镜入路中得到广泛应用，特别是在

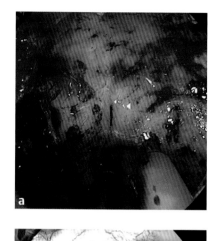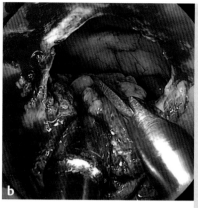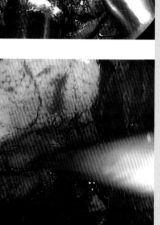

图5.8 0°内窥镜下切除肿瘤的术中图片。（a）切除黏膜，显示相关骨性结构的蝶窦后壁。（b）采用显微剪刀和吸引器，双手操作，在肿瘤包膜外将肿瘤从神经血管结构中精细地分离出来。（c）鞍上间隙的最后视图，表明已完全切除肿瘤并保留了关键结构。（d）采用多层技术重建颅底骨硬脑膜缺损。

治疗颅底肿瘤和复杂的联合入路肿瘤中。对于一些特定开颅颅底肿瘤，如嗅沟脑膜瘤，入路位置很容易被辨别，神经导航只起到辅助作用，入路的确定更多地依靠外科医生临床解剖知识和经验。

5.5 颅底重建

颅底肿瘤的治愈随着手术入路多元化发展得到了长足进步。然而，术后脑脊液漏则对临床医生来说非常棘手，其原因多是关颅时颅骨缺失造成的支撑不足和硬脑膜没有密闭缝合[29]。

硬脑膜修补和止血

硬脑膜修补术在切除肿瘤治疗中非常重要，特别是在颅底脑膜瘤辛普森氏Ⅰ级切除术中，可使用以下几种硬脑膜替代物：自体移植物、同种异体移植物、异种移植物和人工合成材料[30]。

自体移植物（颅骨、阔筋膜、颞肌筋膜、脂肪或肌肉）具有以下优势：移植的稳定性和便利性，免疫活性对潜在的污染，加速愈合过程，提高治愈率，以及对互补抗体耐受性。其局限性表现为数量少，无法大规模使用（特别是微创手术），并需二次切开疤痕组织[31, 32]。

移植材料有冻干的"去淋巴化"硬脑膜和经γ射线灭菌后牛或马的心包膜等异种移植材料，这些材料由成纤维细胞增殖和分化后不可吸收，但是存在异物排斥反应和病毒（例如Creutzfeldt - Jakob病毒）感染传播风险[33]。

以聚合物为代表的塑料材料具有完全灭菌的优点。可减少人工脑膜对成纤维细胞反应，可促进结缔组织形成替代的移植物，而且无局部萎缩反应[34]。

硬脑膜"水密式缝合"是预防术后脑脊液漏的有效方法。第一步缝合硬脑膜，或者缝合移植物，可以用不同缝合方式（显微镜下间断缝合、直接缝合、连续缝合）。应用外科线直接缝合，有利于支撑硬脑膜修补重建，使自体组织与移植物快速粘连形成修复[35]。

其他情况下，无法严密缝合硬脑膜时，选用胶原蛋白膜贴敷治疗，可减少术后脑脊液漏发生：其作用机理是在硬脑膜上迅速形成血块和纤维蛋白复合物，并促进移植物快速形成成纤维细胞增殖[36]。

术中严密止血对手术成功尤其重要。通常止血方法包括压迫止血、双极烧灼止血和过氧化氢止血，止血纤维通常止血效果明显，此外还可使用特殊止血剂，也能达到止血效果[37]。诸如吸收性明胶海绵和凝血酶明胶止血材料，可促进组织粘连和压迫止血，或者通过激活凝血酶源等，这些止血材料将会在神经外科手术中得到广泛应用[38]。

参考文献

[1] de Divitiis O, de Divitiis E. Anterior cranial fossa meningiomas: a new surgical perspective.World Neurosurg, 2012, 77(5－6):623－624.

[2] de Divitiis E, de Divitiis O, Elefante A. Supraorbital craniotomy: pro and cons of endoscopic assistance. World Neurosurg, 2014, 82(1－2): e93－e96.

[3] Cappabianca P, Cavallo LM, Esposito F, et al. Extended endoscopic endonasal approach to the midline skull base: the evolving role of transsphenoidal surgery. Adv Tech Stand Neurosurg, 2008, 33:151－199.

[4] Apuzzo ML, Elder JB, Liu CY. The metamorphosis of neurological surgery and the reinvention of the neurosurgeon. Neurosurgery, 2009, 64(5):788－794, discussion 794－795.

[5] Chauvet D, Hans S, Missistrano A, et al. Transoral robotic surgery for sellar tumors: first clinical study. J Neurosurg, 2016:1－8.

[6] Marcus HJ, Hughes-Hallett A, Cundy TP, et al. da Vinci robot-assisted keyhole neurosurgery: a cadaver study on feasibility and safety. Neurosurg Rev, 2015, 38(2):367－371, discussion 371.

[7] Hernesniemi J, Niemelä M, Karatas A, et al. Some collected principles of microneurosurgery: simple and fast, while preserving normal anatomy: a review. Surg Neurol, 2005, 64(3):195－200.

[8] Apuzzo ML, Weinberg RA. Architecture and functional design of advanced neurosurgical operating environments. Neurosurgery, 1993, 33(4):663－672, discussion 672－673.

[9] Mayfield FH, Kees G, Jr. A brief history of the development of the Mayfield clip. Technical note. J Neurosurg, 1971, 35(1):97－100.

[10] Zomorodi A, Fukushima T. Two surgeons four-hand microneurosurgery with universal holder system: technical note. Neurosurg Rev, 2017, 40(3):523－526.

[11] Rhoton AL. Operative techniques and instrumentation for neurosurgery. In: Rothon AL, ed. Cranial Anatomy and Surgical Approaches, Chicago, IL: Lippincott William & Wilkins, 2003.

[12] Clatterbuck R, Tamargo R. Surgical positioning and exposure for cranial procedures. In: Winn H, ed. Youmans Neurological Surgery. 5th ed., Philadelphia, PA: Saunders Elsevier Inc; 2004:623－645.

[13] Mariniello G, de Divitiis O, Seneca V, et al. Classical pterional compared to the extended skull base approach for the removal of clinoidal meningiomas. J Clin Neurosci, 2012, 19(12):1646－1650.

[14] de Divitiis O, de Divitiis E. The awe of the dura mater during the ages "Noli me tangere".World Neurosurg, 2015, 83(5):762－764.

[15] Gelberman RH. Microsurgery and the development of the operating microscope. Contemp Surg, 1978, 13(6):43－46.

[16] Kriss TC, Kriss VM. History of the operating microscope: from magnifying glass to microneurosurgery. Neurosurgery, 1998, 42(4):899－907, discussion 907－908.

[17] Uluç K, Kujoth GC, Başkaya MK. Operating microscopes: past, present, and future. Neurosurg Focus, 2009, 27(3):E4.

[18] Yaşargil MG. Intracranial microsurgery. Clin Neurosurg, 1970, 17:250－256.

[19] de Divitiis E, Esposito F, Cappabianca P, et al. Tuberculum sellae meningiomas: high route or low route? A series of 51 consecutive cases. Neurosurgery, 2008, 62(3):556－563, discussion 556－563.

[20] Cappabianca P, de Divitiis O, Esposito F, et al. Endoscopic skull base instrumentation. In: Schwartz TH, Anand VK, eds. Endoscopic Pituitary Surgery. New York, NY: Thieme, 2011:45－57.

[21] Cappabianca P, Cavallo LM, Esposito F, et al. Endoscopic endonasal transsphenoidal surgery: procedure, endoscopic equipment and instrumentation. Childs Nerv Syst, 2004, 20(11－12):796－801.

[22] Nagy L, Ishii K, Karatas A, et al. Water dissection technique of Toth for opening neurosurgical cleavage planes. Surg Neurol, 2006, 65(1):38－41, discussion 41.

[23] Tang H, Zhang H, Xie Q, et al. Application of CUSA Excel ultrasonic aspiration system in resection of skull base meningiomas. Chin J Cancer Res, 2014, 26(6):653－657.

[24] Zada G, Liu C, Apuzzo ML. "Through the looking glass": optical physics, issues, and the evolution of neuroendoscopy. World Neurosurg, 2012, 77(1):92－102.

[25] Apuzzo ML, Heifetz MD, Weiss MH, et al. Neurosurgical endoscopy using the side-viewing telescope. J Neurosurg, 1977, 46(3):398－400.

[26] Carrau RL, Jho HD, Ko Y. Transnasal-transsphenoidal endoscopic surgery of the pituitary gland. Laryngoscope, 1996, 106(7):914－918.

[27] Esposito F, Cappabianca P. Neuroendoscopy: general aspects and principles.World Neurosurg, 2013, 79 suppl 2:14.e7－14.e9.

[28] Cavallo LM, Dal Fabbro M, Jalalod'din H, et al. Endoscopic endonasal transsphenoidal surgery. Before scrubbing in: tips and tricks. Surg Neurol, 2007, 67(4):342 - 347.

[29] de Divitiis O, Di Somma A, Cavallo LM, et al. Tips and tricks for anterior cranial base reconstruction. Acta Neurochir Suppl (Wien), 2017, 124:165 - 169.

[30] Protasoni M, Sangiorgi S, Cividini A, et al. The collagenic architecture of human dura mater. J Neurosurg, 2011, 114(6):1723 - 1730.

[31] Parízek J, Měricka P, Husek Z, et al. Detailed evaluation of 2959 allogeneic and xenogeneic dense connective tissue grafts (fascia lata, pericardium, and dura mater) used in the course of 20 years for duraplasty in neurosurgery. Acta Neurochir (Wien), 1997, 139(9): 827 - 838.

[32] Taha AN, Almefty R, Pravdenkova S, et al. Sequelae of autologous fat graft used for reconstruction in skull base surgery. World Neurosurg, 2011, 75(5 - 6):692 - 695.

[33] Cavallo LM, Solari D, Somma T, et al. Use of equine pericardium sheet (LYOMESH®) as dura mater substitute in endoscopic endonasal transsphenoidal surgery. Transl Med UniSa, 2013, 7:23 - 28.

[34] Mello LR, Feltrin LT, Fontes Neto PT, et al. Duraplasty with biosynthetic cellulose: an experimental study. J Neurosurg, 1997, 86 (1):143 - 150.

[35] Cappabianca P, Esposito F, Magro F, et al. Natura abhorret a vacuo— use of fibrin glue as a filler and sealant in neurosurgical "dead spaces". Technical note. Acta Neurochir (Wien), 2010, 152(5):897 - 904.

[36] Sade B, Oya S, Lee JH. Non-watertight dural reconstruction in meningioma surgery: results in 439 consecutive patients and a review of the literature. Clinical article. J Neurosurg, 2011, 114(3): 714 - 718.

[37] Stendel R, Danne M, Fiss I, et al. Efficacy and safety of a collagen matrix for cranial and spinal dural reconstruction using different fixation techniques. J Neurosurg, 2008, 109(2):215 - 221.

[38] Cappabianca P, Esposito F, Esposito I, et al. Use of a thrombin-gelatin haemostatic matrix in endoscopic endonasal extended approaches: technical note. Acta Neurochir (Wien), 2009, 151(1):69 - 77, discussion 77.

第六章　术中神经电生理监测

Pietro Meneghelli，*Francesco Sala*
译者：南京医科大学附属无锡第二医院　赵旭东

摘要：术中神经电生理监测（IONM）在颅底脑膜瘤的治疗中具有很重要的价值。首先，通过神经电生理描记技术，我们可以识别和区分被肿瘤推挤移位或者包绕的界限不清的神经结构。这在解剖结构混乱时确定颅神经很有意义。其次，对颅神经、穿支血管和大脑或脑干实质的手术操作可能会导致患者神经损伤的风险。从这个角度看，IONM提供了一个对运动、躯体感觉、听觉和视觉通路的连续功能反馈。当诱发电位达到预警标准时，术者会被通知即将发生的损伤，从而调整手术策略，通过正确操作来逆转或减少神经系统损伤的风险。

描记和监测技术的结合为尽可能避免神经缺损提供了多模态方法。颅底手术中不同的IONM策略应用必须根据肿瘤的位置、血管和神经结构个体化定制。本章将着重总结最常见的IONM技术及其在颅底脑膜瘤手术中的应用。

关键词：体感诱发电位、运动诱发电位、视觉诱发电位、颅神经监测、术中神经电生理监测、颅底脑膜瘤。

6.1　概述

颅底脑膜瘤手术通常会带来术后神经功能障碍的风险。颅底手术技术是基于显微"导航"，在基底池内，通过蛛网膜下腔，尽可能避免或减少对大脑的操作导致的挫伤和（或）出血。脑血管和神经在基底池内通行，可以被颅底病变推挤移位、包绕，甚至被损毁。因此，术后神经功能缺失主要与动脉损伤和（或）一支或更多颅神经损伤有关。不同的颅底肿瘤位置和生长情况会带来不同的手术风险。例如，切除一个包绕颈内动脉分叉处和M1近端的前床突脑膜瘤，主要风险在于损伤起源于颈内动脉分叉和（或）M1近端的穿支血管。切除一个桥脑小脑角（CPA）的肿瘤则可能损伤第Ⅶ和第Ⅷ颅神经。

近年来，颅底和颅骨入路标准化，以及内镜手术的广泛使用，对颅底手术产生了深远的影响。对于颅底肿瘤供血硬脑膜基底的处理能力是手术成功的关键，尤其是目前，这个目标需要通过微侵袭入路来达到。然而，随着新技术及锁孔手术的应用，颅底肿瘤术后并发症和死亡率的风险仍然很高。

IONM作为一个降低神经损伤风险的方法具有日益重要的价值。IONM可以评估感觉、运动、听觉和视觉通路的功能完整性，同时能够描记不明确的神经结构来分析其功能作用。在过去的20年里，IONM在幕上脑肿瘤和脑血管手术中越来越有价值[1-4]。IONM对于幕下肿瘤主要依赖于脑干监测，对于颅底肿瘤则主要依赖于颅神经监测[5-7]。监测技术可以帮助术中评估不同神经通路的功能完整性，神经电生理描记功能可以帮助区分被肿瘤移位、缠绕或者包绕的外周颅神经。IONM术中监测和描记的联合应用给手术中的外科医生提供了有价值的反馈（图6.1）。

本章节旨在描述IONM技术在颅底脑膜瘤切除术中是有意义的，并且提供一个在日常临床实践中的使用指南。

6.2　术中神经电生理监测技术

6.2.1　确定运动颅神经的描记技术

颅底手术中通过直接刺激验证眼动神经功能是一项非常有用的技术。无论手持单极探针还是更具局部刺激优势的双同轴探针，均可用来直接对神经进行低强度刺激。常用1～3Hz，强度0.5～2mA的持续0.2ms矩形脉冲。刺激越集中，响应越明确，从而降低了电流传导刺激邻近纤维的风险。通过在颅神经支配的肌肉中置入针式电极而获得记录。对于较小肌肉如动眼肌，Teflon涂层电极具有创伤小的优点。通常情况下，电极置入上直肌、外直肌和上斜肌，分别记录第Ⅲ、第Ⅵ和第Ⅳ眼动神经。同样的方法可用于定位中脑的眼动神经核团（图6.2）。

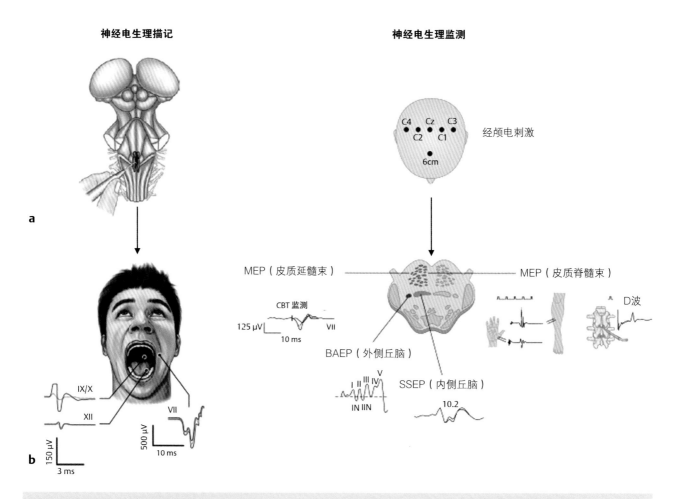

图6.1 颅底外科手术中神经电生理技术分类示意图。左侧：神经电生理描记允许识别脑干及周围运动神经的地标功能。（a）神经电生理描记，手持单极探针用于电刺激菱形窝或周围神经。（b）神经电生理监测，记录由运动神经支配复合肌肉动作电位。右侧：神经电生理监测保证术中神经通路的功能完整性在掌控之中（运动、感觉、听觉）。有关每种操作技术详细信息，请参见正文。Ⅶ：面神经通过记录眼轮匝肌；Ⅸ/Ⅹ：舌咽和迷走通过记录咽喉壁；Ⅻ：舌下神经通过记录舌肌；MEP：运动诱发电位；SSEP：体感诱发电位；BAEP：脑干听觉诱发电位；CBT：皮质延髓束

当术中遇到比较模糊的组织结构时，刺激器的尖端可置于组织，示波器分析记录肌肉，确定该组织是否具有功能，或者更简单些，确定视觉识别的神经。对于眼动神经，必须考虑到由于每个轴突支配的纤维较少，眼外肌的复合肌肉动作电位（CMAP）相比于周围的肌肉单元来说相对幅度低。延迟响应取决于外周神经的刺激位点，神经刺激越远，响应越短，通常在2～5ms[8, 9]。这项技术通常用于影响眼动神经基底池、海绵窦或者眶内段的脑膜瘤手术。

当脑膜瘤涉及后颅窝及CPA时，第Ⅴ～第Ⅻ运动神经电生理描记会很有效。使用与眼动神经同样的刺激参数。原则上，直接刺激完整的外周运动

颅神经引起CMAP，其强度可低至0.1～0.3mA（图6.3）。如果神经受损或神经纤维包绕在肿瘤组织中，则可能需要更高的强度。记录方面，电极针或线被置入运动神经支配的肌肉：咀嚼肌（Ⅴ）、眼轮匝肌和口轮匝肌（Ⅶ）、咽后壁（Ⅸ）、声带（Ⅹ）、斜方肌（Ⅺ）和舌肌（Ⅻ）。对于近端（接近脑干）和远端神经刺激的阈值差异是否具有术后神经功能预后价值仍存在一些争议。例如，在CPA的手术中，一些研究者者认为近端低刺激阈值提示面神经（FN）预后良好[10]。然而，其他研究者表示，近端刺激阈值小于0.05mA时，特异性高（90%）但敏感性低（29%），因此不能排除术后面部麻痹的风险[11]。

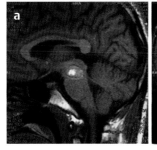
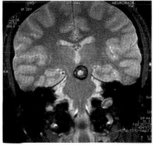
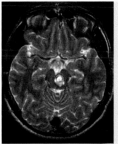

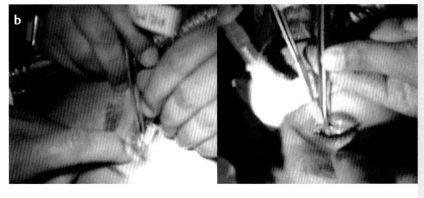

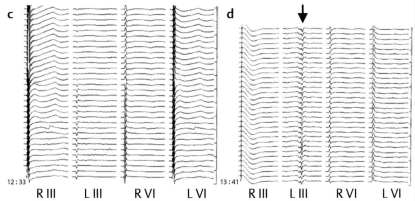

12:33

R Ⅲ   L Ⅲ   R Ⅵ   L Ⅵ

13:41

R Ⅲ   L Ⅲ   R Ⅵ   L Ⅵ

图6.2 顶盖板水平鉴别动眼神经核团。（a）矢状位（左）、冠状位（中）和水平位（右）中脑海绵状血管瘤MRI影像。（b）1对电极线插入双侧上直肌和外直肌，记录复合动作肌电位。（c）最初（时间12：33），直接刺激上丘未诱发由颅神经支配的Ⅲ和Ⅵ眼肌的任何反应（左图）。（d）随后（时间13：41），术中切除海绵状血管瘤时对术腔刺激，左侧上直肌（LⅢ）产生一致的反应（箭头所指），表明刺激到了附近的神经核。RⅢ：右侧上直肌；LⅢ：左侧上直肌；RⅥ：右侧外直肌；LⅥ：左侧外直肌

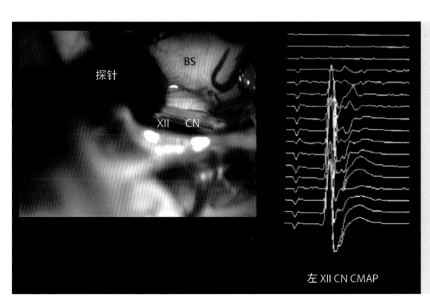

图6.3 通过直接刺激末梢神经确认颅神经。左侧：直接刺激左侧舌下神经出脑干处（手提式单机探针，0.2mA刺激强度，单次刺激持续时间0.5ms）。右侧：从左侧舌肌记录到的复合肌肉动作电位

6.2.2 监测技术

体感诱发电位监测

体感诱发电位（SSEP）监测用于监测从外周到皮质的脊髓侧束。通过刺激上肢的正中神经和下肢的胫后神经来获得SSEP监测。由于对应着不同的皮层区域和供血区，应分别监测上肢和下肢的SSEP。更具体地，正中神经SSEP能用来更准确地评估大脑中动脉供血区，而胫神经SSEP更适合大脑前动脉供血区。

正中神经受电刺激去极化后，产生上肢SSEP；动作电位沿脊神经后根的感觉纤维上传，进入楔束（T6以上）；到达楔束核后，动作电位交叉（内侧弓形纤维），到达对侧内侧丘系，并终止于丘脑腹后外侧核（VPL）。最后，第三级神经元到达躯体感觉皮层和顶叶关联区域，并由皮层头皮电极处理。胫后神经的电刺激诱导下肢SSEP；动作电位通过薄束到达薄束核；第二级神经元交叉，经对侧内侧丘系，终止于丘脑VPL。第三级神经元投射到体感区域和顶叶关联区域并由头皮电极处理。头皮电极置于CP3、CP4和前额参考电极（Fpz或Fz）。监测的参数是SSEP波幅、潜伏期和中心传导时间（CCT），CCT指从背柱核到皮质的传输时间。

在患者的显著的体位变动（这将有助于监测和校正臂丛神经系统或周围神经系统的压力或牵引力）、切皮、打开颅骨、颅内操作开始前均应先记录基线值。然后，在SSEP变更的情况下，使用标准协议进行决策；通常采用以下警告标准：SSEP幅度降低＞50%，延迟＞10%，CCT延长＞1ms。

运动诱发电位监测

运动诱发电位（MEP）监测用于评估皮质脊髓束（CT）的完整性。根据开颅手术部位不同可选择两种不同的技术：在手术中不暴露运动区时选择经颅电刺激（TES），手术暴露运动区时则选择直接皮层电刺激（DCS）。颅底手术时几乎不直接暴露运动区，最常用TES技术。运动皮层TES通常使用螺旋形电极，这保证了低阻抗[12]。我们的常规MEP监测基于6个电极（C1、C2、C3、C4、Cz−1cm和Cz+6cm），根据10/20国际脑电图系统。使用不同的导联刺激电极为监测提供了灵活性，以优化mMEP的引发，避免产生干扰手术的肌肉抽搐。在大多数情况下，C1/C2是一种更好的电极导联，用于在所有对侧肢体中引发mMEP。偶尔，Cz−1cm与Cz+6cm导联可以更好地从下肢引出mMEP，同时还具有比其他导联更少的肌肉抽搐的优势。使用成对针式电极从上肢和下肢的肌肉中可获得MEP记录。

TES被认为是一种安全的方法，临床上无明显的禁忌证[13]。然而，如果使用太高的刺激强度，则有激活皮质脊髓束甚至脑干的潜在风险[14]。在这种情况下，可能会产生假阴性结果（意味着，尽管存在mMEP，患者也会唤醒偏瘫），因为CT激活点在皮层下损伤水平的远端（例如，由于缺血事件）。基于上述原因，选择稍高于阈值上限的刺激强度来避免不必要的电负荷，也可减少下行运动通路的远端激活的风险。

MEP波幅和潜伏期应与基线值进行比较并通过标准的步骤进行评估，以排除麻醉或技术问题导致的诱发电位变化。尽管仍然存在对于什么是"显著"的MEP变化的争论，但波幅的变化比潜伏期变化和任何波幅下降更有意义，一旦其超过了基线值的50%，应该向外科医生报告，因为它可能预测即将发生的运动通路损伤[15-18]。在脑外科手术中，MEP的完全丧失往往意味着永久的瘫痪和术后影像学的皮层下缺血灶[18]。MEP无变化通常预示术后早期有良好的运动预后。然而，仍没有最终的标准来诠释颅内手术特别是颅底手术中MEP变化的意义。

MEP通常更适合监测皮层下区域，而SSEP对皮层水平的缺血性改变更为敏感。因此，当皮层缺血是手术的主要风险时，SSEP记录似乎不足以监测穿支血管供血区域的功能。从方法论的角度来看，应该记住，诱发电位的记录应根据肿瘤的位置进行调整，以此来监测有缺血风险的区域。例如，使用双侧胫神经SSEP和双侧MEP记录可以较好地监测包绕前交通动脉、大脑前动脉或基底动脉分支的肿瘤，而对于包围颈内动脉分叉和M1段的肿瘤，对侧监测就足够了。

视觉诱发电位监测

视觉诱发电位（VEP）监测用于评估视觉通路的完整性，以防止术后视力恶化。将光刺激装置或护目镜放置在闭合的眼睑上，闪光强度可以通过0～20mA的电流进行调节。分别刺激每只眼睛以获得平均VEP波形。总体而言，记录40～100次闪光以获得每个平均VEP波形，其中刺激平均值为每秒一次闪光（40ms）。记录导联需要5个通道，电极放置在双侧耳垂和左枕骨、枕中线和右枕骨上。记录大约100ms潜伏期的小负电位和大正电位，VEP的幅度被定义为这两个电位之间的电压差。为了验证光线是否到达视网膜，将针式电极从皮下插入外眦处进行视网膜电图（ERG）记录。应记录至少两个连续的ERG和VEP以确定设置后和手术前ERG和VEP波形的重现性[19]。虽然为了提高VEP的重现性已经进行了许多尝试，但是仍很难获得稳定的记录，所以其临床有效性尚不清楚。然而，ERG的应用可以鉴别是临床还是技术上的问题，如光学护目镜移位或不适当的视觉刺激传递。此外，随着全静脉麻醉（TIVA）的广泛应用，神经麻醉的改善也有助于提高VEP的重现性。

脑干听觉诱发反应监测

脑干听觉诱发反应（BAER）监测提供了听觉通路的数据[20]。双耳换能器产生交替紧密和稀疏方波咔嗒声，持续时间为100～200ms，强度为70dB。这种刺激产生一个7峰波，每个峰与听觉通路上特定的突触序列相关：耳蜗神经（1度峰）、耳蜗核（2度峰）、对侧上橄榄复合体（3度峰）、外侧丘系（4度峰）、下丘系（5度峰）、内侧膝状体（6度峰）、声放射（7度峰）。BAER可以提供脑干一般情况的信息，特别是在颅底肿瘤切除时在脑干周边进行操作和分离时。BAER的解释可以总结为：第Ⅷ颅神经近端至耳蜗端功能障碍会导致Ⅰ～Ⅲ的波间期延长，Ⅲ波和Ⅴ波衰减，或两者兼有；Ⅲ波和Ⅴ波延迟平行增加，只要脑干内听觉通路不受影响，Ⅲ和Ⅴ的峰间隔几乎保持不变。Ⅰ波消失只可能是内耳动脉受损继发的耳蜗缺血的信号。反之，如果耳蜗未损伤，第Ⅷ颅神经受损发生在CPA，即使第Ⅷ颅神经被完全切断，Ⅰ波也可能持续存在。耳蜗核周围或上橄榄复合体的下脑桥损伤也会影响Ⅲ波和Ⅴ波，潜伏期延迟，波幅下降。中脑水平的脑干损伤会影响Ⅳ波或Ⅴ波，但不会影响Ⅰ波或Ⅲ波。

运动颅神经监测
非同步肌电图

运动颅神经监测的标准技术是评价运动颅神经支配的肌肉的自发性肌电图（EMG）活动[21]。用于识别与神经损伤相关的肌电图活动模式的标准

逐年改进。在操作过程中，可能会出现神经刺激活动，但通常在操作结束后不久就会停止。这种模式一般与术后神经功能预后良好有关。相反，神经紧张性放电，尤其是高频队列比外科手术持续时间更长，这可能与神经损伤有关。在前庭神经鞘瘤手术中，有学者对面神经肌电图改变的临床意义进行了研究[22]。然而，对于其他运动颅神经，自发性肌电图的可靠性仍有争议。应该记住的是：同样的电沉默（没有肌电图活动）表明即使在周围神经离断后也没有发生变化。然而，用冷盐水冲洗术野可产生一些刺激性肌电活动。因此，虽然已经提出了一些标准来识别神经损伤的肌电图活动模式，但术语仍令人困惑，肌电图活动和临床预后之间的临床相关性仍然缺乏令人信服的数据[8]。对颅底手术中后组运动颅神经的监测特别让人失望[23]，而对于前庭神经鞘瘤手术中FN的监测结果则更有说服力，尤其是在进行A-train分析时[24, 25]。

皮质脑干束诱发电位监测

近年来，为了引入比非同步肌电图更可靠的技术用于运动颅神经监测，用于肢体肌肉监测的MEP监测原则被引入到运动颅神经支配的肌肉监测中。首例被报道的该技术主要是关于前庭神经鞘瘤手术中的面神经监测[26]。我们使用类似的技术监测脑干手术中的第Ⅶ、Ⅸ/Ⅹ复合体和Ⅻ颅神经[27]。这些所谓的"皮质脑干束"MEP可用于评估从皮质到肌肉的整个皮质脑干通路的功能完整性。皮质脑干束MEP可在TES之后，应用一系列持续时间为0.5ms、频率为1～2Hz、强度范围为60～140mA的4个刺激诱发并记录。通常应用右侧肌肉C3/Cz和左侧肌肉C4/Cz作为电极导联（图6.4）。在记录时，电极通常置于以下两侧肌肉：眼轮匝肌和眼眶（CN Ⅶ）、咽后壁或声带（CN Ⅸ/Ⅹ复合体）、斜方肌（CN Ⅺ）和舌（CN Ⅻ）。目前已报道的该技术的主要缺点有：①C3/C4导联的高强度TES增加了大脑深处甚至脑干或周围神经水平的皮质脑干通路远端激活的风险，因此，有假阴性的风险。单一与系列刺激的方案可用于区分中枢传导和外周激活的肌肉反应[27]。②侧向导联（C3/Cz和C4/Cz）可在某些患者中产生肌肉抽搐，尤其是在较高刺激强度下，并且这些抽搐会干扰手术，从而迫使外科医生暂时停止手术。通过增加刺激的数量和降低刺激强度，有时可以减少肌肉抽搐，同时仍能获得肌肉反

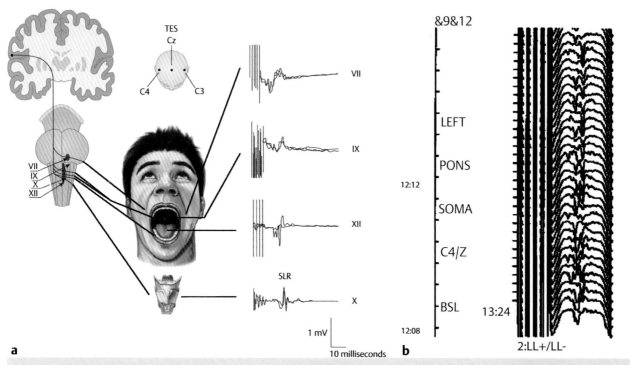

图6.4　持续坚持皮质脊髓束的运动诱发电位。（a）插图说明了经颅刺激C4/Cz（左侧的肌肉）和 C3/Cz（右侧的肌肉)后皮质脊髓束运动诱发电位被引出了。监测第Ⅶ、Ⅸ/Ⅹ和 Ⅻ颅神经，可以直接记录到这些神经支配的肌肉的反应。这条皮质延髓束的通路总皮层运动区到肌肉，都可以用这种方法监测（细节详见文中表述）。（b）用连串的4个刺激，每次0.2ms持续时间，95mA强度经颅电刺激C3（阳极）/ C4（阴极），持续监测皮质延髓束从右侧第Ⅸ/Ⅹ到第Ⅻ颅神经的变化。改良方法的参考: F. Sala, G. Squintani, V. Tramontano. Intraoperative neurophysiologic monitoring during brainstem surgery. In: C.M. Loftus, J. Biller, E.M. Baron, eds. Intraoperative Neuromonitoring. McGraw‒Hill; 2014:285‒297

应。③在颅神经系统操作过程中常见的自发性EMG活动可能阻碍来自同一肌肉的可靠MEP记录，因此干扰了对电生理信号的正确解释。如果是这样，暂时停止手术可能会有助于神经元电活动的消失。

6.2.3　麻醉的考虑因素

手术过程中的麻醉管理对IONM的数值有着巨大的影响。吸入型麻醉剂如异氟醚、七氟醚和地氟醚可通过阻断突触水平的神经传导来影响IONM的稳定性。卤素麻醉剂因其可以剂量依赖的方式提高肌肉MEP刺激阈值并阻断肌肉MEP，应尽量避免使用。

TIVA是IONM期间的首选方法。因而，术中常通过持续输注异丙酚［100～150μg/（kg·min）］和芬太尼［通常约1μg/（kg·h）］来维持麻醉；也可以使用浓度不超过50%的一氧化二氮。但是应避免单次快速推注这两种药物，因其会暂时中断SSEP和MEP的记录。麻醉时，短效肌肉松弛剂虽可用于插管，但不能再用，因为其可以完全松弛肌肉，无法

进行MEP监测和皮质/皮质下描记。我们还应避免肌肉部分松弛，因为重复试验和复合肌肉动作电位反应中的mMEP波幅存在生理变异，因此任何肌肉松弛都会增加运动反应结果的变量。

6.3　在颅底手术中的临床应用

6.3.1　IONM 用于鞍区和海绵窦手术

用于鞍区和鞍旁区的方法很复杂，因为与颅底血管和颅神经关系密切。可能发生第Ⅲ～Ⅵ颅神经的直接机械性损伤，以及由于血管损伤而引起的皮质下缺血。例如，在内镜手术中，在经蝶和经蝶骨平台入路中，动眼神经在脚间池内易受损伤，颈内动脉海绵窦段的下外侧干或其分支也可能受损。通过神经电生理描记直接辨认外周神经和（或）神经通路监测均有助于外科医生。

SSEP监测在颅底手术中的应用已被证明，在经

颅和内镜经鼻手术（EES）中都是有用的[29]。Bejjani等[28]报道在244例颅底手术中，该方法的阳性预测值为100%，阴性预测值为90%。而且，研究者还评估了可能与真阳性率和真阴性结果相关的危险因素，以突出肿瘤的特点，从而提高SSEP监测的预测价值。通过单因素分析发现的危险因素有：病理异常、血管包绕、血管狭窄、海绵窦受累程度、脑干水肿、位于中颅窝、最终切除量、年龄、肿瘤大小。SSEP监测对术后缺损有较高的阳性预测价值；因此，主要有助于预测术后缺陷的发生，而不是不发生。依照研究者的意思，SSEP对术后高风险的预测能力比术后低风险更强。这也就解释了，为什么上述危险因素与SSEP监测的高预测值有相关性。Thirumala等[29, 30]研究了SSEP监测在鞍区内镜手术中的作用；对976例接受颅底手术的患者进行回顾性研究，SSEP改变的有20例（2%），随后有5例（0.5%）新发术后功能障碍；在这项研究中有2例（0.2%）假阴性、4例（0.4%）假阳性的结果。对同一群体的第二项研究中，138例颅底肿瘤患者行内镜手术，5例被监测到SSEP改变，其中3例为真阳性。在这两项研究中都出现了SSEP的术中变化，通常在提高平均动脉压后变化消失。然而，虽然SSEP监测提供了关于皮层缺血可能发生的预测信息，但它们对皮层下缺血并不完全敏感，也不提供任何特定于运动通路的信息。这些限制可能导致神经生理学发现的假阴性，此时可能需要补充其他的监测方法，如MEP监测。

在内镜[31]手术和经颅[19]手术中，VEP在术中监测视神经的应用仍有争议。随着刺激装置技术的进步，VEP在监测中可能发挥更大的作用。目前，监测的设置很费时，因为皮瓣有时会干扰护目镜的放置。即使警告信号是模糊的，并且受到许多因素的影响，波幅下降50%以上也被认为是一个警告阈值[32]。TIVA麻醉方案有助于稳定VEP反应中所存在的试验变异性。我们需要进一步的研究，以评估VEP是否可以作为视觉通路受到影响手术的辅助监测工具。目前，任何颅内手术中都没有证据表明VEP是术后功能的可靠预测指标，其作用在经蝶窦手术中仍然存在争议[31, 33]。所以，在颅底手术中，不建议将VEP作为综合IONM计划的一部分。

海绵窦手术伴随着颅神经损伤的高风险。然而，在海绵窦手术中使用IONM识别眼动神经并评估其功能完整性的报道甚少。Weisz等[34]质疑IONM对眼动神经的益处；海绵窦中的颅神经可以被肿瘤移

位、浸润或侵袭，或相反，也可以完全独立于肿块。因此，研究者认为，受到肿瘤侵袭或浸润的神经无法幸免，直接可见的神经又不需要任何神经电生理监测。相反的是，Sekiya等[35]称IONM用于眼动神经非常有用，可与前庭神经鞘瘤的面神经监测相媲美。最近，kaspera等[36]前瞻性地描述了IONM在海绵窦脑膜瘤手术中用于第Ⅲ和Ⅵ颅神经，研究者分析了IONM在识别和保存颅神经阶段的可靠性。他们发现：IONM对颅神经的识别率高于单纯视觉判断，第Ⅲ和Ⅵ颅神经均是如此；IONM在海绵窦内外和海绵窦内肿瘤的切除中尤其有助于对第Ⅲ和Ⅵ颅神经的鉴别。研究者认为，术后记录的质量与长期随访时神经的临床状态有关。

总体上，尽管动眼神经监测的价值在某种程度上仍存在争议，但它仍可能是颅底手术中的一种有价值的辅助手段，特别是在需要对解剖上模糊不清的结构进行功能识别的时候。

6.3.2　IONM 用于桥脑小脑角手术

根据肿瘤与内耳道（IAC）的关系，桥脑小脑角区脑膜瘤可分为5组[37]：肿瘤起源于内耳道前（第一组）、累及内耳道（第二组）、内耳道上（第三组）、内耳道下（第四组）、内耳道后（第五组）。保留面神经功能在大多数患者中是可能的，从第一组肿瘤的76.3%到第五组肿瘤（位于内耳道后）的90%。累及内耳道的肿瘤（第二组），79%的患者能够保留正常面部神经功能。肿瘤的位置也非常影响听力结果，第三组和第五组的听力保留率最好（分别为81.3%和81%），最差的是第四组（54.5%）。

桥脑小脑角手术中的面神经监测主要与3种技术有关：直接电刺激、自由运动肌电图和皮质脑干MEP。直接电刺激触发CMAP评估可间歇性使用，并在识别神经后使用。这在大肿瘤的手术过程中可能特别困难，近端FN在手术的大部分时间内都是难以接近的。此外，已经证明FN的识别和脑干与内听道远端CMAP比值的记录由于技术原因、扭曲的解剖结构或手术入路，对30%~35%的患者监测无法执行。因此，可能无法持续评估FN功能，即使该方法在所有情况下都可用[26]。

自由运动肌电图与在外科手术中那些可以直接损伤到面神经的神经牵拉放电有关。FN刺激产生两个特定的模式：爆发和集群。爆发模式是阵发性的简

单或多相短时程的EMG活动，与直接机械创伤、冲洗和电灼有关[38]。集群模式的持续时间（数秒到数分钟）更长，并通过一组重复的高频放电构成。与神经牵拉、挫伤、发热或盐水冲洗有关。根据肌电图的特性，集群可分为3种类型：A型、B型和C型。"A型集群"由高波峰间隔频率的正弦对称波组成，突然发作，突然终止。它被作为术后的FN瘫痪的特征性表现[22]。但是在不同的IONM实验室之间集群分类没有术语标准化，也没有被广泛接受。此外，它还需要特别的软件用于实时及处理后分析，只提供了放电频率与神经伤害程度的大概关系[22]。

在桥脑小脑角手术引入皮质延髓MEP监测已经被认为是有希望的FN监测方法，因为它能够克服标准技术的缺点。手术结束时，皮质脊髓MEP减少了50%确定为桥脑小脑角手术术后FN预后的良好预测指标[26, 39-41]。Fukuda等[41]研究了FN的最终到基线的MEP比值与术后面神经功能之间的相关性。他们得出的结论是FN MEP比值小于50%可以一致地预测术后立即发生的面神经麻痹，如果FN MEP比值保持在50%以上，所有患者均获得满意的面神经功能（House-Brackmann分级Ⅰ、Ⅱ级）。

Acioly等[39]彻底研究了这两块肌肉之间不同的MEP阈值；通过使用ROC曲线，研究者发现两者在不同截断值下的统计相关性。对于眼轮匝肌，比值为80%（波幅降低20%）；对于口轮匝肌，比值为35%（波幅降低65%），与术后FN运动功能显著相关。然而，监测眼轮匝肌FN MEP可更一致地导出更有力的统计数据结果。

BAEP监测在CPA手术中经常应用。BAEP解释的标准通常基于波幅及波峰和Ⅰ、Ⅲ、Ⅴ波的潜伏期[42]；波幅降低50%和（或）Ⅴ波绝对潜伏期或Ⅰ至Ⅴ峰间间隔延长1ms被视为警告标准。另一个潜伏期变化的敏感标准是延迟超过基线峰值Ⅴ的10%[42]。BAEP功能障碍可由各种手术操作引起：第Ⅷ颅神经的压迫和牵引，神经热损伤、耳蜗、听神经和脑干的血管错位。但是，除了内听动脉损伤，其中大部分变化是逐步发生的，给我们时间采取纠正措施，可逆转即将发生的伤害。

6.3.3 IONM用于颈静脉孔、斜坡和枕骨大孔手术

颈静脉孔周围和斜坡区到枕骨大孔的肿瘤手术中，颅神经时常有损伤的危险。此外，分离肿瘤的手术操作和周围结构牵拉，可能损伤脑干和皮质脊髓束。因此，在这些手术中应该应用多模态IONM；BAEP监测可常规使用，因为它能够监测即将发生的脑干损伤，肿瘤延伸至桥小脑区，可应用FN监测；SEP和MEP监测用于监测即将发生的脑干和皮质脊髓束损伤。在内镜手术中，外展神经作为最长和位于斜坡与海绵窦水平最腹侧的颅神经，在中线经斜坡、旁中线岩上和内侧岩尖入路切除岩斜病变手术中，尤其危险。由于内镜入路延伸到下斜坡，以及通过经髁和经颈静脉通道，必须注意后组颅神经监测，包括舌咽、迷走、副神经和舌下神经。

如同CPA手术中面部神经MEP监测，我们将类似的方法用于脑干原发肿瘤的第Ⅸ/Ⅹ颅神经复合体、第Ⅺ和Ⅻ颅神经的MEP监测[27]。考虑到前一节中描述的理论和实际缺陷，即使支持皮质延髓MEP，预测价值的数据仍然缺乏，我们的经验表明，肢体肌肉MEP的警告标准也可以应用于这种情况；皮质延髓MEP的完全消失提示该神经显著而持久的功能缺失（图6.5），而瞬时和（或）永久波幅下降是次要关注的，但是仍提示某种程度的恶化。手术时电位的稳定性通常与良好的功能结果相关。然而，复杂的反射如咳嗽和吞咽不能完全评价其功能完整性，因为只有后组颅神经介导的传出途径可以监测。然而，最近提出了一种新的方法来监测喉内收肌的反应，这很可能为低位脑干的术中神经生理学监测开辟了一个新的领域[43, 44]。

Kodama等[45]最近回顾了幕下手术中长束监测的术中过程，评估MEP和SEP与临床预后的关系；研究者指出，长束MEP和SEP行为主要遵循脊柱手术的"全或无"标准，但与幕上手术监测的细微变化相比还是有明显的区别，比如运动阈值增加或波幅减小会出现持久的神经功能后遗症。事实上，在幕下手术中，永久性缺失与长时间缺陷有关。他们这一系列研究的阴性预测值很高（0.989），这说明长束监测预测术后结果的有效性。然而，阳性预测值只有0.467；研究者声明这个结果是由于在监测过程中他们未区分永久性和暂时性变化。在同一研究中，研究者报道在后颅窝手术中MEP和SEP减退有35%的发生率，他们指出MEP和SEP减退的风险主要发生在切除肿瘤的最后阶段；在这个时候，这种高风险的发生主要由于对脑干周围和穿支血管的处理。

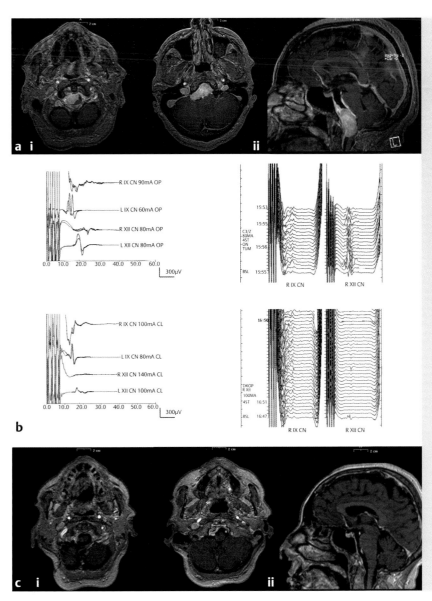

图6.5 （a）67岁女性，双手感觉异常3个月，主要位于右侧，有头痛和颈部疼痛。术前磁共振成像提示枕骨大孔右侧偏一边并向下斜坡生长的巨大脑膜瘤。患者取半坐位经右侧远外侧入路切除肿瘤。（b）术中电生理检查了包括第Ⅸ和Ⅻ颅神经的运动诱发电位。（a–i）为右侧第Ⅸ和Ⅻ颅神经运动诱发电位的开始基线，（a–ii，c–ii）术中，右侧第Ⅻ颅神经运动诱发电位表现在15.55处（a），但是逐渐减弱并在16.50处消失（c）；左侧第Ⅻ颅神经运动诱发电位始终表现为幅度的减弱，直到关颅时仍然存在。双侧第Ⅸ颅神经运动诱发电位维持在一个稳定的水平。术后，患者表现为右侧第Ⅻ颅神经麻痹，发声困难和吞咽困难。后面两个症状术后经过1个月的康复治疗消失。（c–i）关颅时，即使增加了刺激强度（140mA vs. 80mA），右侧颅神经运动诱发电位仍消失。（c）术后1年磁共振成像结果显示在靠近肿瘤基底部位（下斜坡），当时出现的第Ⅻ颅神经麻痹仍然存在

6.4 IONM 的变化和手术策略

在颅底脑膜瘤手术过程中，切除肿瘤的策略有赖于仔细的术前影像学判断、患者的临床检查、最合适手术入路的选择和手术医生的经验。当这些要素都具备以后，IONM可以为医生术中手术决策提供额外的信息。有价值的IONM：根据肿瘤的特征性信息（位置、受累的颅神经、血管），个体化选择IONM技术格外重要（表6.1）。当不同神经通路存在风险时，可采用多模态IONM策略。通过联合描记和监测技术，我们可以提高IONM作为诊断性检查的可

靠性，所有这些都可以增加发现即将发生的神经系统损伤并及时使其恢复的机会。

IONM参数的变化往往在颅底肿瘤手术中，应该严肃对待。当达到预警的标准时，手术策略的调整可以概括为TIP：时间（T）、冲洗（I）和罂粟碱（P）[27]。时间是决定性的变量。我们的经验表明如果在MEP消失或者恶化的情况下手术短暂停止，这些电位常会自动恢复。相反，如果继续进行导致MEP变化的手术操作，那么神经损伤将从可逆性变为不可逆性。必须牢记，在颅底肿瘤手术时，如果诱发电位突然消失，即使经过积极拯救也无法恢复的话，通常是由于穿支血管损伤。使用温水冲洗可

表6.1　手术入路的解剖区域（显微镜和内镜下）和推荐的术中电生理监测模式

手术入路的解剖区域	术中电生理监测模式
鞍区和鞍上	
• 经颅显微手术 　○ 鞍上区域 • 神经内镜经鼻蝶 　○ 鞍区 　○ 蝶鞍区域（经蝶骨平台、经鞍结节）	EEG, SSEP, MEP, VEP（？） None EEG, SSEP, MEP
海绵窦	
• 经颅和神经内镜	EEG, SSEP, MEP, EMG （CN Ⅲ, Ⅳ, Ⅵ）（？）
CP角	
• 经颅显微手术 • 神经内镜经斜坡/经岩骨到后颅窝	EEG, SSEP, MEP, CB-MEP （CN Ⅶ） EMG（CN Ⅵ, Ⅶ）, BAEP
颈静脉孔、斜坡、真打孔区	
• 经颅和神经内镜（经枕髁和经颈部）	EEG, SSEP, MEP, CB-MEP （CN Ⅶ, Ⅸ - Ⅹ, Ⅺ, Ⅻ）EMG （CN Ⅵ, Ⅶ, Ⅸ - Ⅹ, Ⅺ, Ⅻ）， BAEP

缩写：BAEP，脑干听觉诱发电位；CB-MEP，脑血流-运动诱发电位；CN，颅神经；EEG，脑电图；EMG，肌电图；MEP，运动诱发电位；SSEP，体感诱发电位；VEP，视觉诱发电位

以增加诱发电位恢复的概率；这种方法已经在颅脑和脊髓损伤中得到了应用，以改善手术暴露区域的相对低温，从而可能进一步使得诱发电位下降。然而实际上还没有资料显示这种方法在颅底肿瘤手术中应用的有效性，也没有特定的理由说明为什么这种方法不能应用。最后，纠正低血压，通过罂粟碱直接滴注暴露在手术区域的血管也可以改善局部灌注，这些措施对初期的缺血是有帮助的。

6.5　结论

　　术中电生理监测作为一种有价值的方法在过去的20年中已经得到了广泛的应用，可以为神经外科医生在术中面临中枢或周围神经损伤风险时提供重要的帮助。大量的文献报道了IONM在脑肿瘤、脑干和脊髓手术中的应用，其在颅底手术中的作用也在逐渐引起术者的兴趣。有趣的是，在桥脑小脑角区手术中使用面神经EMG，在1991年成为历史上第一个被NIH推荐的IONM技术[46]。在近30年的IONM领域增加了新的兴趣点，也要归功于描记和监测技术可靠性的进步。虽然按照循证医学的标准，IONM在颅底手术中的应用价值还存在争议，对于多数颅底手术，目前我们还无法提供IONM有所帮助的数据，但是IONM已经作为一种标准被广泛地接受。相信，更多的精确的IONM描记技术在不久的将来会应用于神经内镜手术当中，而且会有大规模的研究来证实IONM在颅底手术中应用的益处及其局限性。

参考文献

[1] Kombos T, Suess O, Ciklatekerlio O, et al. Monitoring of intraoperative motor evoked potentials to increase the safety of surgery in and around the motor cortex. J Neurosurg, 2001, 95(4): 608 - 614.

[2] Neuloh G, Pechstein U, Schramm J. Motor tract monitoring during insular glioma surgery. J Neurosurg, 2007, 106(4):582 - 592.

[3] Szelényi A, Kothbauer K, de Camargo AB, et al. Motor evoked potential monitoring during cerebral aneurysm surgery: technical aspects and comparison of transcranial and direct cortical stimulation. Neurosurgery, 2005, 57 s uppl 4: 331 - 338, discussion 331 - 338.

[4] Sala F, Lanteri P. Brain surgery in motor areas: the invaluable assistance of intraoperative neurophysiological monitoring. J Neurosurg Sci, 2003, 47(2):79 - 88.

[5] Broggi G, Scaioli V, Brock S, et al. Neurophysiological monitoring of cranial nerves during posterior fossa surgery. Acta Neurochir Suppl (Wien), 1995, 64:35 - 39.

[6] Acioly MA, Gharabaghi A, Liebsch M, et al. Quantitative parameters of facial motor evoked potential during vestibular schwannoma surgery predict postoperative facial nerve function. Acta Neurochir (Wien), 2011, 153(6):1169 - 1179.

[7] Jackson LE, Roberson JB, Jr. Vagal nerve monitoring in surgery of the skull base: a comparison of efficacy of three techniques. Am J Otol, 1999, 20(5):649 - 656.

[8] Schlake HP, Goldbrunner R, Siebert M, et al. Intraoperative electromyographic monitoring of extra-ocular motor nerves (Nn. III, VI) in skull base surgery. Acta Neurochir (Wien), 2001, 143(3):251 - 261.

[9] Sekiya T, Hatayama T, Shimamura N, et al. Intraoperative electrophysiological monitoring of oculomotor nuclei and their intramedullary tracts during midbrain tumor surgery. Neurosurgery, 2000, 47(5):1170 - 1176, - discussion 1176 - 1177.

[10] Lalwani AK, Butt FY, Jackler RK, et al. Facial nerve outcome after acoustic neuroma surgery: a study from the era of cranial nerve monitoring. Otolaryngol Head Neck Surg, 1994, 111(5): 561 - 570.

[11] Sughrue ME, Kaur R, Kane AJ, et al. The value of intraoperative facial nerve electromyography in predicting facial nerve function after vestibular schwannoma surgery. J Clin Neurosci, 2010, 17(7):849 - 852.

[12] Journée HL, Polak HE, de Kleuver M. Influence of electrode impedance on threshold voltage for transcranial electrical stimulation in motor evoked potential monitoring. Med Biol Eng Comput, 2004, 42(4):557 - 561.

[13] MacDonald DB. Safety of intraoperative transcranial electrical stimulation motor evoked potential monitoring. J Clin Neurophysiol, 2002, 19(5):416 - 429.

[14] Rothwell JC, Thompson PD, Day BL, et al. Stimulation of the human motor cortex through the scalp. Exp Physiol, 1991, 76 (2):159 - 200.

[15] Nossek E, Korn A, Shahar T, et al. Intraoperative mapping and monitoring of the corticospinal tracts with neurophysiological assessment and 3-dimensional ultrasonography-based navigation. Clinical article. J Neurosurg, 2011, 114(3):738 - 746.

[16] Krieg SM, Schäffner M, Shiban E, et al. Reliability of intraoperative neurophysiological monitoring using motor evoked potentials during resection of metastases in motor-eloquent brain regions: clinical article. J Neurosurg, 2013, 118(6):1269 - 1278.

[17] Neuloh G, Pechstein U, Cedzich C, et al. Motor evoked potential monitoring with supratentorial surgery. Neurosurgery, 2004, 54(5): 1061 - 1070, discussion 1070 - 1072.

[18] Szelényi A, Hattingen E, Weidauer S, et al. Intraoperative motor evoked potential alteration in intracranial tumor surgery and its relation to signal alteration in postoperative magnetic resonance imaging. Neurosurgery, 2010, 67(2):302 - 313.

[19] Kodama K, Goto T, Sato A, et al. Standard and limitation of intraoperative monitoring of the visual evoked potential. Acta Neurochir (Wien), 2010, 152(4):643 - 648.

[20] Legatt AD, Arezzo JC, Vaughan HG, et al. The anatomic and physiologic bases of brain stem auditory evoked potentials. Neurol Clin, 1988, 6 (4):681 - 704.

[21] Grabb PA, Albright AL, Sclabassi RJ, et al. Continuous intraoperative electromyographic monitoring of cranial nerves during resection of fourth ventricular tumors in children. J Neurosurg, 1997, 86(1):1 - 4.

[22] Prell J, Rachinger J, Scheller C, et al. A realtime monitoring system for the facial nerve. Neurosurgery, 2010, 66 (6):1064 - 1073, discussion 1073.

[23] Schlake HP, Goldbrunner RH, Milewski C, et al. Intra-operative electromyographic monitoring of the lower cranial motor nerves (LCN IX-XII) in skull base surgery. Clin Neurol Neurosurg, 2001, 103(2):72 - 82.

[24] Prell J, Rampp S, Romstöck J, et al. Train time as a quantitative

electromyographic parameter for facial nerve function in patients undergoing surgery for vestibular schwannoma. J Neurosurg, 2007, 106(5):826－832.

[25] Romstöck J, Strauss C, Fahlbusch R. Continuous electromyography monitoring of motor cranial nerves during cerebellopontine angle surgery. J Neurosurg, 2000, 93(4):586－593.

[26] Dong CC, Macdonald DB, Akagami R, et al. Intraoperative facial motor evoked potential monitoring with transcranial electrical stimulation during skull base surgery. Clin Neurophysiol, 2005, 116(3):588－596.

[27] Sala F, Lanteri P, Bricolo A. Motor evoked potential monitoring for spinal cord and brain stem surgery. Adv Tech Stand Neurosurg, 2004, 29:133－169.

[28] Bejjani GK, Nora PC, Vera PL, et al. The predictive value of intraoperative somatosensory evoked potential monitoring: review of 244 procedures. Neurosurgery, 1998, 43(3):491－498, discussion 498－500.

[29] Thirumala PD, Kassasm AB, Habeych M, et al. Somatosensory evoked potential monitoring during endoscopic endonasal approach to skull base surgery: analysis of observed changes. Neurosurgery, 2011, 69 s uppl o perative 1:ons64－ons76, discussion ons76.

[30] Thirumala PD, Kodavatiganti HS, Habeych M, et al. Value of multimodality monitoring using brainstem auditory evoked potentials and somatosensory evoked potentials in endoscopic endonasal surgery. Neurol Res, 2013, 35(6):622－630.

[31] Chung SB, Park CW, Seo DW, et al. Intraoperative visual evoked potential has no association with postoperative visual outcomes in transsphenoidal surgery. Acta Neurochir (Wien), 2012, 154(8):1505－1510.

[32] Sasaki T, Itakura T, Suzuki K, et al. Intraoperative monitoring of visual evoked potential: introduction of a clinically useful method. J Neurosurg, 2010, 112(2):273－284.

[33] Kamio Y, Sakai N, Sameshima T, et al. Usefulness of intraoperative monitoring of visual evoked potentials in transsphenoidal surgery. Neurol Med Chir (Tokyo), 2014, 54:606－611.

[34] Weisz DJ, Sen C, Yang B. Neurophysiological monitoring during cavernous sinus surgery. In: Eisenberg MB, Al－Mefty O, eds. The Cavernous Sinus—A Comprehensive Text. Philadelphia, PA: Lippincott Williams & Wilkins, 2000:123－133.

[35] Sekiya T, Hatayama T, Iwabuchi T, Maeda S. Intraoperative recordings of evoked extraocular muscle activities to monitor ocular motor nerve function. Neurosurgery, 1993, 32(2):227－235, discussion 235.

[36] Kaspera W, Adamczyk P, Ślaska－Kaspera A, et al. Usefulness of intraoperative monitoring of oculomotor and abducens nerves during surgical treatment of the cavernous sinus meningiomas. Adv Med Sci, 2015, 60(1):25－30.

[37] Nakamura M, Roser F, Dormiani M, et al. Facial and cochlear nerve function after surgery of cerebellopontine angle meningiomas. Neurosurgery, 2005, 57(1):77－90, discussion 77－90.

[38] Baldwin M, McCoyd M. Intraoperative facial nerve monitoring. In: Loftus CM, Biller J, Baron EM, eds. Intraoperative Monitoring. New York, NY: McGraw－Hill, 2014:261－272.

[39] Acioly MA, Liebsch M, Carvalho CH, et al. Transcranial electrocortical stimulation to monitor the facial nerve motor function during cerebellopontine angle surgery. Neurosurgery, 2010, 66 s uppl o perative 6:354－361, discussion 362.

[40] Akagami R, Dong CC, Westerberg BD. Localized transcranial electrical motor evoked potentials for monitoring cranial nerves in cranial base surgery. Neurosurgery, 2005, 57 s uppl 1:78－85, discussion 78－85.

[41] Fukuda M, Oishi M, Takao T, et al. Facial nerve motorevoked potential monitoring during skull base surgery predicts facial nerve outcome. J Neurol Neurosurg Psychiatry, 2008, 79(9): 1066－1070.

[42] Mullatti N, Coakham HB, Maw AR, et al. American Clinical Neurophysiology Society. Guideline 9C: guidelines on shortlatency auditory evoked potentials. J Clin Neurophysiol, 2006, 23(2): 157－167.

[43] Sinclair CF, Téllez MJ, Tapia OR, et al. A novel methodology for assessing laryngeal and vagus nerve integrity in patients under general anesthesia. Clin Neurophysiol, 2017, 128(7): 1399－1405.

[44] Sala F. A spotlight on intraoperative neurophysiological monitoring of the lower brainstem. Clin Neurophysiol, 2017, 128(7):1369－1371.

[45] Kodama K, Javadi M, Seifert V, et al. Conjunct SEP and MEP monitoring in resection of infratentorial lesions: lessons learned in a cohort of 210 patients. J Neurosurg, 2014, 121(6):1453－1461.

[46] Acoustic neuroma. Consensus Statement National Institutes of Health Consensus Development Conference, 1991, 9(4):1－24.

第七章　立体定向放射外科的作用

Gautam U. Mehta，*Jeyan Kumar*，*Mohana Rao Patibandla*，*Jason P. Sheehan*

译者：浙江大学医学院附属第二医院　吴群

摘要：立体定向放射外科（SRS）是治疗脑原发性和转移性肿瘤手术的重要组成部分。在本章中，我们将讨论SRS在颅底脑膜瘤治疗中的作用。至今已有大量临床研究证实了SRS对脑膜瘤的长期抑制作用。与凸面脑膜瘤相比，因为颅底有着重要的血管和神经，同时后颅窝的肿瘤容易引起脑脊液循环通路的梗阻，故颅底脑膜瘤在放射外科治疗前需要慎重考虑。由于颅底病变的手术治疗风险也较大，因此必须谨慎筛选患者，包括患者年龄、肿瘤位置、肿瘤大小、与颅神经的毗邻、合并症等因素。为了制订颅底脑膜瘤的最佳治疗方法，有必要进一步研究以更好地了解SRS的长期疗效。

关键词：脑膜瘤、放射、颅底、立体定向放射外科。

7.1　概述

SRS是神经外科手术的一部分，它能提供高度精确的照射，允许对选定的目标进行高剂量的治疗。与分次放射治疗或分次立体定向放射治疗不同，SRS常在一个疗程内完成。在20世纪70年代Lars Leksell首次在脑膜瘤中应用SRS，随着20世纪80年代磁共振成像技术的出现，SRS的应用愈加广泛。由于颅底脑膜瘤很难被切除，因此这些肿瘤比其他部位的脑膜瘤更常接受放射治疗[1, 2]。虽然凸面脑膜瘤的生物学特性与颅底脑膜瘤类似，但与颅底病变手术不同，颅底脑膜瘤的SRS具有独特的困难。尽管SRS的照射剂量明显下降，但把颅底深部神经血管结构的照射剂量降至最低仍然十分重要。此外，在本章中还将讨论选择和管理患者所需的特殊注意点。

7.2　颅底脑膜瘤的放射生物学

对颅底脑膜瘤放射生物学的初步认识主要是基于20世纪70年代报道的非立体定向放射治疗的临床结果。在这些早期研究中，尽管缺乏现代神经影像学评估，脑膜瘤得以次全切除并行术后放疗患者的生存期仍明显延长[3]。与这些临床结果不同，放射治疗脑膜瘤的体外研究表明，肿瘤细胞在培养过程中增殖速度缓慢，但其结果仍不是那么肯定[4]。最新的研究显示放射治疗会抑制小鼠模型的肿瘤血管生成[5]。

近20年来，一系列的脑膜瘤SRS研究结果进一步阐明了肿瘤的放射生物学特性。1991年，匹兹堡大学发布了第一个大型系列研究的初步结果[6]。Kondziolka等的研究结果显示在经过伽马刀放射治疗的脑膜瘤中有96%的肿瘤可在2年内得到控制，其中在50例患者中有17例（34%）肿瘤体积缩小[6]。在这项初步研究中，照射剂量相对较高，其中96%的患者接受12Gy及以上的剂量，48%的患者接受18Gy及以上的剂量。随后在分析剂量效应的研究中发现，大于或等于12Gy的照射剂量对肿瘤控制较为有效[7]。10例接受10Gy或10Gy以下剂量的患者中，4例肿瘤体积增大，6例肿瘤稳定。接受12Gy及以上剂量的11例患者中，7例肿瘤稳定，4例肿瘤体积缩小。迄今为止欧洲伽马刀协会进行了最大规模的脑膜瘤SRS治疗研究[8]。其中4 565名患者接受了中位剂量14Gy的SRS治疗。研究者发现在SRS治疗下肿瘤的5年和10年无进展生存率分别为95.2%和88.6%。

7.3　颅底脑膜瘤立体定向放射外科治疗的疗效

7.3.1　影像学表现

在过去的20年里，有很多关于颅底脑膜瘤SRS治疗结果的研究报道。1996年，Nicolato和他的同事报道了50例颅底脑膜瘤患者的伽马刀放射治疗结果[9]。其中包括26例海绵窦脑膜瘤患者。肿瘤平均体积为8.6cm³，平均边缘剂量为18Gy。虽然有49例随访患者的肿瘤得到控制，但本研究中仅有3例患者随访超过2年。目前有两个单中心的研究，共纳入了超过200例患者，其中使用平均和/或中位临界剂量为14Gy的患者，结果表明患者的5年无进展生存率达到96%～98.5%[10, 11]。其中一个研究的肿瘤中位体积为6.5cm³，另一个研究的肿瘤中位体积为5cm³；另一项关于枕骨大孔脑膜瘤SRS的研究显示，5年无进展生存率为97%（图7.1）。由于肿瘤体积的增加与颅底脑膜瘤SRS疗效变差有关，因此就有了专门关注颅底较大脑膜瘤SRS的疗效的研究[12]。该研究分析了体积大于8cm³（对应直径约2.5cm）的颅底脑膜瘤SRS的疗效[13]，在75例患者中，研究发现5年和10年无进展生存率分别为88.6%和77.2%。肿瘤大

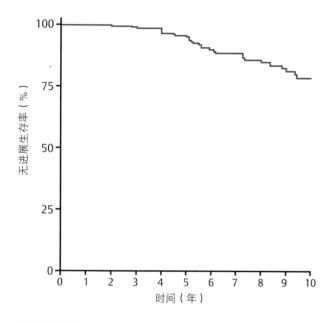

图7.1 57例枕骨大孔脑膜瘤的立体定向放射外科治疗后肿瘤控制的生存分析，显示5年和10年的无进展生存率分别为97%和92%

于14cm³的患者更有可能进展（HR=6.68，CI=95%；0.88～53.36）

7.3.2 颅神经病变

与颅底脑膜瘤SRS相关的颅神经病变在很大程度上取决于脑膜瘤治疗的位置。结合所有颅底脑膜瘤的研究结果表明，1.5%～8.6%的患者有新的或进展性颅神经病变[10]，颅神经病变的风险与肿瘤位置的关系见表7.1。在巨大脑膜瘤中，SRS相关的颅神经病变的风险可能要大于小型或中型体积的脑膜瘤。Bledsoe和他的同事分析了所有部位的大脑膜瘤（>10cm³），报道了23%的并发症和8%的颅神经病变[12]。若仅观察颅底脑膜瘤，我们可以发现在肿瘤大于8cm³的患者中有14%的病例在接受SRS治疗后会出现新的或恶化的颅神经病变。故对于颅底脑膜瘤较大的患者来说，多次SRS可能较为合适，有助于减轻单次SRS的并发症。

7.3.3 脑干毒性

由于颅底脑膜瘤可直接邻近或压迫脑干，因此立体定向放射外科（SRS）的辐射暴露通常是不可避免的。由于SRS照射剂量的迅速下降和防护措施，这种辐射量可以被大大地减少[17]。美国放射肿瘤学协会（ASTRO）资助了一项针对正常组织最大耐受剂量的研究，称为临床正常组织效应的定量分析（QUANTEC）[18]。这一针对脑干的研究回顾了先前关于邻近脑干病变放射治疗和放射外科治疗的相关研究报道[19]。这篇综述发现，低于或等于12.5Gy的脑干放射剂量只与低于5%的并发症风险相关。关于脑干毒性的临床证据很少。一项对675例后颅窝脑

表7.1 一些不同位置的大颅底脑膜瘤的SRS疗效

作者/日期	部位	患者数量	平均/中位体积	平均/中位临界值	无进展生存率（PFS）	不良辐射反应
Skeike 等 / 2010[14]	海绵窦	100例	7.39cm³	12.4Gy	5年：94% 10年：92%	视神经损伤（2%）
Sheehan 等 / 2014[15]	鞍旁	763例	8.8/6.7cm³	13.2/13 Gy	5年：95% 10年：82%	新发/恶化的颅神经损伤（9.6%）
Starke 等 / 2014[16]	岩斜区	254例	7.8 ± 6.6cm³	13.4 ± 2.4 Gy	5年：93% 10年：84%	脑积水（2.8%）
Mehta等 / 正在刊印[37]	枕骨大孔	57例	中位数：2.9cm³	中位数：12.5Gy	5年：97% 10年：92%	1例听力损伤/麻木（2%）

膜瘤患者进行立体定向放射外科的多中心研究没有发现任何明显的脑干毒性病例[20]。

7.3.4 其他并发症

血管损伤是立体定向放射外科的一种潜在并发症，尤其是在颅底，但颅底脑膜瘤放射外科治疗对脑血管结构造成重大损伤的风险是相当罕见的。在91例接受伽马刀治疗的颅底脑膜瘤患者中，Bledsoe及其同事共发现2例血管性梗死病例[12]。在SRS后，肿瘤水肿可导致脑室出口梗阻和脑积水。在先前描述675例SRS治疗的后颅窝脑膜瘤患者中，2.1%的患者在影像学上显示出现脑积水，1.7%的患者需要行脑脊液分流手术[20]。

7.4 颅底脑膜瘤的处理和立体定向放射外科的适应证

7.4.1 一般适应证

患者选择是有效利用SRS治疗颅底脑膜瘤的关键。由于许多颅底肿瘤是偶然发现的，随访是这些患者的一个重要的治疗选择，特别是对于老年患者或那些非生长性、无症状性肿瘤患者。对于生长性和有症状的肿瘤，大多数患者则会考虑进行治疗。一般来说，SRS的并发症发生率明显要低于开颅手术切除。这包括与全麻和手术相关的一些风险。当开颅手术切除可能需要更长时间进行解剖或处理脑神经、脑干、主要动脉和静脉时，这些风险在颅底脑膜瘤的治疗中显得尤为突出。因此，年龄较大和基础疾病多的患者可能更适合进行SRS治疗（表7.2）。对于年轻和肿瘤可完全切除的患者，开颅手术为肿瘤的组织学鉴定和分级以及长期治愈提供了

可能性。无论如何，即使在现代的显微外科时代，Simpson I 级手术切除也仍有较小的复发风险[21, 22]。多项研究表明，肿瘤全切可能是一种比保留神经功能并辅以随后放射外科治疗的次全切除法更为有效的治疗方法[23]。还一些研究者则认为，对于接受放射外科治疗的WHO I 级脑膜瘤患者在肿瘤控制和无复发生存率方面与Simpson I 级切除患者相当[24]。

与观察相比，放射外科治疗的风险和获益在很大程度上取决于脑膜瘤的自然病史。几项关于无症状脑膜瘤自然病史的研究表明在超过5年的随访中，只有11%～37%的患者出现肿瘤生长[25-27]。这个肿瘤静止生长率可与一些关于SRS的研究中所见的肿瘤稳定率相当。然而，脑膜瘤的自然病史中，很少会见到肿瘤消退，而SRS治疗后肿瘤消退则较为常见。在英国的最近一项调查中发现SRS是一种治疗偶发但进展的颅底脑膜瘤的首选方法[28]。为了更清楚地了解SRS对肿瘤控制的好处，未来的观察性研究将需要被纳入与之相匹配的未经治疗的对照患者。

7.4.2 特定肿瘤部位

虽然颅底脑膜瘤通常都邻近重要的神经血管结构，但放射外科的好处和风险可能与特定的位置相关。在前一节中阐述了颅神经病变的风险与肿瘤的位置明显有关，特别是在视交叉附近可能与某些特殊的前颅底脑膜瘤相关。同样，脑干毒性的风险也是后颅窝肿瘤的一个重要考虑因素。因此，与观察或手术相比，为更清楚地理解风险-利益关系，分析特定部位肿瘤的SRS结果是非常重要的（表7.1）。此外，在不同的位置，一些颅底脑膜瘤可能更适合手术（位于外侧蝶骨翼与中线或内侧蝶骨翼的脑膜瘤比较，位于枕大孔后侧比前方或前外侧的脑膜瘤更适合手术）。这些因素应在以患者和病变为基础的

表7.2 颅底脑膜瘤立体定向放射外科和手术切除治疗的有利因素

治疗方式	立体定向放射外科	手术切除
术前因素	年龄较大 伴随疾病多 肿瘤较小 远离视交叉	年龄较小 伴随疾病少 肿瘤较大 压迫视交叉 症状性肿块效应

治疗方法中加以考虑。

尽管如此，不同部位肿瘤的放射生物学特性可能是相似的。根据大量的回顾性队列研究数据，研究认为颅底脑膜瘤在非典型或间变性方面比凸面脑膜瘤低[29—31]。但这些来自回顾性研究的数据可能受到与症状发展有关因素的限制，因为小的、生长缓慢的凸面脑膜瘤可能因其位置而未能被发现。目前还没有研究表明颅底特定部位的肿瘤更易产生侵袭性表型。

7.4.3 原发肿瘤、肿瘤残留及复发肿瘤

立体定向放射外科治疗既可应用于影像学上符合特征而无病理学诊断的未经治疗的脑膜瘤，也可应用于残留及复发的脑膜瘤。大部分的研究将符合立体定向放射外科治疗不同适应证的病例放在一起分析，使得难以针对不同情况进行比较而得出结论。欧洲伽马刀协会报道的多个研究表明，对于良性脑膜瘤，立体定向放射外科治疗更适合于未手术患者的肿瘤控制治疗（P<0.0001）。对于一些肿瘤位置接近重要神经血管结构的患者，手术全切并不可能。对于这些病例，立体定向放射外科治疗可被应用于大部切除术后肿瘤残余的治疗。术后脑膜瘤复发的可能与符合Simpson I级切除标准的脑膜瘤手术患者相似。对于不伴明显肿瘤占位效应的复发脑膜瘤患者，立体定向放射外科治疗可能是一种可行的替代性治疗方案。

7.4.4 不典型及间变型脑膜瘤

最新的数据表明，不典型及间变型脑膜瘤在所有脑膜瘤病例中占比大于20%，明显高于以往的认知[32]。研究者在一项包含140个病例的脑膜瘤研究中发现，117位良性病例的5年生存率约85%，而23例不典型或间变型脑膜瘤病例的5年生存率只有58%[33]。Aichholzer等在包括46例颅底脑膜瘤患者的40个月随访研究中发现，良性肿瘤的到期生存率约97.5%，而恶性肿瘤的则为83%[34]。立体定向放射外科治疗通常在这些肿瘤手术切除并病理学检测为高级别时才予施行。Milker-Zabel等在研究中发现，经立体定向放射外科治疗后，WHO II级脑膜瘤的局部肿瘤消退较WHO I级明显（P<0.002）[35]。此外，他们还发现，脑膜瘤复发患者接受立体定向放射外科治疗后，其无进展生存率较手术后或活检后立即接受立体定向放射外科治疗的患者更差。对于WHO II级或III级的脑膜瘤患者，需要更高剂量的放射治疗。总结回溯了647例II级或III级脑膜瘤的病例发现，对于II级脑膜瘤，需要16~20Gy处方剂量的照射，III级脑膜瘤则需要18~22Gy剂量的照射[36]。即使使用了如此高的剂量，II级和III级脑膜瘤患者的5年无进展生存率中位数也分别只有59%和13%。尽管立体定向放射外科治疗对WHO II级或III级的脑膜瘤的肿瘤控制率较低，但对于患有这些级别脑膜瘤的患者来说，立体定向放射外科治疗仍确实是一

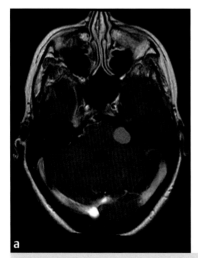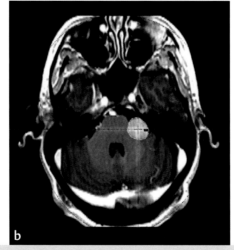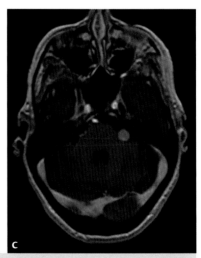

图7.2 1例经伽马刀立体定向放射治疗的桥脑小脑角脑膜瘤病例的相关MRI检查。（a）2018年11月MRI增强轴位T1加权像显示肿瘤体积为1.2cm³。（b）截止到2010年7月，肿瘤增大到3.8cm³。在这个时间点，患者接受了伽马刀立体定向放射治疗（治疗等剂量线在图中标记为黄色）。（c）在2016年4月的最新复查中，肿瘤体积减小到了0.95cm³

种有价值的多模式治疗工具。未来依旧需要远期研究，对比接受或不接受立体定向放射外科治疗的高级别脑膜瘤患者的病史变化。

7.4.5　典型病例

患者，63岁女性，表现为进行性的味觉功能改变、左面部感觉减退及左耳听力下降。经磁共振成像检查在左侧桥脑小脑角可见一清晰可辨、位于轴外的颅内肿物，诊断考虑为脑膜瘤。在2008年11月的MRI显示肿瘤体积约$1.2cm^3$大小（图7.2a）。患者最初选择保守治疗，但在后续的2年期间进行了一系列的MRI复查，2017年7月检查发现肿瘤最终持续增大到$3.8cm^3$（图7.2b）。在此时，患者选择伽马刀立体定向放射外科治疗。患者接受了13Gy处方剂量的射线照射。治疗后2年每6个月临床及影像学随访1次，2年后每年复查1次。在治疗后最初6个月时，患者的面部感觉有所改善，而听力在最后一次随访时较前仅有轻度下降。在她接受立体定向外科治疗后6年，MRI复查显示肿瘤大小减少到$0.95cm^3$（图7.2 c）。

7.5　结论

综上，立体定向放射外科治疗在颅底脑膜瘤的治疗中扮演着重要角色。对于大部分中小脑膜瘤患者来说，立体定向放射外科治疗提供了持续性的肿瘤控制方式。而对于大体积脑膜瘤患者，立体定向放射外科治疗可以有效地控制肿瘤生长，但也需要面对较高的放射治疗的不良反应风险。此外，肿瘤位置、术前已有功能缺陷及肿瘤体积均可以很大程度影响立体定向放射外科治疗的效果及风险。最后，谨慎的病患选择对于治疗的成功至关重要。

参考文献

[1] Leksell L. Stereotactic radiosurgery. J Neurol Neurosurg Psychiatry, 1983, 46(9):797‐803.

[2] Lunsford LD, Flickinger J, Lindner G, et al. Stereotactic radiosurgery of the brain using the first United States 201 cobalt‐60 source gamma knife. Neurosurgery, 1989, 24(2):151‐159.

[3] Wara WM, Sheline GE, Newman H, et al. Radiation therapy of meningiomas. Am J Roentgenol Radium Ther Nucl Med, 1975, 123(3):453‐458.

[4] Fischer H, Hartmann GH, Sturm V, et al. In vitro model for the response to irradiation of different types of human intracranial tumours. Acta Neurochir (Wien), 1987, 85(1‐2):46‐49.

[5] Kılıç K, Avsar T, Akgün E, et al. Gamma Knife radiosurgery inhibits angiogenesis of meningiomas: in vivo rat corneal assay. World Neurosurg, 2013, 80(5):598‐604.

[6] Kondziolka D, Lunsford LD, Coffey RJ, et al. Stereotactic radiosurgery of meningiomas. J Neurosurg, 1991, 74(4):552‐559.

[7] Ganz JC, Backlund EO, Thorsen FA. The results of Gamma Knife surgery of meningiomas, related to size of tumor and dose. Stereotact Funct Neurosurg, 1993, 61 suppl 1:23‐29.

[8] Santacroce A, Walier M, Régis J, et al. Long‐term tumor control of benign intracranial meningiomas after radiosurgery in a series of 4565 patients. Neurosurgery, 2012, 70(1):32‐39, discussion 39.

[9] Nicolato A, Ferraresi P, Foroni R, et al. Gamma Knife radiosurgery in skull base meningiomas. Preliminary experience with 50 cases. Stereotact Funct Neurosurg, 1996, 66 suppl 1:112‐120.

[10] Starke RM, Williams BJ, Hiles C, et al. Gamma knife surgery for skull base meningiomas. J Neurosurg, 2012, 116(3):588‐597.

[11] Kreil W, Luggin J, Fuchs I, et al. Long term experience of gamma knife radiosurgery for benign skull base meningiomas. J Neurol Neurosurg Psychiatry, 2005, 76(10): 1425‐1430.

[12] Bledsoe JM, Link MJ, Stafford SL, et al. Radiosurgery for large‐volume (> 10 cm3) benign meningiomas. J Neurosurg, 2010, 112(5):951‐956.

[13] Starke RM, Przybylowski CJ, Sugoto M, et al. Gamma Knife radiosurgery of large skull base meningiomas. J Neurosurg, 2015, 122(2):363‐372.

[14] Skeie BS, Enger PO, Skeie GO, et al. Gamma knife surgery of meningiomas involving the cavernous sinus: long‐term follow‐up of 100 patients. Neurosurgery, 2010, 66(4):661‐668, discussion 668‐669.

[15] Sheehan JP, Starke RM, Kano H, et al. Gamma Knife radiosurgery for sellar and parasellar meningiomas: a multicenter study. J Neurosurg, 2014, 120(6):1268‐1277.

[16] Starke R, Kano H, Ding D, et al. Stereotactic radiosurgery of petroclival meningiomas: a multicenter study. J Neurooncol, 2014, 119(1):169‐176.

[17] Schlesinger D, Snell J, Sheehan J. Shielding strategies for Gamma Knife surgery of pituitary adenomas. J Neurosurg, 2006, 105 suppl: 241‐248.

[18] Marks LB, Yorke ED, Jackson A, et al. Use of normal tissue complication probability models in the clinic. Int J Radiat Oncol Biol Phys, 2010, 76 suppl 3:S10 - S19.

[19] Mayo C, Yorke E, Merchant TE. Radiation associated brainstem injury. Int J Radiat Oncol Biol Phys, 2010, 76 s uppl 3:S36 - S41.

[20] Sheehan JP, Starke RM, Kano H, et al. Gamma Knife radiosurgery for posterior fossa meningiomas: a multicenter study. J Neurosurg, 2015, 122(6):1479 - 1489.

[21] Gousias K, Schramm J, Simon M. The Simpson grading revisited: aggressive surgery and its place in modern meningioma management. J Neurosurg, 2016, 125(3):551 - 560.

[22] Nanda A, Bir SC, Maiti TK, et al. Relevance of Simpson grading system and recurrence-free survival after surgery for World Health Organization Grade I meningioma. J Neurosurg, 2017, 126(1):201 - 211.

[23] Heald JB, Carroll TA, Mair RJ. Simpson grade: an opportunity to reassess the need for complete resection of meningiomas. Acta Neurochir (Wien), 2014, 156(2):383 - 388.

[24] Bir SC, Patra DP, Maitl TK, et al. Direct comparison of gamma knife radiosurgery and microsurgery for small size meningiomas. World Neurosurg, 2017, 101:170 - 179.

[25] Go RS, Taylor BV, Kimmel DW. The natural history of asymptomatic meningiomas in Olmsted County, Minnesota. Neurology, 1998, 51 (6):1718 - 1720.

[26] Olivero WC, Lister JR, Elwood PW. The natural history and growth rate of asymptomatic meningiomas: a review of 60 patients. J Neurosurg, 1995, 83(2):222 - 224.

[27] Yano S, Kuratsu J, Kumamoto Brain Tumor Research Group. Indications for surgery in patients with asymptomatic meningiomas based on an extensive experience. J Neurosurg, 2006, 105(4): 538 - 543.

[28] Mohammad MH, Chavredakis E, Zakaria R, et al. A national survey of the management of patients with incidental meningioma in the United Kingdom. Br J Neurosurg, 2017, 31(4): 459 - 463.

[29] Sade B, Chahlavi A, Krishnaney A, et al. World Health Organization Grades II and III meningiomas are rare in the cranial base and spine. Neurosurgery, 2007, 61(6):1194 - 1198, discussion 1198.

[30] Cornelius JF, Slotty PJ, Steiger HJ, et al. Malignant potential of skull base versus non-skull base meningiomas: clinical series of 1,663 cases. Acta Neurochir (Wien), 2013, 155(3):407 - 413.

[31] Kane AJ, Sughrue ME, Rutkowski MJ, et al. Anatomic location is a risk factor for atypical and malignant meningiomas. Cancer, 2011, 117 (6):1272 - 1278.

[32] Willis J, Smith C, Ironside JW, et al. The accuracy of meningioma grading: a 10-year retrospective audit. Neuropathol Appl Neurobiol, 2005, 31(2):141 - 149.

[33] Goldsmith BJ, Wara WM, Wilson CB, et al. Postoperative irradiation for subtotally resected meningiomas. A retrospective analysis of 140 patients treated from 1967 to 1990. J Neurosurg, 1994, 80(2):195 - 201.

[34] Aichholzer M, Bertalanffy A, Dietrich W, et al. Gamma knife radiosurgery of skull base meningiomas. Acta Neurochir (Wien), 2000, 142(6):647 - 652, discussion 652 - 653.

[35] Milker-Zabel S, Zabel A, Schulz-Ertner D, et al. Fractionated stereotactic radiotherapy in patients with benign or atypical intracranial meningioma: long-term experience and prognostic factors. Int J Radiat Oncol Biol Phys, 2005, 61(3): 809 - 816.

[36] Ding D, Starke RM, Hantzmon J, et al. The role of radiosurgery in the management of WHO Grade II and III intracranial meningiomas. Neurosurg Focus, 2013, 35(6):E16.

[37] Mehta GU, Zenonos G, Patibandla MR, et al. Outcomes of stereotactic radiosurgery for foramen magnum meningiomas: an international multicenter study, 2017, in press.

第八章　蝶骨嵴脑膜瘤

Francesco Tomasello，Domenico La Torre，Filippo Flavio Angileri，Alfredo Conti，Salvatore Massimiliano Cardali，Antonino F. Germanò

译者：空军军医大学第一附属医院　高大宽　刘卫平

摘要：蝶骨嵴脑膜瘤（Sphenoid Wing Meningiomas，SWMs）是前颅底最常见的肿瘤，约占幕上脑膜瘤20%。由于其侵犯颅骨，特别是与重要的血管及颅神经关系密切，手术切除仍具有挑战性。位于外侧或嵴点区域的脑膜瘤常长入外侧裂，其由脑膜中动脉及其分支供血，与大脑中动脉、颈内动脉远心端及颈内动脉分叉区域密切相关。由颈内动脉脑膜支供血的内侧型蝶骨嵴脑膜瘤，在生长过程中压迫颈内动脉近心端及其分支，并且压迫视神经及动眼神经，有时还侵犯海绵窦和视神经管。手术切除是目前最好的治疗手段。对于外科技术不可达或者次全切除及复发病例，可采用立体定向放射治疗和体外放射治疗，特别是对于非典型或者间变型脑膜瘤。本章主要讲述我们对于蝶骨嵴脑膜瘤的外科手术经验。

关键词：脑膜瘤、蝶骨嵴、颅底、外科治疗。

8.1　概述及定义

脑膜瘤是颅内最常见的良性肿瘤，占所有原发颅内肿瘤的13%～26%[1, 2]。脑膜瘤通常生长缓慢，源于肿瘤性蛛网膜细胞（脑膜瘤上皮细胞）。一些偶发肿瘤，特别是位于蝶骨嵴旁的，在脑膜上呈现更加弥散型生长的肿瘤，可称为扁平匍匐样脑膜瘤。

脑膜瘤可依据其起源脑膜的位置、侵袭的邻近组织结构（如静脉窦、骨质）、脑组织、神经血管结构及其组织学分级进行分类。依据当前的WHO分级，约90%的脑膜瘤是WHO Ⅰ级，这反映了其良性肿瘤的性质。然而，依据其若干组织学特征仍能发现5%～7%的非典型脑膜瘤（WHO Ⅱ级）和1%～3%间变型脑膜瘤（WHO Ⅲ级）。

脑膜瘤典型的遗传学特征是22号染色体单体型和2型神经纤维瘤病的失活突变型。最近的研究发现了RAF7、AKT1、KLF4、SMO和PIK3CA的突变。超过80%的脑膜瘤可能有至少一种上述遗传变异。2型神经纤维瘤病的改变和其他基因的突变是相互排斥的，只有少数例外。从临床病理学上讲，TRAF7/AKT1和SMO突变的肿瘤具有特异性特征，其位于前颅窝、中颅窝中央区或前颅盖区，多数是脑膜上皮型或者过渡型脑膜瘤。TRAF7/KLF4型脑膜瘤发生于颅中窝外侧区域和后颅窝中线区域，也可发生于前颅窝和中颅窝中线区域，并且包含了分泌型脑膜瘤成分[3]。

脑膜瘤临床可表现为局灶性或全身性癫痫、局灶性神经功能障碍，或神经心理障碍。但是，大约2%～3%患者可能没有临床症状[4]。对于无症状脑膜瘤可保守观察，因为这类肿瘤常生长缓慢。然而，需要对患者进行密切临床和影像学随访，以便及时发现快速增长的肿瘤，尤其是年轻人，肿瘤快速长大的可能性相对大一些[5]。连续测量脑膜瘤的大小对于正确判断其自然病程是有帮助的。而且，CT上钙化表现和MRI T2像低信号提示肿瘤生长缓慢。但是，即使肿瘤有增大，是否行手术治疗仍要依据患者的年龄、临床表现及并存其他问题情况而定。而且，无症状脑膜瘤手术治疗带来并发症的可能性是不可忽略的，尤其是对于70岁以上的高龄患者。对于有症状的患者，是需要通过手术切除病变来改善临床症状的。即使多年后仍有复发的可能，全切肿瘤仍是有积极意义的。因此，长期随访对于明确脑膜瘤的复发率是非常重要的。对于老年患者，虽然并发症更加常见，但是通过细致的术前评估以及正确的术后管理，选择手术是合理的，治疗效果是可以实现的。最近已经提出了一种分级系统来标准化老年人颅底脑膜瘤的手术适应证[6]。对于大多数不能全切除或者复发的肿瘤，或对于那些以前没有进行过放疗（常规或立体定向）的肿瘤，"等待/观察"的策略是一种可行的选择。而且，如果认为是不能通过手术切除的脑膜瘤，或者所有其他的治疗（手术、放疗）均无效，可考虑行激素疗法或者化疗。

外科手术仍是治疗脑膜瘤的首选方案。对于外科技术不可达或者次全切除及复发病例，可采用立体定向放射治疗和体外放射治疗，特别是对于非典型或者间变型脑膜瘤。脑膜瘤遗传学、分子生物学、神经病理学分类方面的最新进展在预测各种治疗方法后患者的预后是有帮助的[3]。

蝶骨嵴脑膜瘤是前颅底最常见的肿瘤，约占幕上脑膜瘤的20%，由于其侵犯颅骨，特别是与重要的血管及颅神经关系密切，手术切除仍具有挑战性[7]。从解剖学上讲，蝶骨嵴从前床突延伸到嵴点，其中蝶骨大嵴构成外1/3，蝶骨小嵴构成内2/3。蝶骨大嵴和蝶骨小嵴外代表了蝶骨嵴的外侧区和中间区。外侧（嵴点）蝶骨嵴脑膜瘤常表现为癫痫、局灶性功能减弱，如果在优势半球，可表现为语言障碍。蝶骨嵴内侧型脑膜瘤常因为其对视神经的压迫，早前表现出单向偏盲。内侧型脑膜瘤可侵袭海绵窦和动眼神经，从而引起视物重影和脸部麻木。

Cushing和Eisenhardt首先详细描述了蝶骨嵴脑膜瘤，并将其区分成球形和扁平形[8, 9]。球形蝶骨嵴脑膜瘤又被分为3种类型：深部、内侧/中央或者床突型；中间型或者蝶骨嵴型；外侧型或者嵴点型[7]。在这种分型中，蝶骨小嵴被等分成3段：内侧1/3，代表了最邻近前床突的部分；中间1/3，由内向外延伸；外侧1/3，从前向后延伸，最后与颞骨鳞部相连。之后，Bonnal和Brotchi把蝶骨嵴脑膜瘤分成5种类型，并由此提出详细的手术相关问题：①深部或者床突段或者海绵窦脑膜瘤。②斑片状脑膜瘤侵蚀蝶骨嵴。③团块状脑膜瘤侵蚀蝶骨嵴。④中间蝶骨嵴脑膜瘤。⑤嵴点或外侧裂区脑膜瘤[9]。按照Yasargil的观点，我们更加倾向于区分内侧型和外侧型蝶骨嵴脑膜瘤[10]。中间型或蝶骨嵴型脑膜瘤从临床表现、影像学特点及手术要点方面讲均与外侧型或者嵴点区脑膜瘤相似。而且，在手术过程中很难区分这两种脑膜瘤附着的准确位置，因此，可以将它们归类于单独的组中。外侧或嵴点区脑膜瘤常长入外侧裂，由脑膜中动脉及其分支供血，与大脑中动脉、劲内动脉远心端及颈内动脉关系密切。这些动脉可能被推挤压迫、被包绕，很少被肿瘤侵袭破坏。而内侧型蝶骨嵴脑膜瘤生长过程中压迫颈内动脉近端及其分支，由颈内动脉脑膜支供血，并压迫视神经、动眼神经，有时肿瘤可能侵袭海绵窦和视神经管。这类肿瘤常压迫、包绕，甚至侵袭破坏动脉壁。对内侧型蝶骨嵴脑膜瘤可以根据

它们的起源围绕前床突和海绵窦外侧壁来进行分类。Al-Mefty将床突段脑膜瘤分成3个亚型：①肿瘤黏附于前床突下面，长入颈内动脉池，包绕动脉，与动脉之间没有蛛网膜间隙。②肿瘤起源于前床突上面或外侧部分，随肿瘤的生长推挤颈内动脉，与颈内动脉和外侧裂之间有蛛网膜间隙。③肿瘤起源于视神经管，肿瘤和血管之间有蛛网膜，但肿瘤和视神经之间可能没有蛛网膜[11]。

因此，起源于蝶骨嵴内侧的脑膜瘤对于外科医生更具有挑战性，因为这类肿瘤与视神经、眶上裂和海绵窦内的颅神经密切相关（图8.1）。相反，外侧型蝶骨嵴脑膜瘤向内侧推挤外侧裂，因此视神经损伤的风险降低了。

8.2 外侧或嵴点区蝶骨嵴脑膜瘤

8.2.1 概述和临床表现

嵴点区或外侧型蝶骨嵴脑膜瘤起源于覆盖于蝶骨嵴表面的脑膜。头痛和精神异常是最常见的临床表现，因为肿瘤生长缓慢，对它们的诊断延迟到直

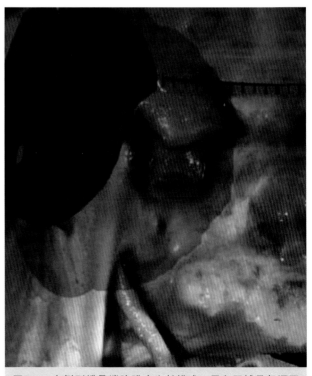

图8.1 内侧型蝶骨嵴脑膜瘤生长模式，黑色区域是起源区域，灰色区域代表肿瘤进展侵袭的区域

到肿瘤达到相当大的体积。癫痫和其他症状提示颅压增高，如视物模糊、恶心及呕吐等均较常见。其他可能发生的临床表现包括：同侧肿瘤压迫引起的进展性视力下降，运动功能降低，以及意识改变。本组脑膜瘤包括球形和斑片状增生的肿瘤（也叫作"蝶-眶脑膜瘤"）。在中颅窝生长的、压迫颞叶或脑干的巨大肿瘤可导致癫痫和偏瘫。这样的肿瘤可引起认知和记忆功能障碍、性格改变及语言功能障碍。肿瘤引起的蝶骨嵴和眶外侧骨质增生可表现为眼球突出、复视及眼眶疼痛。蝶骨嵴斑块状脑膜瘤，也叫蝶眶脑膜瘤，表现为眼部功能障碍（图8.2）。这类肿瘤侵袭海绵窦外侧壁、眶上裂、中颅窝底以及颞下窝。因为其频繁侵袭骨质，以及侵袭海绵窦或颞下窝，因此这类肿瘤复发率高。也是由于这些原因，手术全切肿瘤是好的治疗方法，切除范围应包括肿瘤相关硬脑膜及侵袭破坏的骨质[12]。因此，骨性重建、眼眶的修复、软组织修复以及美容外观等，均需要扎实的外科技术完成。而且，巨大的肿瘤可能与大脑中动脉及分支密切相关，手术难度非常大。一般情况下，可以找到蛛网膜界面，并且可以锐性分离。但有些时候，肿瘤和血管之间的蛛网膜界面不明确，为了不损伤重要动脉及分支，没必要一定强调全切。

8.2.2　评估

详细的病史和查体是必需的，特别是对于上面提到的症状和体征。薄层、高分辨率的MRI，包括全眼眶的抑脂序列，可以评估肿瘤对眼眶的侵袭情况。磁共振血管成像（MRA）和CT血管造影（CTA）可以用来评估脑膜瘤和周围血管的关系及其包绕程度。但是，这两项检查很少情况下是必需的，因为用磁共振T2像足以准确判定肿瘤和血管的相互关系。CTA骨窗像可以用来评估肿瘤浸润增生情况。DSA有助于判定脑膜中动脉供血情况，以及肿瘤和侧裂内血管（主要是大脑中动脉及其分支，侧裂静脉）的关系。术前栓塞通常是不必要的，因为术中可以通过磨除蝶骨嵴、扩大颅底开放范围发现供血动脉，并进行电凝和离断。这些操作通常是在进入硬膜下切除肿瘤前完成的。

8.2.3　操作要点

对于外侧型蝶骨嵴脑膜瘤，手术是最主要的治疗方法。对这类肿瘤可以做到安全切除，从而达到去除占位效应，缓解临床症状的目的。对于复发的小肿瘤，如果是高危患者，可选择立体定向放射外科治疗。对于无症状的、没有占位效应的小脑膜瘤，不建议放射治疗。对于小的无意发现的脑膜瘤，观察是一种合理的选择。

8.2.4　手术入路

这类脑膜瘤手术入路的选择依据肿瘤的位置及其硬脑膜侵犯范围而定。嵴点和额-眶颧入路是最常用的手术入路。嵴点入路具有几个独特的优势，直接暴露沿蝶骨嵴被肿瘤侵犯的硬脑膜，有利于早期切断肿瘤血供。这个入路把颅底脑膜瘤变成凸面脑膜瘤，这正符合颅底外科的基本原则。即使是对于大型或者巨大型蝶骨嵴脑膜瘤，很少情况下是需要去除眼眶或者眶颧部分的。但如果蝶骨大嵴已被

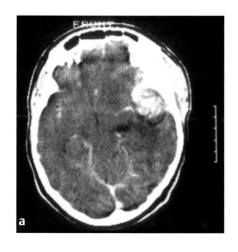
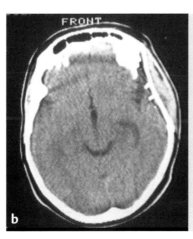

图8.2　斑块状蝶骨嵴脑膜瘤。（a）术前CT显示颅骨被侵袭及破坏。（b）术后CT显示手术切除了肿瘤侵袭的骨质，并采用钛板重建

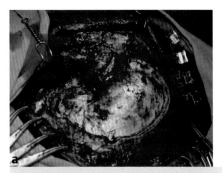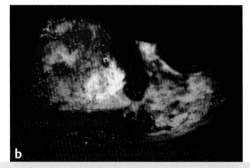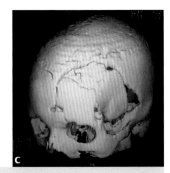

图8.3　眶颧点入路。（a）包括眶壁的嵴点开颅。（b）一片式眶嵴点骨瓣。（c）3D CT显示骨瓣复位情况

肿瘤侵袭增生，并且肿瘤侵袭眼眶后外侧和中颅窝底，则应该采用眶颧入路（图8.3），这有助于切除眼眶后外侧上方、眶上裂下方，以及内侧圆孔、卵圆孔区域的被侵袭的骨质[11, 13, 14]。我们认为，腰大池置管不是必需的，即使肿瘤巨大，也可以在术中通过早期释放脑脊液以获得脑组织充分松弛。

采用标准的嵴点入路，必须大范围磨除蝶骨嵴以暴露给肿瘤供血的相关脑膜。可采用双极在硬脑膜外烧灼肿瘤基底以减少血供，利于打开硬脑膜后对肿瘤实施逐步的内减压。在肿瘤后方剪开硬脑膜，向下到中颅窝底，向前到达切除的蝶骨嵴区域。然后对肿瘤实施逐步的内减压。一旦使肿瘤获得内减压，其与侧裂血管的关系就会更加明了。通常，大脑中动脉远端与肿瘤的关系会被早期辨识，并进行分离。然而，有些情况下对大脑中动脉近端进行控制会更好一些。总之，远端或近端控制后才能进行最终的血管分离。最好采用锐性分离技术，以避免不必要的血管及其细小穿支牵拉。即使保证了血管结构完整，但对血管的牵拉也可能引起血管痉挛，从而导致脑梗死。找到并保留肿瘤蛛网膜界面是必要的。无论是近端还是远端血管分离都应该沿蛛网膜界限进行。一旦将肿瘤从血管上游离出来，即可获得切除。与肿瘤相关的硬脑膜要切除，相关的骨质要磨除。磨除骨质时要注意充分使用盐水降温，以避免损伤周围的颅神经，特别是在眶上裂和中颅窝底区域。缺损的硬脑膜需要完善修复。颅骨外骨膜组织是很好的修补材料。如果不能获得（对于复发或放疗的病例），可采用人工硬脑膜。

8.3　内侧型蝶骨嵴脑膜瘤

8.3.1　概述和临床表现

内侧型蝶骨嵴脑膜瘤最常见的临床表现包括头痛、视力障碍。后者常包括视力和视野的改变。侵袭海绵窦或者眶上裂的肿瘤可能会引起相应的颅神经功能障碍。最常见的表现为复视（外展神经障碍）和颜面部麻痹（三叉神经功能受损）。内侧型蝶骨嵴脑膜瘤的共同特征是起源于覆盖于蝶骨小嵴的脑膜。根据其现实当中不同的生长方式或者临床影像表现，有许多不同的分类方法。Yasargil根据其

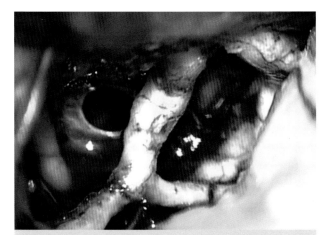

图8.4　内侧型蝶骨嵴脑膜瘤相关的重要神经血管结构。肿瘤切除后，看到被肿瘤推向内侧的颈内动脉近端、颈内动脉分叉和视神经，以及动眼神经保留完好。可看到保留完好的Lilliequist膜

起源部位和生长方式将其分为4个组：床突区、蝶骨-海绵窦区、蝶骨-眼眶区、蝶骨-岩骨区。一般来讲，我们认为，如同AI-Mefty描述的，床突区脑膜瘤应该与起源于蝶骨内侧的脑膜瘤区分开来，这类内侧型脑膜瘤位于前床突区域，与内侧蝶骨嵴相邻，常侵犯了海绵窦旁边或海绵窦内结构。我们认为这类肿瘤应该是蝶骨-海绵窦脑膜瘤[15]。其具有不同的生长特性，涉及颈内动脉更远端部分（图8.4）。而且，其与床突脑膜瘤相比，视神经压迫症状发生得晚。这些差别具有很多临床和外科意义。蝶骨海绵窦脑膜瘤临床表现通常不典型（慢性头痛、癫痫、精神症状、性格改变），视力、视野损害的发生率仅有20%。而且，在蝶骨海绵窦脑膜瘤手术过程中，颈内动脉近端可获得早期控制。

8.3.2　评估

CT可作为突发癫痫患者的初步诊断方法，可以判断肿瘤内是否有钙化，可以预测手术时肿瘤是否质地坚硬或者纤维化程度。对于有些病例，CT可以显示其水肿程度。脑膜瘤引起的水肿通常是因为回流静脉受压或者由于肿瘤突破了软脑膜。后者对于判断肿瘤和脑组织间是否有蛛网膜界面非常重要。水肿程度和肿瘤大小之间没有直接关系。CTA对于判断血管的位置和包绕程度很有帮助。

MRI是最理想的影像学检查方法，能够更好地显示肿瘤的扩展程度、瘤周水肿特点、占位效应，解释临床表现。可以通过MRI清楚地评估脑干受压的情况。脑膜瘤通常均匀强化。T2加权像有时可以用于推断肿瘤的质地均一程度。T2高信号提示肿瘤质地可能较软，低信号提示肿瘤质地可能较硬。但是，这不能作为指定手术计划的完全可靠的依据。MRI可以显示肿瘤是否侵袭海绵窦或者视神经管。MRA对于观察动脉位置及其受压程度很有帮助，尽管不可能用于判断蛛网膜界面是否缺失。如果没有蛛网膜界面，则肿瘤不能获得全切。

数字减影血管造影（DSA）一般很少出现在内侧型蝶骨嵴脑膜瘤的标准术前检查中，但是它可以用于清楚辨别肿瘤的供血动脉。蝶骨嵴脑膜瘤的供血动脉常来源于颈内动脉脑膜支。而且，即使内侧型蝶骨嵴脑膜瘤也可通过充分切除蝶骨嵴和前床突，并电凝相关硬脑膜，从而在显露过程中即可早期切断血供。因此，术前介入栓塞通常是不必要的。

如前所述，对于血管的位置和包绕程度，可以通过MRA和CTA即可做出判断。如果术前计划牺牲颈内动脉，或者术中动脉损伤风险性很大，术前行DSA颈内动脉闭塞试验则是很有帮助的。但是，这种情况下我们强烈建议尽量采用更保守的方法保护颈内动脉及其分支。对残留一小部分肿瘤的患者可以定期随访，如果肿瘤有进展，可行放射治疗。

最后，对于所有的具有症状的鞍旁肿瘤，包括脑膜瘤，均应进行完全的神经和内分泌评估。

8.3.3　适应证

内侧型蝶骨嵴脑膜瘤首选外科手术治疗。由于临床症状可能很轻，因此有时很难进行手术决策。一些肿瘤生长缓慢，其自然病程可能不同。但是，对于这些肿瘤是有基本治疗原则的。是否行外科手术的决定因素应该是临床表现、病变的大小、患者的临床体质及危险因素、是否存在脑水肿及其程度。与外侧型蝶骨嵴脑膜瘤不同，即使是没有症状的年轻患者，在肿瘤较小时也可能发生早期的视觉障碍，因此建议尽早行手术治疗。对于这类患者，防止视力损害、安全完全切除肿瘤是外科手术的目标。对于高龄患者或者有明显的手术禁忌证者，可进行密切随访或放射外科治疗。脑膜瘤外科手术的基本原则为"首次手术是最佳的治愈机会"，因此第一次手术应尽可能做到全切肿瘤。有经验的神经外科医生都知道，保证功能和患者生活质量是主要的、不能忽视的目标，在此前提下应尽可能完全切除肿瘤。

8.3.4　手术过程

根据一些高年资医生的经验，对于大多数内侧型蝶骨嵴脑膜瘤，嵴点入路开颅是标准的、简单的、最常采用的手术方法，足以显露并切除肿瘤（图8.5）。其他的更大范围颅底入路，如额-颞-眶颧入路可减少对脑组织的骚扰，扩大骨窗可为切除肿瘤提供广阔的操作角度[16]。通常，我们认为即使这些入路在一定程度上增加了处理颅底肿瘤的能力，但对于切除内侧型蝶骨嵴脑膜瘤并不是必需的。在内侧型蝶骨嵴脑膜瘤的手术中，着力于早期释放脑脊液，使脑组织获得充分松弛，肿瘤内减压，早期控制肿瘤血供，这些严格的显微外科技术是非常重要的。对于大多数病例，均可做到对神经

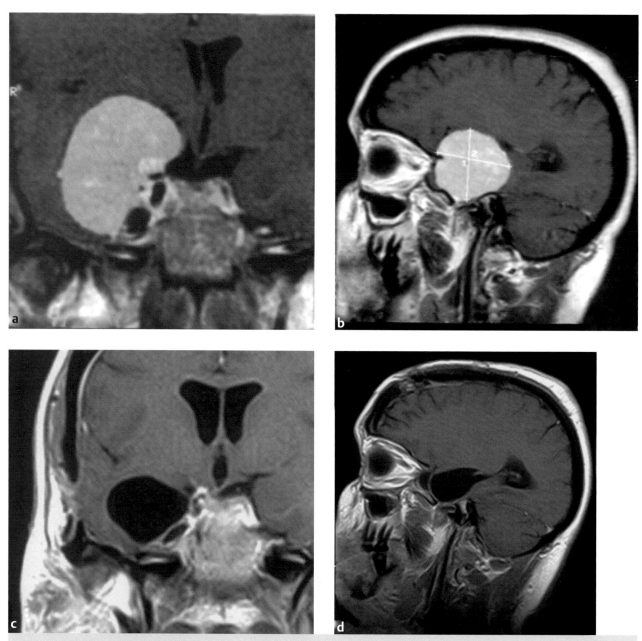

图8.5 内侧型蝶骨嵴脑膜瘤。（a）冠状位和（b）矢状位术前增强T1像。（c）冠状位和（d）矢状位术后增强T1像，显示肿瘤全切

血管减压，并安全完全切除肿瘤。

患者取仰卧位，用三钉头架固定头部，伸展、轻度转向对侧。建议头部旋转不要超过30°，这样可更好地显露并控制颈内动脉近端。

按照标准的翼点开颅方法切开皮肤、处理颞肌及形成骨瓣，包括广泛地磨除蝶骨嵴和颞底骨质。在此过程中，小心辨认并电凝脑膜中动脉深部分支（如眶脑膜动脉及其分支），减少肿瘤的部分血供。打开硬脑膜后，解剖并广泛打开侧裂血管是很

有必要的。这有助于在最小牵拉的情况下抬起额叶后部，更容易处理肿瘤压迫的额叶组织。

电凝肿瘤并切开肿瘤包膜。沿肿瘤基底蝶骨嵴电凝供血动脉，分块切除中心部位肿瘤，同时控制并电凝脑膜来源的供血动脉。肿瘤血供得到控制后可减少其体积和硬度，有利于进一步内减压。肿瘤内减压后可获得充分的手术空间，这一点非常重要。这样可逐步显露大脑中动脉及其分支，并可沿着动脉近端找到分离界面。这种操作能使术者更

好地辨认似乎包绕在肿瘤内的动脉。在清晰直视下控制被肿瘤推挤、拉伸、包绕的大脑中动脉及其分支，逐步分块切除肿瘤。应该严格参照蛛网膜界限，采用锐性和钝性的方法进行分离。如有可能，尽量使用锐性分离，以避免对小血管的牵拉。电凝并分离给肿瘤供血来源于大脑中动脉的小血管分支。尽管血管包绕是很常见的，但只要保持肿瘤和血管间的蛛网膜界限完整，就可从肿瘤上充分解剖并游离血管。如果肿瘤和血管粘连过于紧密，无法进行分离，可残留小块肿瘤，以防止血管痉挛或者血管损伤。一旦肿瘤获得充分的减压，体积足够小，颈内动脉近端（床突段）、视神经、动眼神经脑池段即可获得松弛，并可从肿瘤上获得分离。控制了颈内动脉床突旁段后，大脑中动脉及其穿支、后交通动脉、脉络膜前动脉即可获得解剖分离。最后即可完全显露肿瘤基底，至此肿瘤血供被完全去除。肿瘤侵袭硬脑膜应全部电凝并切除。如果需要，可剪开此处的镰状韧带，开放视神经管，对视神经行充分减压。最后，处理海绵窦外侧壁，锐性剥离肿瘤侵袭的外侧壁，双极电凝止血。如果肿瘤明显侵袭海绵窦，我们不建议全切海绵窦内的肿瘤，以减少动眼神经及颈内动脉海绵窦段损伤。海绵窦内残留肿瘤术后行密切随访，如果有进展，可行放射外科治疗。解剖纤维化或者坚硬的脑膜瘤可能更具有挑战性，在这些情况下应该更加谨慎。使用高电压双极电凝，甚至是超声吸引都有可能对神经血管结构造成热损伤。

严密止血后，缝合硬脑膜，使骨瓣复位。

8.4　最终建议

（1）对于绝大多数蝶骨嵴脑膜瘤患者，手术切除为首选。

（2）第一次手术全切肿瘤是最好的，也是全切肿瘤的最佳机会。

（3）分离神经血管结构时，一定要找到蛛网膜界限。

（4）锐性分离可减少对小血管和颅神经的不必要的牵拉。

（5）如果不能找到蛛网膜界限，不要强行分离。对小块残留肿瘤可行随访，如果发生进展，再行进一步治疗。该策略保护了患者的生存质量，同

时不影响对肿瘤的长期控制，大肿瘤本身就有大的手术通道，没必要过度牵拉脑组织去获得更大的手术空间。一旦对肿瘤进行了充分的内减压，即可获得足够的空间进一步切除肿瘤。

（6）如果脑膜瘤长入海绵窦内，那么全切肿瘤非常困难。因为切除海绵窦内的肿瘤可能导致明显相关的神经功能障碍。

参考文献

[1] Bondy M, Ligon BL. Epidemiology and etiology of intracranial meningiomas: a review. J Neurooncol, 1996, 29(3):197‐205.

[2] Longstreth WT, Jr, Dennis LK, et al. Epidemiology of intracranial meningioma. Cancer, 1993, 72(3): 639‐648.

[3] Yuzawa S, Nishihara H, Tanaka S. Genetic landscape of meningioma. Brain Tumor Pathol, 2016, 33(4):237‐247.

[4] Whittle IR, Smith C, Navoo P, et al. Meningiomas. Lancet, 2004, 363(9420):1535‐1543.

[5] Ojemann R. Meningiomas: clinical features and surgical management. In: Wilkins RH RS, ed. Neurosurgery. New York, NY: McGraw‐Hill, 1985:635‐654.

[6] Sacko O, Haegelen C, Mendes V, et al. Spinal meningioma surgery in elderly patients with paraplegia or severe paraparesis: a multicenter study. Neurosurgery, 2009, 64(3):503‐509, discussion 509‐510.

[7] Nakamura M, Roser F, Jacobs C, et al. Medial sphenoid wing meningiomas: clinical outcome and recurrence rate. Neurosurgery, 2006, 58(4):626‐639, discussion 626‐639.

[8] Cushing H, Eisenhardt L. Meningiomas, their classification, regional behaviour, life history, and surgical end results. Springfield, IL: Charles C Thomas, 1938.

[9] Bonnal J, Thibaut A, Brotchi J, et al. Invading meningiomas of the sphenoid ridge. J Neurosurg. 1980; 53(5):587‐599.

[10] Yasargil M. Microneurosurgery of CNS tumours. In: Yasargil M, ed. Microneurosurgery. Vol IV B. New York, NY: Georg Thieme Verlag, 1986:136.

[11] Al‐Mefty O. Clinoidal meningiomas. J Neurosurg, 1990, 73(6): 840‐849.

[12] Krisht A. Clinoidal meningiomas. In: Al‐Mefty O, ed. Al‐Mefty's Meningiomas. New York, NY: Georg Thieme Verlag, 2011.

[13] Bikmaz K, Mrak R, Al‐Mefty O. Management of bone‐invasive, hyperostotic sphenoid wing meningiomas. J Neurosurg, 2007, 107

(5):905 - 912.

[14] Leake D, Gunnlaugsson C, Urban J, et al. Reconstruction after resection of sphenoid wing meningiomas. Arch Facial Plast Surg, 2005, 7(2):99 - 103.

[15] Tomasello F, de Divitiis O, Angileri FF, et al. Large sphenocavernous meningiomas: is there still a role for the intradural approach via the pterional-transsylvian route? Acta Neurochir (Wien), 2003, 145(4):273 - 282, discussion 282.

[16] McDermott MW, Durity FA, Rootman J, et al. Combined frontotemporal-orbitozygomatic approach for tumors of the sphenoid wing and orbit. Neurosurgery, 1990, 26(1):107 - 116.

第九章 斜坡脑膜瘤

Rami O. Almefty，Ossama Al-mefty
译者：复旦大学附属中山医院 孙崇璟 张晓彪

摘要：真正的"斜坡脑膜瘤"，是指广基底起源于斜坡中央区上2/3硬脑膜的肿瘤，不同于更外侧的岩斜区和下方的枕骨大孔区脑膜瘤。斜坡脑膜瘤因起源于中线，其生长会压迫脑干及包绕基底动脉和双侧多组颅神经。斜坡脑膜瘤被诊断时瘤体常较大，在治疗上富有挑战性。因斜坡脑膜瘤邻近脑干且瘤体往往较大，所以手术是最佳的治疗选择。为了避免复发，术中应该争取全切除。本章将叙述斜坡脑膜瘤切除术的术前评估、手术技巧、潜在的并发症及其避免的措施和患者的管理。

关键词：脑膜瘤、斜坡、岩骨、岩骨切除、肿瘤。

9.1 术前定义和病变特征

9.1.1 定义

后颅窝脑膜瘤的分类随着时间的推移而发生变化，这是一项不小的任务，因为对这些肿瘤进行适当的分类可以对治疗结果进行有用的比较，并使外科医生能够在计划手术中更好地预测病理解剖[1]。Cushing和Eisenhardt根据肿瘤的位置将后颅窝脑膜瘤分为4种类型[2]。Castellano和Ruggiero进行尸体解剖分析，根据肿瘤的起源修改了这一分类[3]。Yasargil等根据显微手术中的发现改进了分类，他们将后颅窝颅底脑膜瘤分为：斜坡、岩斜、蝶岩斜、下斜坡和桥脑小脑角（CPA）脑膜瘤[4]。斜坡脑膜瘤被定义为：广基底起源于斜坡中央上2/3的肿瘤。这一定义有别于更加外侧的岩斜亚型和下斜坡（或枕大孔）脑膜瘤。

9.1.2 解剖特征

斜坡脑膜瘤由于起源于斜坡中线，因此常涉及或包绕基底动脉及其穿支和两侧的多组颅神经。肿瘤被岩骨阻挡，常向后压迫并引起脑干扭曲变形（图9.1）。而略偏侧起源的岩斜脑膜瘤，则常压迫移位但不包绕基底动脉以及从侧方压迫脑干。斜坡脑膜瘤在诊断时已经体积巨大并可累及双侧Meckel囊、海绵窦和颈静脉孔区。

9.2 手术指征

除了少数例外情况，斜坡脑膜瘤通常很大、压迫脑干并进行性发展，都需要手术治疗[4-6]。对老年或具有内科疾病患者的无症状小型脑膜瘤最好观察随访。放疗很少作为主要手段，仅在肿瘤进展时且为

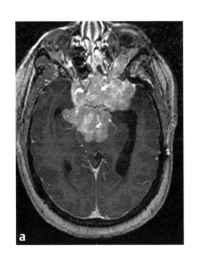
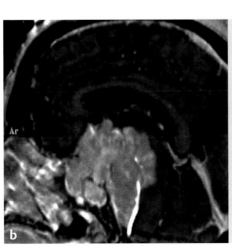

图9.1 （a）轴位和（b）矢状位增强MRI，可见斜坡脑膜瘤具有很强的侵袭性，蔓延至整个颅底，包绕基底动脉，向后压迫和推挤脑干

年老或内科疾病不适合手术的患者才选择放疗。

9.3 手术技术

9.3.1 术前评估

手术治疗斜坡脑膜瘤需要进行术前评估这一关键的工作。所有患者必须进行增强MRI、CT、动静脉影像和听觉检查。这些检查在手术入路和预测病理性解剖方面具有重要意义。MRI可以很好地提供肿瘤的侵犯范围、与脑干关系和包绕血管的详细信息。CT可以显示患者的颅底结构和病灶对于骨质的侵犯情况。通常，无创的动静脉影像就可以为手术提供足够的信息，其中CTA特别有效[7]。动脉影像可以详细地显示肿瘤与主要动脉的关系以及肿瘤的供血。了解分析静脉对于选择手术入路非常关键，应包括双侧横窦和乙状窦、窦汇、颞叶的引流静脉及其与岩上窦、天幕和乙状窦的关系，以及颈静脉球的位置[8]。听觉检查的结果，确定是否选择保留听力的手术入路时具有价值。

9.3.2 入路选择

理想的手术入路可以短距离操作，对肿瘤、脑干和重要血管神经结构良好显露，能避免牵拉脑组织，可以多角度地自由操作，并能早期处理肿瘤血供。在斜坡脑膜瘤手术中，颞骨会阻挡手术路径，最好选择侧颅底入路。因为这些肿瘤位于脑干前方，往往延伸至内耳道水平以下，需要选择联合岩骨入路[9]或在患者听力丧失时选择全岩骨切除入路。但是，中斜坡肿瘤会给外科医生带来更大的挑战，即使是听力完好的患者，医生可能也要选择全岩骨切除。术前了解静脉结构虽然非常重要，但很少影响手术入路的选择[1, 8, 10]。

麻醉和术中神经监测

麻醉对手术的成功有着非常重要的作用，外科医生必须与麻醉师保持密切交流。使用全静脉麻醉有助于脑组织的松弛和术中神经电生理监测。患者体温要略微降低，诱导过程中维持血压正常，避免手术时间过长和容量过高。我们应避免使用甘露醇，以保护蛛网膜界面并避免其抗凝作用。同时我们应避免使用腰大池引流，因其可能带来灾难性的

并发症[11]。颅底入路能够在不牵拉脑组织时释放脑脊液，因而无须上述这类降颅压措施。当肿瘤向下占据枕骨大孔的空间时，需要在清醒状态纤支镜下插管。

术中神经电生理监测是重要的辅助手段。在所有病例中，我们均应用了体感诱发电位、脑干听觉诱发电位和颅神经监测，后者可以包括对第Ⅲ～第Ⅻ颅神经的监测。

联合岩骨入路
患者体位

患者取仰卧位，同侧肩膀垫高。上身抬高，使头部高于心脏，以利于静脉回流。头稍向对侧旋转，头顶下垂可以使颞叶因重力下塌。避免头部过度旋转与扭曲，以免影响静脉回流。腹部准备以备取脂肪。

切口

头皮切口始于耳屏前1cm处，在面神经额支后方沿发际线向前弯曲，在耳郭上方2横指处逐渐向后弯曲，最终在耳郭后方2指宽处转向下方，延伸至乳突尖以下。在切开头皮的过程中，保留颞浅动脉。将皮肤与深面的筋膜和肌肉分离后，向下翻开。在颞肌的下方、前方和上方切开，并连同从后部切开的胸锁乳突肌一起向下翻开，这就为重建制作了一个具有一定长度、宽度和厚度的带血管蒂的肌肉筋膜瓣。然后，切开颧弓使颞肌能充分下翻，这样颞肌也可以作为一个带蒂肌瓣使用。

开颅

沿横窦两侧钻4个孔，为了安全分离硬脑膜，可根据需要制作额外骨孔。然后，制作后颅和枕颞联合骨瓣，即将跨横窦两侧的4个骨孔用磨钻连通，避免用导板进行跨窦操作。开颅后，取一块乳突皮质骨，以备随后重建使用。然后完全切除乳突，将乙状窦从与横窦交界处到颈静脉球全部暴露，并暴露乙状窦前的硬脑膜。继续分离中颅窝硬脑膜，暴露岩尖。在棘孔处辨认脑膜中动脉，电凝切断后用骨蜡封堵。在其后内侧，辨认并保护好岩浅大神经。继续向内侧分离，向上至后颅窝硬脑膜，向后至内耳道。在分离过程中需要小心，注意岩骨段颈内动脉和面神经膝部表面可能有骨性裂隙。需要磨除的

骨性结构的边界，前界为三叉神经节，外侧是岩骨段颈内动脉，后方为内耳道，内侧是后颅窝硬脑膜。其范围向下到达岩下窦水平，向内侧可延伸至斜坡。

切开硬脑膜与切断岩上窦

在颞叶下方和乙状窦前切开硬脑膜，这两个切口被岩上窦和天幕分开。在切断岩上窦后将两个硬脑膜切口连起来前，必须辨认好颞叶的回流静脉。岩上窦必须切开，并在颞叶回流静脉注入的前方切开天幕。一旦岩上窦结扎和切断，向前和向内切开天幕，向天幕切迹延伸。在完全切开天幕前，必须辨认第Ⅳ颅神经（滑车神经），在神经进入天幕处后方切开天幕，至此完成天幕切开。这样就松解了乙状窦，将其向后方牵开，扩大了乙状窦前空间的暴露，使后、中颅窝得以联通。

硬脑膜内分离和肿瘤切除

切开硬脑膜后，首先要打开脑池蛛网膜，释放脑脊液。释放脑脊液使脑组织松弛后，就可以在不需要牵拉脑组织的情况下，宽敞地暴露肿瘤。处理肿瘤斜坡附着处的血供，并分离肿瘤表面相对安全部分的蛛网膜以便进行瘤内减压。因基底动脉及其穿支、分支被包绕在肿瘤内，瘤内减压时必须格外小心。当减压完成后，在高倍显微放大下，利用蛛网膜界面进行精细操作即游离重要的血管神经结构。保持在正确的

蛛网膜界面内分离是安全和完整切除肿瘤的关键。当没有蛛网膜界面难以全切时，最好残留小片肿瘤，而不必损伤重要的血管神经结构。

关闭切口

通常无法完全缝合硬脑膜，需要修补缝合。硬脑膜修补后，岩尖和乳突部位的残腔需用脂肪填塞，并将带蒂的肌肉筋膜瓣覆盖在缺损处。骨瓣与乳突皮质骨一同归位和固定，最后逐层关闭切口[1]。

全岩骨切除术

全岩骨切除术的皮肤切口和皮下软组织处理与联合岩骨入路类似；但是需要切开和封闭外耳道。开颅也是一样，但是在乳突切除后，需要继续经迷路和耳蜗入路磨除骨质。虽然可以将面神经从骨管内完全游离，并移向后方，但是根据我们的经验，在此入路中将面神经保留在薄层的骨管，能够更好地保护面神经[8]。因此，在清空中耳和切除咽鼓管后应磨除耳蜗和内耳道结构[1, 12]（图9.2）。

9.4　并发症

Harvey Cushing曾经说过："无论如何，最终的结果才是最重要的。我坚信术中对技术细节的重视可以缩短患者的康复期，因而从不畏惧长时间的手术。"这句话对于切除斜坡脑膜瘤来说，再贴切不

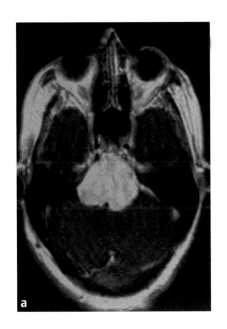
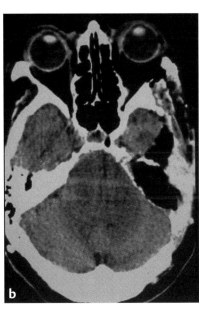

图9.2　MRI增强轴位。（a）显示向双侧延伸的斜坡脑膜瘤，肿瘤包绕基底动脉，向后压迫脑干。（b）术后CT中可见岩骨和肿瘤全切后，术区有骨性结构的缺失和脂肪填塞表现

过了。斜坡脑膜瘤位于颅底深处，被斜坡和颞骨所阻挡，体积常较大、包绕基底动脉及其穿支，各种并发症都有可能出现。但是，现代颅底入路与显微技术，已经让其切除变得安全有效。为了更好地避免并发症的发生，手术过程中一直需要保持精细的操作。

9.4.1　血管相关并发症

在手术过程中，必须对横窦、乙状窦和颞叶的引流静脉进行妥善细致的处理。跨越静脉窦进行操作时必须非常小心，分离静脉窦也必须非常谨慎；术中必须辨认并保护好颞叶的引流静脉。基底动脉及其穿支和分支往往被肿瘤包绕，对其保护是手术的关键步骤，需通过细心的瘤内减压后，在高倍放大的显微镜下，保持蛛网膜界面内的细致分离来实现。如果不存在蛛网膜界面，需要残留部分肿瘤。

9.4.2　颅神经相关并发症

后组颅神经麻痹会导致严重的术后病死率增加。术中对后组颅神经，必须尽可能予以保护，并在术后通过正规的吞咽功能评估，以便了解其具体功能。在恢复期，需要进行管饲。鉴于大多数神经功能都能在短期内恢复，我们不推荐早期胃空肠造瘘术，以避免相关并发症的发生。对于长期功能障碍者，声带注射术可能会有所帮助。为了保护第Ⅶ和第Ⅷ颅神经，术中应避免由外侧向内侧的牵拉，并保护其来自迷路动脉的血供。存在第Ⅶ颅神经功能障碍时，如果患者无法闭眼，必须予以相应的保护。如果同时伴有第Ⅴ颅神经功能障碍带来的角膜感觉缺失，会使情况变得更加棘手。在神经功能恢复的过程中，需行眼睑增重术（译者注：如上睑金片植入术）帮助闭眼和护眼。对于单耳听力丧失的患者，如果希望得到更好的声音定位，可以给予对侧信号传导系统辅助定位。第Ⅴ颅神经的神经根在中颅窝进入Meckel囊处可能会显著地移位，沿肿瘤方向打开Meckel囊外壁时需要非常小心。第Ⅵ颅神经在硬脑膜内向上，进入Dorello氏管后在硬脑膜下行走，因此在切除斜坡和岩尖骨质时容易损伤。斜坡脑膜瘤手术常会造成双侧外展神经同时损伤。对于第Ⅲ、第Ⅳ和第Ⅵ颅神经损伤者，建议患者在恢复过程中佩戴眼罩来避免复视及增加恢复机会。对于

眼球固定者，建议患者通过配戴眼镜或者通过矫正斜视手术来缓解症状。

9.4.3　脑干相关并发症

脑干的损伤，不论是软脑膜下的误伤还是血管损伤，都会带来灾难性的后果，需要非常小心和关注。在分离脑干和肿瘤的界面时，需要在足够的囊内减压仅留下薄层肿瘤时，再进行蛛网膜内分离，并在脑干表面保留一层蛛网膜。如果不存在蛛网膜界面，为了避免造成脑干功能障碍，最好保留小片肿瘤残余。

9.4.4　脑脊液漏

脑脊液漏是一种潜在的致命性并发症，为了避免其发生，需要在切除颅底肿瘤时对手术方案仔细地规划和执行。其中最重要的因素，是制作带血管蒂组织瓣进行重建。前文描述的岩骨入路中，为重建准备了带蒂的肌肉筋膜瓣和颞肌瓣。硬脑膜往往无法完好缝合关闭，需要使用良好的移植物修补，尤其对窦脑膜角处更加需要加强。对于岩尖和乳突处的缺损，需用脂肪填塞以消除无效腔。在全岩骨切除过程中，咽鼓管必须用脂肪和筋膜填塞和闭合。胶合剂可以加固已缝合的硬脑膜和固定填塞物，但无法取代带蒂瓣的重建功能。

当出现可疑的脑脊液漏时，必须紧急进行处理。首先，通过影像检查排除脑积水；其次，通过CT脑池造影明确诊断和缺损位置。一旦明确缺损的位置和范围，就可以据此选择最佳的处理方案。对于术后早期的小缺损造成的低流量脑脊液漏，可选择临时的腰大池引流。否则需要使用更加有活力的带蒂瓣进行修补。

9.4.5　胆脂瘤

在全岩骨切除术中，闭塞外耳道会造成医源性胆脂瘤的可能。为了避免其发生，必须彻底清除鼓膜等耳内残余结构。

9.5　早期与长期的术后管理

脑膜瘤的复发与切除程度直接相关，这已经得到大家的公认[13-15]。因此，力求最大努力争取肿瘤的全切。如果治疗的计划就是术中瘤内减压辅以术后

放疗，这就让患者同时承受手术和放疗的风险，让他们失去了获得治愈性切除的机会。即便如此，医生在术中已经尽了最大努力，也并不总能在保证患者安全的前提下实现肿瘤全切，我们有时不得不接受次全切除[16-19]。对于小块残留肿瘤，很多人推荐早期放疗，但我们认为最好进行观察随访。如果病变进行性生长，再根据复发的程度与患者的情况，决定是继续随访，还是再次手术，或者进行放疗。

参考文献

[1] Al-Mefty O. Operative atlas of meningiomas. Philadelphia, PA: Lippincott-Raven, 1998.

[2] Cushing H, Eisenhardt L. Meningiomas: their classification, regional behavior, life history, and surgical end results. Springfield, ILs:Charles C Thomas, 1938.

[3] Castellano F, Ruggiero G. Meningiomas of the posterior fossa. Acta Radiol Suppl, 1953, 104:1‐177.

[4] Yasargil M. Meningiomas of basal posterior cranial fossa. Vol 7.Vienna, VA: Springer-Verlag, 1980.

[5] Cherington M, Schneck SA. Clivus meningiomas. Neurology, 1966, 16 (1):86‐92.

[6] Mayberg MR, Symon L. Meningiomas of the clivus and apical petrous bone. Report of 35 cases. J Neurosurg, 1986, 65(2):160‐167.

[7] Bi WL, Brown PA, Abolfotoh M, et al. Utility of dynamic computed tomography angiography in the preoperative evaluation of skull base tumors. J Neurosurg, 2015, 123(1): 1‐8.

[8] Erkmen K, Pravdenkova S, Al-Mefty O. Surgical management of petroclival meningiomas: factors determining the choice of approach. Neurosurg Focus, 2005, 19(2):E7.

[9] Cho CW, Al-Mefty O. Combined petrosal approach to petroclival meningiomas. Neurosurgery, 2002, 51(3):708‐716, discussion 716‐718.

[10] Haddad GF, Al-Mefty O. The road less traveled: transtemporal access to the CPA. Clin Neurosurg, 1994, 41:150‐167.

[11] Snow RB, Kuhel W, Martin SB. Prolonged lumbar spinal drainage after the resection of tumors of the skull base: a cautionary note. Neurosurgery, 1991, 28(6):880‐882, discussion 882‐883.

[12] Pieper DR, Al-Mefty O. Total Petrosectomy Approach for Lesions of the Skull Base. Oper Techn Neurosurg, 1999, 2(2):62‐68.

[13] Simpson D. The recurrence of intracranial meningiomas after surgical treatment. J Neurol Neurosurg Psychiatry, 1957, 20(1):22‐39.

[14] Gousias K, Schramm J, Simon M. The Simpson grading revisited: aggressive surgery and its place in modern meningioma management. J Neurosurg, 2016, 125(3):551‐560.

[15] Almefty R, Dunn IF, Pravdenkova S, et al. True petroclival meningiomas: results of surgical management. J Neurosurg, 2014, 120(1):40‐51.

[16] Mathiesen T, Gerlich A, Kihlström L, et al. Effects of using combined transpetrosal surgical approaches to treat petroclival meningiomas. Neurosurgery, 2007, 60(6):982‐991, discussion 991‐992.

[17] Frostell A, Hakim R, Dodoo E, et al. Adjuvant stereotactic radiosurgery reduces need for retreatments in patients with meningioma residuals.World Neurosurg, 2016, 88:475‐482.

[18] Przybylowski CJ, Raper DM, Starke RM, Xu Z, Liu KC, Sheehan JP. Stereotactic radiosurgery of meningiomas following resection: predictors of progression. J Clin Neurosci, 2015, 22(1): 161‐165.

[19] Aboukais R, Zairi F, Reyns N, et al. Surgery followed by radiosurgery: a deliberate valuable strategy in the treatment of intracranial meningioma. Clin Neurol Neurosurg, 2014, 124:123‐126.

第十章　岩斜脑膜瘤

Danica Grujicic，*Rosanda Ilic*，*Teresa Somma*，*Rosa Maria Gerardi*，*Luigi Maria Cavallo*，*Dragan Savic*，*Mihailo Milicevic*
译者：南昌大学附属第一医院　洪涛

摘要：岩斜脑膜瘤位于脑深部，与重要的神经血管关系密切，是目前最具挑战的病变之一。患者可以无症状，也可因颅内压升高或者颅神经、小脑及脑干受压而出现相关症状。虽然手术方式的选择需依据患者和肿瘤的特点而定，但手术目标是需在遵循无神经损伤的前提下进行根治性切除。

立体定位放射治疗作为一种安全有效的治疗手段，可以很好地控制小型残余肿瘤。我们认为后颅窝肿瘤适合经乙状窦后入路，向颅中窝生长的肿瘤适合经翼点、颞下和眶颧入路。术后随访可依照神经肿瘤学原则进行。

关键词：岩斜脑膜瘤、乙状窦后入路、立体定位放射外科、经岩骨入路。

10.1　概述

岩斜脑膜瘤是指起源于斜坡上2/3、中线侧方，在岩斜坡交界处与三叉神经中间区域的肿瘤[1-4]。该区域肿瘤因其深在的位置，且与重要神经血管结构关系密切，是神经外科医生一贯的挑战。岩斜脑膜瘤虽然比较罕见，只占据全部颅内肿瘤的0~15%，以及后颅窝脑膜瘤的3%~10%。然而，该区域肿瘤一直是神经外科界争论的"热门"话题之一，主要是关于手术入路的选择以及是否应用日益广泛的立体定向放射外科治疗。

岩斜脑膜瘤由于生长速度缓慢，缺乏相关的症状，早期发病较为隐匿，等到诊断时已延伸至海绵窦后部和中颅窝，并累及岩尖和Meckel腔。蝶岩斜脑膜瘤可累及整个海绵窦（包括海绵窦前部）、蝶鞍和整个颅中窝，有时还会侵袭双侧海绵窦，并累及斜坡和蝶窦[2,3]。本章节也会涉及这些肿瘤的治疗。后颅窝其余部位的脑膜瘤，包括斜坡脑膜瘤（中斜坡）、枕骨大孔脑膜瘤（下1/3斜坡）、前后岩骨脑膜瘤（三叉神经侧方），这些肿瘤与真正的岩斜脑膜瘤解剖位置不同，本章节将不会涉及[1]。

10.2　解剖学要点

岩斜脑膜瘤生长于颅后窝，它们向后生长占据脑干和小脑半球之间的空间，向侧方挤压椎体，向前方挤压斜坡。通常，以常见方式使得重要的血管和神经移位，如第Ⅲ、Ⅳ颅神经被肿瘤推挤向上，第Ⅴ、Ⅶ颅神经被推挤至后外侧，第Ⅵ颅神经向内侧移位[5]，后组颅神经（Ⅸ~Ⅺ）则位于肿瘤的末端。这些神经会随着肿瘤逐渐生长而被包绕，然而患者却很少出现显著的颅神经麻痹症状。这也是岩斜脑膜瘤手术导致死亡的最常见因素，因此在术前对神经进行准确定位具有重要意义，高分辨率磁共振白质纤维束成像对于识别移位和（或）被包绕的颅神经，是一种很有前景的工具[6,7]。

岩斜脑膜瘤最重要的特征之一是它与脑干的关系，通常脑干连同椎基底动脉及其分支被肿瘤向后方和对侧推移。MRI T2加权像有助于识别肿瘤与脑干之间的蛛网膜层，它提示肿瘤与脑干之间存在的腔隙，预示着更有利于肿瘤切除；这一影像学标志的缺失提示这层边界被破坏，可能导致肿瘤切除过程中损伤脑干和穿支血管的概率更高[8,9]。

蝶岩斜脑膜瘤是延长范围最为广泛的病变，它可累及一侧或双侧海绵窦，与视神经、视交叉和颈内动脉及其分支关系密切。

10.3　临床表现

岩斜脑膜瘤患者会呈现颅内压力增高所致的非特异临床症状，可因肿瘤占位或梗阻性脑积水所致，也可表现为颅神经、小脑和脑干受压所致的特异性临床症状[10,11]。头痛是最常见的主诉，小脑相关症状是最常见的临床体征[12-15]。第Ⅴ颅神经（约65%）[3,16]、第Ⅷ颅神经[3]（51.5%）最常受累，主要表现为面部麻木、三叉神经痛或听力丧失[13,17]。24.4%~50%的患者表现为面神经麻痪[2, 11, 14, 16]。在一半以内的病例中[2, 11, 18]，后组颅神经较少受累（28.6%），第Ⅲ、Ⅳ和Ⅵ颅神经也较少受累（18.3%）。15%~57%的患者由于脑干运动传导束受压而出现痉挛性麻痹。

10.4 术前评估

CT是诊断颅内病变的首选检查。病变显示为高密度，通常有明显强化。CT序列的"骨窗像"有利于评估颅底解剖学结构，识别骨质增生、骨质侵蚀以及肿瘤钙化（图10.1）。头颅增强MRI是评价肿瘤性质的标准，并可用来衡量肿瘤与神经血管结构及脑组织的结构关系。岩斜脑膜瘤在T1加权像上通常表现为等信号，在T2加权像和水抑制成像（FLAIR）上表现为高信号，增强后强化显著且均匀。T2加权像至关重要，它可以用来识别肿瘤与脑干之间是否存在完好的蛛网膜层，是否有脑干水肿，若有血管侵蚀影，则提示预后不佳。静脉造影可以用来有效地评估横窦和乙状窦的大小及其侧支循环以及主要的静脉血管，主要是Labbe静脉的解剖结构。MRA、CTA和DSA可以用来评估基底动脉、颈内动脉及其分支的移位、狭窄或闭塞以及肿瘤的血供情况[14]。头颅增强MKI也可以用来有效地评估静脉结构（图10.2）。

众所周知，脑膜瘤血供丰富，可能导致术中大量出血，但在处理颅底肿瘤时，如岩斜脑膜瘤，我们无法在肿瘤减压之前完全阻断其血供。这些病变的血供通常由脑膜垂体干的斜坡段分支和颈外动脉的分支提供。对于血供丰富的肿瘤，可以在术前7~10天行血管内栓塞术。来自脑膜垂体干的血供很难被阻断，单纯针对颈外动脉分支的栓塞须很谨慎，因其可能使残余血管的血流量增加而引起术中大出血[19, 20]。血管内栓塞有时会引起瘤内坏死和出血，导致肿瘤体积增大和占位效应增强。因此无论术前磁共振成像是否显示有脑干水肿，都应避免进行血管内栓塞[21]。颅神经血供被意外阻断也可能并发相应的神经麻痹症状。

笔者尝试以肿瘤硬脑膜附着处为靶点，利用立体定向放射外科方式以减少肿瘤血供。在放疗后2~3个月再行手术，肿瘤血供会明显减少，但也会使肿瘤质地更加坚韧。

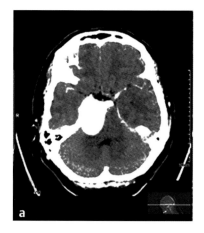
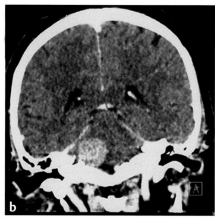

图10.1 （a，b）CT扫描显示右侧蝶-岩斜高密度病灶，增强扫描后明显强化，未见明显的骨质侵蚀或钙化。病灶占据了脑干和右侧小脑半球后侧之间的空间，在后颅窝颞骨岩锥部侧方和斜坡前方。肿瘤向中颅窝内延伸至双侧海绵窦

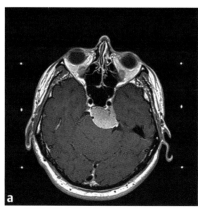
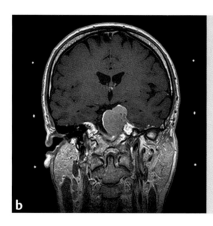

图10.2 一位62岁男性颅脑磁共振增强图像。（a）轴位T1加权像和（b）冠状位T1加权像，显示左侧岩斜肿瘤，增强后显著强化。肿瘤从左侧斜坡延伸至岩斜交界处，并累及左侧海绵窦后部

最后，对所有患者术前必须常规行标准听力阈检查，并仔细评估其他颅神经的功能，因为这对我们手术入路的选择至关重要。

10.5 手术适应证

20世纪70年代之前，人们一直认为岩斜脑膜瘤无法通过手术切除[1, 22, 23]，并且通常将其描述为持续进展、最终致命的疾病。如今，我们可以获取更多有关这些肿瘤自然病史的数据。对未经治疗的岩斜脑膜瘤体积进行分析，发现其生长速度为0.81～2.38cm/年，76%的患者被诊断为进展性肿瘤，其中63%的患者表现为神经功能损害[9, 12]。

这些数据提示，对于这些患者，我们须精心制订治疗方案。"观察和等待"只适合肿瘤体积很小的老年患者或者有严重合并症而无法进行手术或放疗的患者。如果这些患者出现梗阻性脑积水，可考虑行侧脑室腹腔分流术。

治疗方案的选择是另一个重要方面。在这个立体定向放射外科治疗盛行的时代，伽马刀可以治疗体积小、位置深的肿瘤。数项研究显示，立体定向放射外科治疗可对肿瘤进行良好的局部控制，5年和10年后的控制率分别可达到80.0%～91.2%和77.2%～81.0%[24, 25]。

存在一些关于放疗后肿瘤会发生间变恶化的担忧，然而一些为期10～15年的随访研究显示恶变率仅为2.2%。由于在未放疗的脑膜瘤中恶变率也很低，所以只有进一步进行病理组织学分析研究，才能准确评价立体定向放射外科治疗的晚期不良反应。

单纯立体定位放射外科治疗方法是治疗老年小型岩斜区脑膜瘤的理想方案，这归因于其对肿瘤生长控制好，且使肿瘤在老年人寿命范围年限内恶性转化率低。

对于年轻患者，一方面，应选择的治疗方案是根治性手术切除，因为这样有机会获得痊愈而不需后续治疗。另一方面，我们不能为了肿瘤全切而牺牲神经功能，如前所述，对于肿瘤残留非常小的患者，单纯立体定向放射治疗是一种理想的治疗方式，它能较好地控制肿瘤生长。目前仍有很多有关岩斜脑膜瘤的分类方法和治疗方案，但都未得到普遍认可[15]。

根据研究者的经验，患者在确诊时如果已有脑积水所引起的颅内压升高症状，应行侧脑室腹腔分流术。他们建议在分流术后7～14天切除肿瘤，这样可使大脑充分解压，在手术时更易接近深部的肿瘤。

手术入路的选择应交由经验丰富的外科医生团队。岩斜脑膜瘤最佳的手术入路仍存在争议，这取决于肿瘤的位置、大小和范围，以及患者的年龄、神经功能状态，尤其是听力和面神经功能，以及神经外科医生的手术偏好[26-29]。

目前可以考虑两类主要入路。第一类包括"标准"经颅入路如乙状窦后入路，可用于治疗后颅窝肿瘤；经翼点、颞下、眶颧入路用于治疗向中颅窝延伸生长的肿瘤。第二类是颅底入路，这种入路需磨除大量的颅底骨质如经岩骨入路（前、后和联合入路）。

最好的手术方案是既能最大范围显露肿瘤，又能在代价最小的情况下，最大限度地切除肿瘤。

10.6 手术技术

10.6.1 乙状窦后入路

在那不勒斯大学"费德里科"和贝尔格莱德塞尔维亚临床中心神经外科诊所（笔者所在机构），对于没有明显延展至中颅窝的肿瘤，首选乙状窦后入路治疗（图10.3），而当有广泛的中颅窝延伸生长时，采用两步入路，即联合乙状窦后入路和额颞入路切除肿瘤[29, 30]。脑干减压是治疗岩斜脑膜瘤的关键步骤，应首先切除位于幕下部分的肿瘤（图10.4）。乙状窦后入路的主要优点在于其操作较简单，且避免磨除岩骨，降低面神经、前庭神经损伤和术后脑脊液（CSF）漏的风险。Samii主张所谓的"乙状窦后-内耳道上入路"，就是磨除在内耳道前上方的岩骨，以扩大Meckel腔和三叉神经的视野，并且切开小脑幕增加对幕上肿瘤的显露[30]。

对于无脑积水和未行侧脑室腹腔分流的患者，手术时首选半坐位，而坐位适用于后颅窝较小或侧脑室腹腔分流术后的患者。这些患者若采用公园长椅体位，手术时可能需要切除小脑半球的外侧部分（1/4）。

行标准枕下乙状窦后入路开颅术，暴露整个横窦和乙状窦，必要时切除乳突小房。切除向尾侧延伸生长的更大肿瘤时，还应切除枕骨大孔后缘，

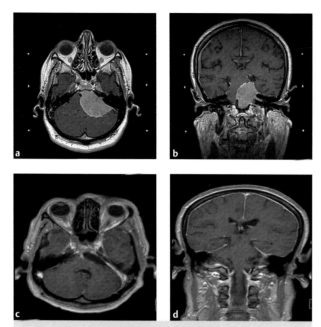

图10.3 一位62岁女性颅脑磁共振增强图像。（a）轴位T1加权像。（b）冠状位T1加权像。研究显示左侧蝶–岩斜较大并伴有明显强化的病灶。它起源于斜坡左侧和岩斜交界处并向中颅窝延伸生长。肿瘤将脑干和左小脑半球向后方和对侧推挤，包绕了左侧第Ⅴ颅神经的起始段，并累及双侧海绵窦。（c）术后轴位T1加权像。（d）术后冠状T1加权像。显示经乙状窦后入路对肿瘤进行了次全切除。双侧海绵窦还有残余肿瘤

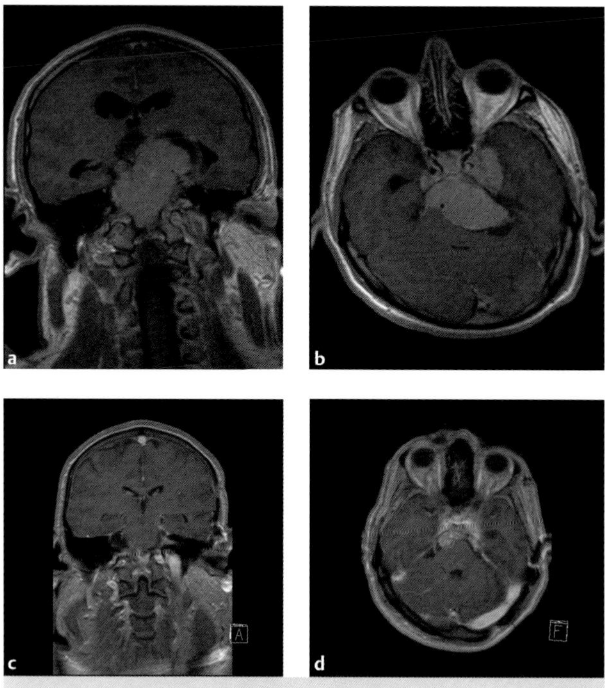

图10.4 一位32岁男性颅脑磁共振增强图像。（a）冠状位T1加权像。（b）轴位T1加权像。显示一巨大左侧蝶–岩斜肿瘤伴有明显强化。肿瘤从斜坡左侧和岩斜交界处一直延伸至对侧中颅窝。肿瘤将脑干和左侧小脑半球向后方和对侧推挤，累及蝶鞍区和双侧海绵窦并压迫左颞叶。（c）术后冠状位T1加权像。（d）术后轴位T1加权像。显示肿瘤经联合入路后被次全切除。经乙状窦后入路切除幕下肿瘤，经颞下入路切除幕上肿瘤。残留肿瘤主要位于上斜坡、蝶鞍区及双侧海绵窦

暴露寰椎后弓，这对肿瘤的切除非常必要。术中进行躯体感觉诱发电位、面部肌电图和脑干听力诱发电位监测。打开硬脑膜后，开放小脑延髓池，释放脑脊液，此时小脑半球很容易回缩，从而可以暴露位于桥脑小脑角区的肿瘤。这时可以辨认从肿瘤后方走行的三叉神经、面神经、听神经。肿瘤切除时应先从肿瘤上极，沿内侧方向，从小脑幕和骨缘起始，移向脑干（图10.5）[31]。

该入路可以在颅神经出入骨或硬脑膜附近被早期识别。如果一开始看不到神经，应进行多次直接刺激从而分块切除肿瘤，避免损伤神经。对于体积较小的肿瘤，后组颅神经识别起来比较容易，这类肿瘤也较容易切除；但对于体积较大的肿瘤，因其尾端可能紧贴或者包绕后组神经，所以需要额外谨慎地保护它们。肿瘤切除应沿着蛛网膜层进行。在从颅神经和脑干表面切除肿瘤时，必须保护好蛛网膜层，因为对脑干和小穿支动脉的损伤是导致严重后果的主因[26]。对于幕上延伸生长较少且蛛网膜平

面完好的肿瘤，在切除其幕下部分后，肿瘤可随其上端部分下落而被剥离。为扩大暴露范围，可切开小脑幕，但应注意避免损伤滑车神经[32]。对于延伸至Meckel腔的肿瘤，也可以用Samii描述的乙状窦后–内耳道上入路进行切除[31]。

同样的原则也适用于采用公园长椅或侧卧位体位进行手术的患者，但即使释放了小脑延髓池的脑脊液后，小脑半球的回缩仍可能是问题，因此这种体位只适用于因相关合并症而无法取坐位的患者和已行侧脑室腹腔分流的患者。为了更好地松弛大脑，对未行侧脑室腹腔分流的患者术前应行腰大池外引流。

在有幕上延伸生长的肿瘤病例中，第二次手术经额颞入路。患者取仰卧位，放置腰大池外引流以松弛大脑，尽量减少牵拉，行标准的经额颞开颅术。开放硬脑膜和显露肿瘤后，尝试在入脑膜处定位颈内动脉和视神经。有时很难定位被肿瘤组织包绕的颈内动脉和视神经，但在低功率超声外科吸引

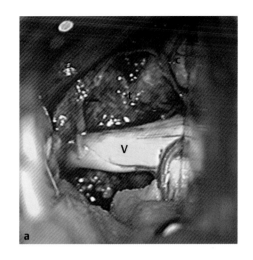
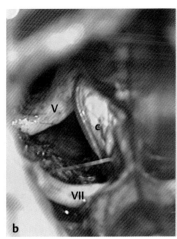

图10.5 经乙状窦后入路术中图片，显示打开硬脑膜并开放小脑延髓池后（a）肿瘤切除前和（b）肿瘤切除后，小脑半球（c）很轻易地回缩并显露位于桥脑小脑角区的肿瘤（t）。可识别走行于肿瘤后方的第Ⅴ（V）和第Ⅶ（Ⅶ）对脑神经

器（CUSA）的协助下，结合锐性分离，它们可被保存。对走行在小脑幕边缘的动眼神经和滑车神经的保护也很重要。如有需要，可减压对侧颈动脉和视神经。我们通常不会尝试切除海绵窦区肿瘤，因为这可能导致无法接受的颅神经损伤后果。

10.6.2 经岩骨入路

该入路可广泛显露颅底，主要通过切除骨质从而更少地牵拉大脑，以获得更好的岩斜区术野，可以更好地显露肿瘤。经岩骨入路可有多种变体，其选择取决于肿瘤向幕上延伸生长的范围、是否侵犯海绵窦及Meckel腔、术前听力功能以及肿瘤与内耳道的关系。尽管这些入路导致颅神经损伤、脑脊液漏和感染的风险更高，但若由经验丰富的颅底神经外科医生实施手术操作，一次手术便可最大程度地切除幕上/幕下脑膜瘤[33]。

10.6.3 岩前入路

岩前入路从上方暴露岩斜区，适合不伴有肿瘤主体向幕下扩展生长及向外侧扩展生长至内耳道的肿瘤[28]。该入路能使术者很好地观察到中颅窝、Meckel腔、上1/3斜坡和脑干腹侧部，可以直达硬脑膜附着处并阻断脑膜垂体干血供。它最初是由Kawase在治疗基底动脉顶端动脉瘤时定义的，被认为可能是对主要累及Meckel腔病变的最佳外科手术入路[34]。

患者取仰卧位，旋转头部，使颞骨成为术野的最高点。这样会有助于颞叶在重力下回缩。为了更好地松弛大脑，可以同时放置腰大池外引流。作标准皮肤切口暴露颧弓和颞区。切除颧弓，沿中颅窝底开颅，越过蝶骨翼。沿着中颅窝底分离硬脑膜，直至显露脑膜中动脉，将其电凝并离断。进一步分离硬脑膜以便暴露出重要的解剖标志，即位于卵圆孔处的三叉神经第三分支、岩浅大神经（GSPN）、海绵窦外侧壁以及三叉神经第三和第二分支。应谨慎避免对GSPN进行过多的操作，因为它会对面神经节造成牵拉损伤。在此可见半月节（Meckel's Cave），并且可以识别Glasscock's和Kawase's三角。磨除颈动脉内侧的岩尖骨质，从三叉神经压迹延伸至内耳道，暴露后颅窝硬脑膜。沿着颞叶基底部开放硬脑膜。电凝并离断岩上窦，切开小脑幕，避免损伤滑车神经。如此可进入后颅窝并显露肿瘤。分块切除肿瘤时，须留意蛛网膜层，避免将肿瘤从增厚的蛛网膜层上过度剥离，从而损伤其覆盖的神经血管结构和脑干。另外，由于高手术损伤率，因此不建议切除海绵窦内的肿瘤，该部分肿瘤可在后期通过立体定向放射外科治疗。最后，为了避免脑脊液漏，必须严密缝合和逐层重建。

10.6.4 岩后入路

与岩前入路相比，岩后入路可获得更充分的后颅窝术野[28]。尽管文献中描述了这种方法的许多变体，但都是对传统乳突切除术的改良。它结合颞骨开颅术、乙状窦前骨质磨除和乙状窦后外侧小骨窗开颅术，对颞叶的牵拉最小。岩骨磨除的范围取决于听力功能。对于听力尚存的患者，最好采用迷路后入路；若听力已经丧失，则可采用经迷路入路。经耳蜗入路需要切除耳蜗、封闭耳道和暴露面神经，因此，由于面神经损伤的风险性很高，对于极少数听力功能丧失和已有不可逆性面神经麻痹的患者，可选择此入路。乙状窦移位非常重要，因此应充分暴露至颈静脉球，一些解剖变异，譬如手术侧为优势侧或单一乙状窦，横窦与窦汇分离，以及Labbe静脉的解剖异常都可能使入路复杂化。

患者的体位与前述的岩前入路相似。切除颧弓，在横窦上钻孔，经颞部和乙状窦后开颅。磨除乳突，去除乳突小房，暴露乙状窦前硬脑膜，乙状窦和骨迷路应完整保留。沿着颞叶底部开放硬脑膜，弧形向下至乙状窦前间隙。在颞叶和小脑之间轻柔牵拉以横断岩上窦。应注意避免损伤Labbe静脉。最后，切开小脑幕至滑车神经小脑幕入口后缘。该入路贯通颅中窝和颅后窝，使得一次手术切除幕上、幕下延伸生长的岩斜脑膜瘤成为可能。肿瘤切除后，硬脑膜需要严密缝合，可用缝线、自体或合成移植物和纤维蛋白胶缝合。开放的乳突小房和中耳腔隙可用自体脂肪、肌肉和纤维蛋白胶进行封闭。

联合岩骨入路是经前、后岩骨的综合入路，结合了两种入路的优势。

在现今这个现代化的外科时代，各种微创技术层出不穷，因此微创切除岩斜脑膜瘤的技术也一直在改进中。联合颞下及乙状窦后锁孔入路[35]和内镜或内镜辅助技术[36]的临床实践获得了令人满意的结果。

10.7 并发症

近几十年来，随着先进技术的引进和神经外科手术以及术中监测技术的改进，手术治疗岩斜坡脑膜瘤的预后显著改善，死亡率和致残率也随之降低。

在最近的一系列研究中，手术死亡率降至5%以下[3]，死亡原因很可能与脑干水肿和缺血有关，这多因脑干相关操作引起穿支血管的损伤所致[37]。后组颅神经损伤也会导致严重的吞咽和呼吸障碍。在这个区域避免"根治性"切除肿瘤是非常重要的，外科医生须重视覆盖在脑干与神经血管结构表面那层增厚的蛛网膜。长时间和不当牵拉会造成颞叶与小脑半球肿胀。经岩骨入路最大限度地减少了对大脑的操作，通过磨除骨质而不是牵拉大脑来获取空间。在标准的经颅入路中，腰大池外引流可获得额外空间。要特别注意保护静脉血管，尤其是Labbe静

脉；然而，牺牲小脑侧面和上表面的静脉并不会出现并发症。

当不能确定对侧乙状窦是否通畅以及通过窦汇的血流是否正常时，结扎乙状窦可能引起致命的并发症[2]。

在岩斜脑膜瘤切除术中，第Ⅲ～Ⅻ颅神经都有可能受到损伤[10]。外科医生应牢记神经可能被肿瘤挤压移位或包绕，因此术前通过仔细分析MRI来定位神经是很重要的。动眼神经一般很少受累和损伤。由于滑车神经很脆弱，切开小脑幕时可能导致滑车神经损伤。

三叉神经麻痹会导致痛觉丧失、三叉神经痛或角膜感觉丧失，以及随后的角膜炎。

经乙状窦后入路中，在切除肿瘤之始便可以识别面神经，因此保留面神经不成问题，尽管手术操作可能会导致面神经出现短暂性麻痹，但一般恢复良好。在经耳蜗入路中，由于损伤面神经的风险很高，因此很少使用。

对于听力正常的患者，应保留第Ⅷ颅神经、内耳道及其血供，磨除岩骨锥体仅限于经迷路后入路。

脑脊液漏是颅底入路的常见并发症，恰当的闭合可以避免。在脑脊液漏患者中脑膜炎的发生率约为20%，因此我们认为应预防性地使用抗生素。头部抬高、腰椎穿刺持续脑脊液引流有助于阻止其渗漏。如果存在持续性的脑脊液漏，应将脑积水作为潜在因素进行评估，并适当行分流治疗。

10.8 术后早期和长期管理

治疗复杂肿瘤，如岩斜坡脑膜瘤，需要神经外科医生和麻醉师的密切合作，并配备设施完善的重症监护室。尽管有先进的技术保障和经验丰富的外科团队，这些患者术后的早期管理仍不简单。笔者建议，如果可行，术后应立即促醒患者。如果放置了腰椎穿刺外引流，可以将其保留几天，这有助于脑脊液分流。如果患者通过坐立位进行肿瘤切除，建议行高压氧治疗气颅。

对于长期气管插管和/或伴有术后吞咽障碍的患者，必须行气管切开和经皮内镜胃造瘘术，以避免肺炎、误吸和营养不良等并发症。

早期活动可预防肺部并发症、深静脉血栓形

成，并使脑脊液正常流动。

根据通用神经肿瘤学原则[38]，进行术后个体化长期管理。我们建议在术后48h内或3个月后行MRI检查，以评估肿瘤切除程度，并以此为基准。随后，我们建议每年进行1次MRI比对，直至术后5年，之后每2年对无肿瘤残留的患者进行一次MRI检查。

对于残留较小的肿瘤，可采用立体定向放射治疗及以6个月为周期的MRI随访观察。一系列35项回顾性研究显示，初次立体定向放射手术后5年肿瘤无进展生存率为86%～100%[39]。

对于在这个部位很少发现的Ⅱ级脑膜瘤，若有残存肿瘤的证据，建议在完全切除和部分切除或立体定向放射治疗后进行6个月的随访，随访方案类似。

如果肿瘤发生进展，应考虑再次手术，但由于先前手术所致的粘连和瘢痕，再次根治性切除的可能性较小。

10.9 结论

岩斜脑膜瘤因为其特殊的部位，是最具挑战的疾病之一；成功治疗这些肿瘤最重要的方面不仅在于手术入路的选择，更在于选择一名经验丰富的神经外科医生，懂得如何预见和避免并发症的发生。治疗计划应根据肿瘤和患者的特点进行个体化定制，不能一味追求根治性切除而不顾及神经损伤。立体定向放射外科是一种有效、安全地治疗小型残留肿瘤的方法。我们推荐单纯经乙状窦后入路，或联合额颞部开颅术治疗向幕上广泛延伸生长的肿瘤，因为这是最简单有效的手术策略。随访应根据神经肿瘤学原则进行[33]。

参考文献

[1] Castellano F, Ruggiero G. Meningiomas of the posterior fossa. Acta Radiol Suppl, 1953, 104:1‐177.

[2] Al‐Mefty O. Operative atlas of meningiomas. Philadelphia, PA: Lippincott‐Raven, 1998.

[3] Almefty R, Dunn IF, Pravdenkova S, et al. True petroclival meningiomas: results of surgical management. J Neurosurg, 2014, 120(1):40‐51.

[4] Mayberg MR, Symon L. Meningiomas of the clivus and apical petrous bone. Report of 35 cases. J Neurosurg, 1986, 65(2):160‐167.

[5] Kshettry VR, Lee JH, Ammirati M. The Dorello canal: historical development, controversies in microsurgical anatomy, and clinical implications. Neurosurg Focus, 2013, 34(3):E4.

[6] Yoshino M, Abhinav K, Yeh FC, et al. Visualization of cranial nerves using high‐definition fiber tractography. Neurosurgery, 2016, 79(1): 146‐165.

[7] Yang K, Ikawa F, Onishi S, et al. Preoperative simulation of the running course of the abducens nerve in a large petroclival meningioma: a case report and literature review. Neurosurg Rev, 2017, 40(2):339‐343.

[8] Pirayesh A, Petrakakis I, Raab P, et al. Petroclival meningiomas: magnetic resonance imaging factors predict tumor resectability and clinical outcome. Clin Neurol Neurosurg, 2016, 147:90‐97.

[9] Van Havenbergh T, Carvalho G, Tatagiba M, et al. Natural history of petroclival meningiomas. Neurosurgery, 2003, 52(1):55‐62, discussion 62‐64.

[10] Landriel F, Black P. Meningiomas. In: Ellenbogen RG, Abdulrauf SI, Sekhar LN, ed. Principles of Neurological Surgery. Philadelphia, PA: Elsevier Saunders, 2012.

[11] Ramina R, Fernandes YB, Neto CM, et al. Petroclival meningiomas: diagnosis, treatment, and results. In: Ramina R, de Aguiar PHP, Tatagiba M, ed. Samii's Essential in Neurosurgery. Berlin: Springer, 2008.

[12] Hunter JB, Yawn RJ, Wang R, et al. The natural history of petroclival meningiomas: a volumetric study. Otol Neurotol, 2017, 38(1): 123‐128.

[13] Kaku S, Miyahara K, Fujitsu K, et al. Drainage pathway of the superior petrosal vein evaluated by CT venography in petroclival meningioma surgery. J Neurol Surg B Skull Base, 2012, 73(5):316‐320.

[14] Zhao X, Yu RT, Li JS, et al. Clinical value of multi‐slice 3‐dimensional computed tomographic angiography in the preoperative assessment of meningioma. Exp Ther Med, 2013, 6(2):475‐478.

[15] Coppens J, Couldwell W. Clival and petroclival meningiomas. In: DeMonte F, McDermott MW, Al‐Mefty O, eds. Al‐Mefty's Meningiomas. New York, NY: Thieme, 2011:270‐282.

[16] Park CK, Jung HW, Kim JE, et al. The selection of the optimal therapeutic strategy for petroclival meningiomas. Surg Neurol, 2006, 66(2):160‐165, discussion 165‐166.

[17] Yasargil MG, Mortara RW, Curcic M. Meningiomas of basal posterior cranial fossa. Vienna, Austria: Springer, 1980.

[18] Kim JW, Kim DG, Se YB, et al. Gamma Knife radiosurgery for petroclival meningioma: Long-term outcome and failure pattern. Stereotact Funct Neurosurg, 2017, 95(4):209－215.

[19] Hirohata M, Abe T, Morimitsu H, et al. Preoperative selective internal carotid artery dural branch embolisation for petroclival meningiomas. Neuroradiology, 2003, 45(9):656－660.

[20] Shah A, Choudhri O, Jung H, et al. Preoperative endovascular embolization of meningiomas: update on therapeutic options. Neurosurg Focus, 2015, 38(3):E7.

[21] Kusaka N, Tamiya T, Sugiu K, et al. Combined use of TruFill DCS detachable coil system and Guglielmi detachable coil for embolization of meningioma fed by branches of the cavernous internal carotid artery. Neurol Med Chir (Tokyo), 2007, 47(1):29－31.

[22] Cushing H. Meningiomas: their classification, regional behaviour, life history, and surgical end results. New York, NY: Hafner Pub. Co., 1962.

[23] Krenkel, et al. Handbuch der Neurochirurgie. 1968.

[24] Starke RM, Nguyen JH, Rainey J, et al. Gamma Knife surgery of meningiomas located in the posterior fossa: factors predictive of outcome and remission. J Neurosurg, 2011, 114(5):1399－1409.

[25] Starke RM, Przybylowski CJ, Sugoto M, et al. Gamma Knife radiosurgery of large skull base meningiomas. J Neurosurg, 2015, 122(2):363－372.

[26] Xu F, Karampelas I, Megerian CA, et al. Petroclival meningiomas: an update on surgical approaches, decision making, and treatment results. Neurosurg Focus, 2013, 35(6):E11.

[27] Abdel Aziz KM, Sanan A, van Loveren HR, et al. Petroclival meningiomas: predictive parameters for transpetrosal approaches. Neurosurgery, 2000, 47(1):139－150, discussion 150－152.

[28] Erkmen K, Pravdenkova S, Al-Mefty O. Surgical management of petroclival meningiomas: factors determining the choice of approach. Neurosurg Focus, 2005, 19(2):E7.

[29] Terasaka S, Asaoka K, Kobayashi H, et al. [Natural history and surgical results of petroclival meningiomas]. No Shinkei Geka, 2010, 38(9):817－824.

[30] Samii M, Gerganov V, Giordano M, et al. Two step approach for surgical removal of petroclival meningiomas with large supratentorial extension. Neurosurg Rev, 2010, 34(2):173－179.

[31] Samii M, Tatagiba M, Carvalho GA. Retrosigmoid intradural suprameatal approach to Meckel's cave and the middle fossa: surgical technique and outcome. J Neurosurg, 2000, 92(2):235－241.

[32] Watanabe T, Katayama Y, Fukushima T, et al. Lateral supracerebellar transtentorial approach for petroclival meningiomas: operative technique and outcome. J Neurosurg, 2011, 115(1):49－54.

[33] Little KM, Friedman AH, Sampson JH, et al. Surgical management of petroclival meningiomas: defining resection goals based on risk of neurological morbidity and tumor recurrence rates in 137 patients. Neurosurgery, 2005, 56(3):546－559, discussion 546－559.

[34] Ichimura S, Kawase T, Onozuka S, et al. Four subtypes of petroclival meningiomas: differences in symptoms and operative findings using the anterior transpetrosal approach. Acta Neurochir (Wien), 2008, 150(7):637－645.

[35] Zhu W, Mao Y, Zhou LF, et al. Combined subtemporal and retrosigmoid keyhole approach for extensive petroclival meningiomas surgery: report of experience with 7 cases. Minim Invasive Neurosurg, 2008, 51(2):95－99.

[36] Beer-Furlan A, Abi-Hachem R, Jamshidi AO, et al. Endoscopic trans-sphenoidal surgery for petroclival and clival meningiomas. J Neurosurg Sci, 2016, 60(4):495－502.

[37] Pintea B, Kandenwein JA, Lorenzen H, et al. Differences in clinical presentation, intraoperative findings and outcome between petroclival and lateral posterior pyramid meningioma. Clin Neurol Neurosurg, 2016, 141:122－128.

[38] Goldbrunner R, Minniti G, Preusser M, et al. EANO guidelines for the diagnosis and treatment of meningiomas. Lancet Oncol, 2016, 17(9): e383－e391.

[39] Rogers L, Barani I, Chamberlain M, et al. Meningiomas: knowledge base, treatment outcomes, and uncertainties. A RANO review. J Neurosurg, 2015, 122(1):4－23.

第十一章　嗅沟脑膜瘤

Daniel M. Prevedello，*Alaa S. Montaser*，*Matias Gómez G.*，*Bradley A. Otto*，*Ricardo L. Carrau*
译者：首都医科大学附属北京同仁医院　康军　重庆医科大学附属第一医院　杨刚

摘要：嗅沟脑膜瘤（OGMs）是一类在临床表现、神经系统检查、手术方式、治疗结果以及与治疗相关并发症等方面与其他颅内占位病变不同的特殊肿瘤。

与其他前颅底脑膜瘤类似，嗅沟脑膜瘤的首选治疗方式是手术切除，但如何最大程度切除肿瘤同时最大限度减低手术的并发症，特别是保护患者的嗅觉功能仍具有很大的挑战性。嗅沟脑膜瘤的手术入路包括：①额下入路：单/双侧额开颅或经基底入路。②前外侧入路：经额外侧入路（联合翼点及额下）。③外侧入路：经翼点入路。④腹侧入路：内镜经鼻入路（EEA）。以上各种入路都有其优势及缺陷。

选择合适的手术治疗策略需要根据患者肿瘤的特点以及病情决定。另外，术者的手术经验、多学科团队的协作、完善的手术设备和器械、合适的病例选择以及充分的术前计划对于取得最佳的治疗效果也至关重要。

随着现代显微外科技术的提高，嗅沟脑膜瘤切除手术的整体并发症在逐渐下降。嗅沟脑膜瘤术后的长期随访是监测肿瘤复发的关键。初次手术肿瘤切除的程度是嗅沟脑膜瘤术后早期及晚期复发的最关键的影响因素。因此，嗅沟脑膜瘤的Simpson Ⅰ级切除是切除肿瘤的最终目标。

在实践过程中，对于有嗅觉功能的大型嗅沟脑膜瘤患者，笔者倾向于采用单侧额外侧入路切除。内镜经鼻入路（EEA）主要应用于丧失嗅觉的小型或大型嗅沟脑膜瘤患者。经眉弓切口的眶上额下入路主要应用于具有嗅觉功能的小型嗅沟脑膜瘤患者。对于巨大嗅沟脑膜瘤，为了全切肿瘤可以采用一期内镜经鼻入路，二期行额外侧入路开颅切除肿瘤。

关键词：嗅沟脑膜瘤、前颅底脑膜瘤、手术入路、内镜经鼻入路、内镜颅底手术、治疗效果、并发症、复发。

11.1　概述

脑膜瘤是一种缓慢生长的良性肿瘤，约占颅内原发肿瘤的20%，其中嗅沟脑膜瘤占所有颅内脑膜瘤的8%~13%。Cruveilhier于1835年于其著作《解剖学概论》中最早报道了嗅沟脑膜瘤，Francesco Durante于1885年首次成功完成了嗅沟脑膜瘤的手术切除[1-4]。

嗅沟脑膜瘤（OGMs）是一类在临床表现、神经系统检查、手术方式、治疗结果以及与治疗相关并发症等方面与其他颅内占位病变不同的特殊肿瘤。根据其大小（最大直径）可以将嗅沟脑膜瘤分为：小型（<2cm）、中型（2~4cm）、大型（4~6cm）、巨大型（>6cm）。巨大型嗅沟脑膜瘤因其术后并发症高及脑损伤程度大，外科切除非常棘手[5]。

11.2　病变特点的术前评估

11.2.1　解剖特征

理解肿瘤的生长方式以及其与周围重要神经血管结构的毗邻关系对于嗅沟脑膜瘤的切除至关重要。嗅沟脑膜瘤多起源于中线结构区的筛板、额蝶缝的脑膜上皮帽状细胞，可沿鸡冠向蝶骨平台生长，并累及整个前颅底。虽然嗅沟脑膜瘤起源于中线部位，但也有向单侧扩展生长的特点[1, 3, 6, 7]。

当嗅沟脑膜瘤体积较大并向后生长到蝶鞍时，其起源部位常难以确定。因而向后方生长的嗅沟脑膜瘤与鞍结节脑膜瘤有相似之处。二者主要依据其生长部位与视器的位置关系区分。嗅沟脑膜瘤生长时，主要向下、向后推挤视交叉及视神经。而鞍结节脑膜瘤主要起源于视交叉下方区域，生长时向上推移视交叉以及向上外侧推挤视神经[1, 7, 8]。

大型以及巨大型的嗅沟脑膜瘤常会侵袭和（或）破坏双侧的嗅束，因而几乎不可能保存患者的嗅觉功能。小型嗅沟脑膜瘤会在眶顶向侧方推移嗅束，可保存双侧或者至少一侧的嗅束。然而，术中嗅束的解剖保留并不意味着嗅觉功能的保存。嗅束解剖结构保留后嗅觉功能丧失的原因可能与操作时的损伤与缺血有关。

有28.3% ~ 62.0%嗅沟脑膜瘤会产生颅底的成骨性变化，通常认为其发生是肿瘤的微侵袭而不是炎性变化所导致的。因而，受侵袭骨质的切除不彻底与肿瘤的高复发率相关。该肿瘤也会侵蚀颅底的骨质并向鼻腔、鼻旁窦、眼眶生长[1, 2, 9, 10]。

与其他前颅底脑膜瘤一样，嗅沟脑膜瘤血供非常丰富，手术切除时常会引起严重的出血。嗅沟脑膜瘤的血管主要起源于软脑膜、硬脑膜以及骨质的供血，动脉血供主要来源于筛后动脉，同时还会接受脑膜中动脉前支、眼动脉脑膜支、颈内动脉、前交通动脉分支及上颌动脉远支等的侧支供血。重要血管的包绕也较常见，最常见的血管为大脑前动脉的A2段以及其分支，如额极、内侧眶额动脉以及前交通动脉[1, 8, 11-13]。

11.2.2 临床表现及辅助检查

由于嗅沟脑膜瘤缓慢生长及发病部位的特点，其早期诊断比较困难。大多数患者就诊时肿瘤体积通常已经很大，50% ~ 60%的嗅沟脑膜瘤在手术时直径已大于6cm[1, 8]。

无论从临床还是从手术的角度，嗅沟脑膜瘤与鞍结节、蝶骨平台脑膜瘤的鉴别都非常重要。后者在早期阶段就会引起视力的下降，而嗅沟脑膜瘤引起的视觉损害则发生较晚。另外，嗅沟脑膜瘤常会向鼻旁窦及鼻腔生长，而鞍结节脑膜瘤以及蝶骨平台脑膜瘤则很少具有此生长特征[4]。

嗅沟脑膜瘤最常见的临床表现为：额叶损伤症状（如性格改变、精神症状、注意力障碍、淡漠等）、头痛、嗅觉改变（嗅觉功能障碍、失嗅），最终导致视觉障碍（视力下降、视野缺损）。通常，以上症状缓慢进展，在早期难以发现[1, 3, 13, 14]。视觉损害通常在肿瘤长到一定体积（大型以及巨大型肿瘤）时出现。

其他常见的临床症状有癫痫、精神状态改变、尿失禁。尽管Foster-Kennedy综合征（单侧视神经萎缩、对侧视盘水肿）最早在嗅沟脑膜瘤患者中被描述，但其发生率在临床上并不高[7, 8, 15]。

嗅沟脑膜瘤的诊断主要依据其影像特征，其中MRI为最常用的检查手段。同时CT可用于评估颅底骨质（包括成骨及溶骨改变），对于辅助诊断以及制订合适的手术治疗方案非常重要。

嗅沟脑膜瘤与其他部位的脑膜瘤在CT和MRI上的影像特征相似。嗅沟脑膜瘤典型的MRI影像特征是T1像表现为低信号或等信号，T2像为等信号或者高信号，并且增强像可见明显均一的强化，大多数脑膜瘤可见"脑膜尾征"。MRA有助于判断肿瘤与血管的关系，这对于包绕血管的肿瘤的术前计划非常关键。

嗅沟脑膜瘤在CT上表现为邻近硬脑膜边界清楚，对周围正常脑组织推挤生长的轴外病变。CT影像上通常表现为等密度或高密度，增强时可见明显的均一增强。嗅沟脑膜瘤通常边缘光滑，而多结节的病变也不少见。常可见钙化，约有15%的病例可见囊性变、不典型的坏死及出血[1, 8, 14]。

详细的术前影像学评估至关重要，可以为制订手术计划提供关于肿瘤的重要信息，如肿瘤的大小、累及范围，软脑膜侵袭、血管包绕、骨质增生情况，额叶水中范围以及肿瘤的血流及代谢特征等[16, 17]。

11.3 手术指征

与其他脑膜瘤的治疗方法相同，嗅沟脑膜瘤的首选治疗方案是手术切除。对于偶然发现的小型嗅沟脑膜瘤以及年龄较大的无症状的老年患者，可以选择观察治疗[8]。对于复发和（或）高级别（非典型或间变型）的病变，可以考虑放射治疗[2, 18]。

11.3.1 手术策略

目前嗅沟脑膜瘤手术治疗的目的是如何最大程度切除肿瘤同时最大限度减低手术的并发症，特别是如何保护患者的嗅觉功能仍具有很大的挑战性[19]。自Durante1885年经左额开颅成功完成了第一例嗅沟脑膜瘤的切除以来，神经外科医生一直致力于研究可以最大限度安全切除该肿瘤的手术入路。然而，目前仍有很多争议未能解决[1, 4, 13, 15]。

手术切除的原则
脑膜瘤手术切除的最大原则是完全切除肿瘤，

包括其附着的硬脑膜以及累及的骨质（Simpson I 级切除）。这个原则同样适用于嗅沟脑膜瘤，尽管体积常较大，但肿瘤通常与重要的血管有一层软脑膜相隔，这有利于肿瘤的全切[1, 8]。然而在很多情况下，因肿瘤可能包绕大脑前动脉、前交通以及颈内动脉，手术全切非常困难。因此，肿瘤能否全切取决于患者的病情以及肿瘤的特点。

另外，切除肿瘤的基本原则是保留神经功能，避免神经功能并发症，避免入路相关并发症，以及保证良好的预后。

综上所述，外科团队在制订术前计划时，不仅要考虑肿瘤的大小、累及范围、脑膜侵袭情况、血管包绕情况等肿瘤自身特点，还要考虑患者的特点，如年龄、并发症、临床表现、神经功能的预后等[20, 21]。

手术入路的选择

对于每个患者，选择最合适的手术入路要考虑以下几点：

（1）可直接、早期到达肿瘤的滋养血管。早期处理肿瘤供血血管的优势在于：可以将富含血供的肿瘤转变为不含血供的肿瘤，从而减少术中出血，减少手术时间，降低手术并发症[22]。

（2）可以充分暴露，以便切除肿瘤、受累硬脑膜、骨质，降低复发率。并且有足够暴露颅底的空间，有利于颅底重建。

（3）最大限度减少对脑组织的牵拉以及对重要神经、血管结构的干扰，从而降低手术并发症。

判断肿瘤是否侵袭软脑膜和（或）包绕血管也非常关键。同时也要注意，额叶（特别是肿瘤侵犯软脑膜、脑水肿和/或静脉受累时）以及视器（尤其是慢性压迫、继发性缺血时）在特定情况下容易受损，因而轻微的手术干扰都会造成其功能损伤[23]。手术团队应该熟练掌握不同的手术入路，根据每个患者的情况，选择合适的手术入路。

11.3.2 术前栓塞

在一些中心，术前会采用联合或不联合双侧筛前动脉、筛后动脉结扎，进行栓塞减少肿瘤的血供[11]。然而，关于嗅沟脑膜瘤的术前栓塞仍存有争议[12]。我们认为，在大多数情况下，对肿瘤的供血血管都可以较早、直接地进行处理，因而不需要术前栓塞。

尽管术前栓塞筛动脉可以减少术中出血，减少手术时间，降低输血概率，但其仍存在缺陷。栓塞最大的缺点是高风险的致盲率，因为栓塞材料可通过颈内动脉与颈外动脉间的交通支，引起眼动脉的闭塞。另外的缺点是栓塞技术存在困难，在有些情况下肿瘤会造成原有解剖结构的变形，从而导致介入导管难以进入筛动脉[12]。

11.4 手术技术

目前已有诸多关于切除嗅沟脑膜瘤不同的手术入路，其目的都是达到最佳的治疗效果，同时尽可能降低并发症的发生。主要包括：①额下入路：单/双侧额开颅或经基底入路。②前外侧入路：经额外侧入路（联合翼点及额下）。③外侧入路：经翼点入路。④腹侧入路：内镜经鼻入路（EEA）。以上各种入路的优势及缺陷如下。

11.4.1 额下入路（单额或双额开颅）

经单额或双额开颅的额下入路是切除嗅沟脑膜瘤最常见的入路方式之一，目前很多研究者提倡采用此入路。此入路因其可以提供较短手术通道、宽阔的肿瘤及其附着硬膜的暴露空间，可用于大型和巨大型的嗅沟脑膜瘤的切除，并且可以提供颅底重建以及关颅良好的术野。同时，该入路还可以对前颅底增生骨质进行磨除，必要时还可通过磨除眶顶进行视神经减压[7, 13, 24]。

对于一些病例，特别是巨大型及高位的嗅沟脑膜瘤，可以在单额开颅或双额开颅的额下入路中增加眶缘的切除，从而增加肿瘤基底的显露空间并减少对脑组织的牵拉。然而，此操作耗时并且会增加并发症的风险，因而需要选择合适的病例使用。

对于小型的肿瘤，该入路可以在不牵拉脑组织的前提下较早地处理基底的硬脑膜，从而对肿瘤去血管化。然而，更多情况下对于大型、巨大型的脑膜瘤，尤其是伴有明显的额叶水肿时，除非对肿瘤进行充分的瘤内减压，否则对脑组织进行牵拉及早期去血管化非常困难[11]。

过度暴露以及牵拉额叶是此入路的主要缺点，此入路增加了额叶挫伤以及水肿的风险，从而导致患者术后出现情感与认知的障碍。造成过度牵拉的原因是：此入路难以在早期释放脑脊液并增加了颅内压。同时，因不能早期暴露重要的血管神经结构，如颈内动脉、大脑前动脉、前交通动脉、视器，从而有较高的重要神经血管损伤的风险。另外的缺点包括需要结扎上矢状窦，以及额窦开放增加了脑脊液漏和脑膜炎的风险[1, 6, 19, 21, 25]。

相比于双额开颅，单额开颅避免了对侧额叶的牵拉以及矢状窦的干扰。单额开颅更适用于主要向一侧扩展的肿瘤。除了上面叙述的难以较早进行脑脊液释放降低颅内压，以及难以早期暴露关键的血管神经结构外，单额开颅的另外的缺点是手术通道狭窄[1, 19]。

11.4.2 经基底入路

此入路因可充分显露鼻旁窦（额窦、筛窦、蝶窦）以及眶部，适用于肿瘤向鼻旁窦和/或眶部生长的患者。

采用此入路可以早期对筛前动脉进行结扎，从而最大限度地减少肿瘤的血供。

基底入路位置更低，对脑组织的牵拉更小，同时有利于在肿瘤附着的硬脑膜处对肿瘤去血管化，并且能对前颅底受侵袭的骨质进行磨除，为骨膜瓣进行颅底重建提供更好的暴露。

此入路的缺点包括手术时间长，因去除额眶骨质远期外观缺陷发生率高，广泛颅底暴露脑脊液发生率高[2, 6, 26]。另外，此入路不能早期暴露视神经，因而会造成损伤视神经的风险。

11.4.3 翼点入路

翼点入路适用于小型以及中型单纯向颅内扩展并且未累及颅底的嗅沟脑膜瘤，然而有些研究者者也建议对于巨大型嗅沟脑膜瘤，此入路依然适用[5]。对于大型、巨大型高位嗅沟脑膜瘤，翼点入路结合眶缘的切除，可增加基底的空间并减少对脑组织的牵拉[24]。

相较于额下入路，翼点入路有以下优点：保护额窦结构并减少了脑脊液漏的发生率，可以在切除肿瘤前较早地开放基底池释放脑脊液，减少了对脑组织的牵拉，保护额叶的引流静脉从而减少了脑水肿、充血的风险，早期可显露神经血管结构，可以保存对侧的嗅觉功能[5]。

对于大型以及巨大型的嗅沟脑膜瘤，翼点入路的主要缺点是处理对侧的肿瘤时存在盲区，尤其是当肿瘤向上生长需要更多牵拉脑组织和或大脑镰，以及

当筛骨与眶顶不在同一平面时，显露困难[1, 5, 6]。

11.4.4 额外侧入路

额外侧入路结合了额下及翼点入路的优点。它提供了更大的暴露肿瘤的视野，并为早期处理附着在硬脑膜处肿瘤血供提供了可能（额下入路的优点），同时可以早期显露视神经、颈内动脉，避免了结扎上矢状窦，可早期打开基底池释放脑脊液，减少对脑组织的牵拉（翼点入路的优点）[24, 27]。此入路可以保存对侧视神经的解剖结构。

此入路的缺点是手术时间较长，额窦开放可造成较高的脑脊液漏发生率，以及对于包绕大脑前动脉的大型及巨大型嗅沟脑膜瘤，难以全切肿瘤[27]。另外一个缺点是在治疗大型及巨大型伴有脑水肿的嗅沟脑膜瘤中，此入路开颅对脑组织的牵拉有可能会导致脑疝。另外，处理对侧的增生骨质非常困难，对侧颅底的重建也具有挑战性。

11.4.5 眶上锁孔入路

眶上锁孔入路是一种微侵袭的手术入路，可以处理包括嗅沟脑膜瘤在内的一系列前颅底病变。通常采用眉弓切口，骨瓣大小为3cm×2cm。

此入路可以使术者直视病变以及周围重要的血管神经结构。与额下及翼点入路相比，眶上锁孔入路可以明显减少对脑组织的牵拉，也避免了分离侧裂。同时采用此入路可以减少手术时间，减轻术后疼痛，并且对外观的影响也较小。

另外，此入路采用神经内镜可以增加照明，提高对一些显微镜下难以观测到的术野的显露。

眶上锁孔入路的主要缺点有：手术器械的操作受限制，开颅时损伤额窦（特别是额窦较大及汽化良好时），存在损伤面神经额颞分支的风险。术前在制订手术计划时，应当注意，当筛骨与眶顶不在同一平面时，此入路很难在中线部位暴露肿瘤附着的硬脑膜[26, 28]。应用神经内镜可以辅助观察嗅沟，但其大大增加了手术操作的难度。

11.4.6 神经内镜经鼻入路

在过去的20年间，扩大神经内镜经鼻入路（EEA）在腹侧颅底的应用有了巨大的进步。如今，EEA已被公认为是处理包括嗅沟脑膜瘤在内的前颅底病变的安全替代方法。

当肿瘤累及鼻旁窦和（或）眼眶时，EEA是一种很好的选择。同时EEA还适用于累及鼻旁窦的复发的嗅沟脑膜瘤患者，尤其是初次手术经颅入路筛板未被充分磨除以及骨膜瓣已用于前次颅底重建的患者。

应当强调，采用EEA切除嗅沟脑膜瘤时，显微神经外科的技术如瘤内减压、分离包膜、包膜外分离神经血管结构、局部电凝、包膜切除等仍然适用[21, 23]。

采用EEA切除嗅沟脑膜瘤最大的优势在于该入路提供了暴露前颅底尤其是筛板、蝶骨平台最为直接、宽阔的通道，有利于早期处理筛前、筛后动脉。当筛动脉被电凝、切除后，肿瘤的血供大幅减少[23]。另外，EEA可以有助于磨除增生的骨质以及切除肿瘤附着的硬脑膜，可以做到更为彻底的切除（Simpson Ⅰ级），从而降低肿瘤的复发率。采用EEA还可以在不干扰视神经的前提下对视神经进行完全减压，同时避免损伤供应视交叉的穿支血管，从而达到改善患者视力的目的[1, 11, 28, 29]。

EEA的另外优点还包括近距离放大，术野清楚，避免牵拉脑组织，对重要神经血管结构干扰

小。因此，应用EEA可以降低并发症，提高手术效果。作为微侵袭手术，EEA还可以缩短住院时间，减轻术后疼痛，以及对外观影响较小[2]。

EEA主要的缺点是术后发生脑脊液漏的风险高，然而随着颅底重建技术的提高，尤其是带蒂鼻黏膜瓣的应用，术后脑脊液漏的发生率已经显著地下降，一些高水平中心脑脊液漏的发生率在5%～10%。

我们认为，EEA切除嗅沟脑膜瘤的主要缺点有：嗅觉丧失发生风险高，血管被包绕时脑血管意外和（或）出血风险高，对于向外侧生长和（或）附着硬脑膜在双侧眶壁之外的肿瘤，该入路手术难以切除。

然而，术者的手术经验、多学科团队的协作、完善的手术设备和器械、合适的病例选择以及充分的术前计划对于取得最佳的治疗结果至关重要。

11.4.7　嗅沟脑膜瘤手术治疗的方案（神经内镜经鼻 vs 开颅 vs 二期治疗策略）

目前对于切除嗅沟脑膜瘤的最佳手术入路并无一致意见，笔者总结提出嗅沟脑膜瘤手术治疗的方

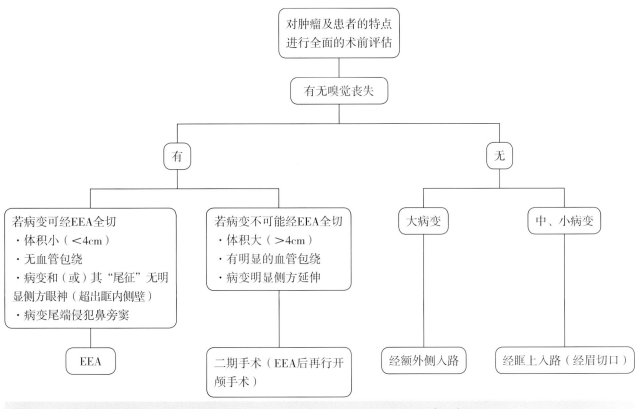

图11.1　嗅沟脑膜瘤的外科治疗策略（Endoscopic Endonasal Approaches，EEA；内镜经鼻入路）

案（图11.1）。该方案根据上文所述，综合详细的患者以及肿瘤特点制订。

对于向后生长累及鼻旁窦，未向侧方生长，硬脑膜附着处未超过眶壁，无血管包裹，软脑膜受侵袭，嗅觉丧失或减退的小型或中型嗅沟脑膜瘤，可采用EEA。

开颅手术主要针对有嗅觉功能并且有可能保留嗅觉功能的患者。眉弓切口/眶上锁孔入路推荐用于小型以及中型的病变，额外侧及翼点入路主要应用于较大病变。理想状态下，应采用肿瘤较大侧、水肿较小侧入路。

对于嗅觉丧失的巨大型嗅沟脑膜瘤患者，可采用二期手术治疗。对于EEA无法全切或是向侧方生长的肿瘤，可采用开颅二期切除。开颅手术也可以在神经内镜切除部分肿瘤，减少肿瘤血供及水肿后进行。首先采用EEA电凝并切除筛动脉，完全磨除增生骨质，进行肿瘤内减压。应当尽量将肿瘤与脑组织进行分离，因为术后瘢痕形成后，会造成二期切除非常困难。二期手术时机需要根据患者的症状决定。如果患者存在视力下降，EEA初次减压后症状未

改善，应当尽早（几周内）行二期手术。如果患者视力下降术后恢复，二期手术应当在3个月后待脑水肿消退后进行。

11.5　病例展示

11.5.1　病例 1

男性患者，60岁，症状为头痛、恶心、呕吐、体重下降、走路平衡困难。另外患者诉味觉、嗅觉改变2年余。检查发现患者嗅觉丧失。颅脑MRI（图11.2 a，b）中可见嗅沟脑膜瘤在轴位、矢状位、冠状位大小为3.3cm×3.2cm×3cm。瘤体居中。肿瘤紧贴筛板和筛孔中央的硬脑膜，向后延伸到蝶骨平台，并推挤大脑前动脉的分支，邻近额叶受压并产生血管源性脑水肿。

结合临床和影像学结果，需要进行外科手术治疗。在和患者一起探讨了多种手术入路方案后，最终决定经鼻入路手术。手术采取内镜经筛板/经蝶骨平台入路，术中将整个前颅底从额窦暴露到蝶鞍，磨除

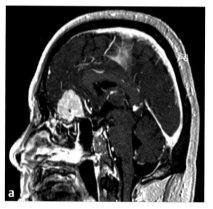
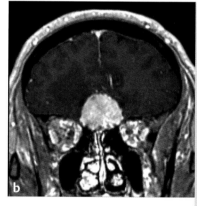
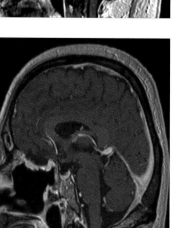
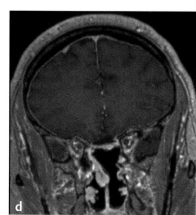

图11.2　术前头颅MRI，（a）矢状位和（b）冠状位的增强T1加权成像（T1WI），显示中等大小的嗅沟脑膜瘤，肿瘤向后延伸至蝶骨平台。9个月后随访的头颅MRI，（c）矢状位和（d）冠状位的增强T1加权成像（T1WI），显示肿瘤已完全切除，无复发迹象。注意用于颅底重建的、强化的鼻中隔黏膜瓣

筛板和蝶骨平台增生的骨质。在神经导航下，确保骨窗范围足以暴露整个肿瘤。术中将前、后筛动脉电凝并切断以阻断肿瘤血供，同时减少颅内操作时出血。在完全切除肿瘤及其侵犯的硬脑膜后，采用多层修补技术重建前颅底，将Duragen（人工硬脑膜）作为内层放在硬脑膜下，然后覆盖以带蒂鼻中隔黏膜瓣修复，最后用吸收性明胶海绵和膨胀海绵加固支撑。

术中及术后无并发症。术后病检证实是脑膜瘤WHO Ⅰ级，Ki-67标记指数（LI）为4%。在患者出院前，再次行MRI检查证实肿瘤已被完全切除。在此后9个月的随访中，患者除嗅觉外其余神经系统未受影响，MRI检查提示无复发迹象（图11.2 c、d）。

11.5.2 病例2

一名59岁男性患者来笔者所在的诊所就诊。主诉头痛和双眼视力障碍，以右侧为甚，表现为视野缺损。头颅MRI提示源于左侧嗅沟的巨大脑膜瘤，轴位、矢状位及冠状位显示肿瘤大小约为5.5cm×3.3cm×4.4cm，病变主要向左侧侵犯，压迫视交叉和双侧视神经（图11.3 a、b）。术前对该患者的

嗅觉进行评估，结果嗅觉正常（很可能是因为肿瘤未侵及右侧嗅沟区）。

患者接受了经左侧额-眶开颅手术，术中切除了左眶缘，对侧嗅神经和嗅束得以保留，一侧大脑前动脉被肿瘤包绕，我们将肿瘤从血管中分离了下来，肿瘤得以全切。

患者对手术耐受良好，术后恢复顺利。术前正常的嗅觉功能术后保持完好。术后病检提示非典型脑膜瘤WHO Ⅱ级，Ki-67标记指数为10%，远离坏死区域的局灶Ki-67标记指数高达20%。在患者出院前，行头颅MRI检查提示病变已被完全切除。我们决定不施行术后放疗，改为定期监测随访MRI。在此后30个月的随访中，MRI提示无复发迹象（图11.3 c、d）。

11.5.3 病例3

一位48岁的女性患者急诊入院，主诉严重的头痛，止痛药物无法缓解疼痛。在过去的2年里，她有慢性头痛和非特异性鼻部症状的病史，最初认为是季节性过敏引起的。此外，在之前的1年里，她出现视力模糊，视力下降，最近6个月内她还出现了嗅觉

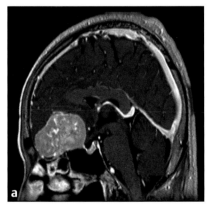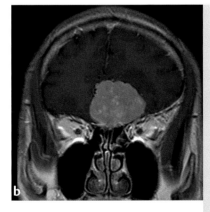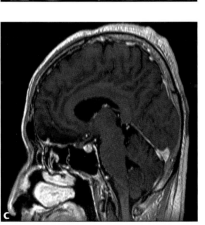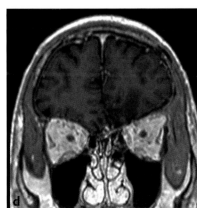

图11.3 术前头颅MRI，（a）矢状位和（b）冠状位的增强T1加权成像（T1WI），显示巨大嗅沟脑膜瘤，肿瘤从额窦后壁延伸至鞍结节，注意肿瘤主要向左侧侵犯。30个月后随访的头颅MRI，（c）矢状位和（d）冠状位的增强T1加权成像（T1WI），显示肿瘤已被完全切除，无复发迹象

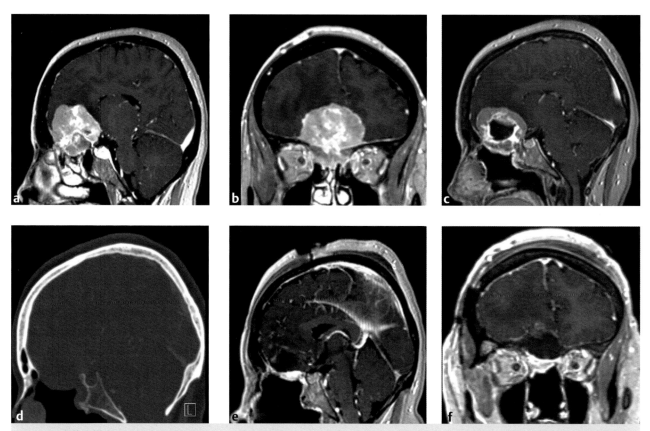

图11.4 术前头颅MRI，（a）矢状位和（b）冠状位的增强T1加权成像（T1WI），显示巨大嗅沟脑膜瘤，肿瘤从额窦后壁延伸至鞍结节，注意肿瘤主要向左侧侵犯。（c）矢状位增强MRI和（d）矢状位CT，显示第一阶段（经鼻入路）术后影像，须注意所有被侵蚀的前颅底骨质均被磨除，术中通过带血管蒂的鼻中隔黏膜瓣来加强颅底重建，黏膜瓣显示强化。（e）矢状位和（f）冠状位的增强T1加权成像（T1WI），显示经第二阶段手术（经额-眶-颞入路开颅）后肿瘤已被完全切除

减退的症状。经检查，该患者嗅觉丧失，虽主觉双侧视力下降，但视力和视野正常。

头颅MRI（图11.4 a、b）显示一个巨大的嗅沟脑膜瘤，轴位、矢状位和冠状位显示大小为4.6cm×4.8cm×4.5cm，肿瘤侵犯并长入筛窦，从额窦后壁延伸至鞍结节，压迫视神经和视交叉，右额叶明显水肿。

我们讨论了3种不同手术入路的利弊：经鼻入路、单侧经额-眶开颅和两阶段分期联合手术。我们选择两阶段分期联合手术，一期行经鼻入路，手术的主要目的是阻断肿瘤血供，磨除受侵犯的颅底骨质，并通过去瘤减压缓解占位效应；二期经额-眶开颅手术的目的是全切肿瘤。因为此时肿瘤已被阻断血供，将水肿已减轻的额叶与肿瘤界面分离，这会减少复发率，更好地改善预后。

内镜下经筛板/经蝶骨平台入路手术术后比较平稳，一期手术的预定目标已经实现。患者对手术耐受良好，无并发症，自诉头痛和双侧视力损害均有改善。术后病检证实为脑膜瘤WHO I级，Ki-67标记指数为8%。

因患者诉双侧视力损害加重（右侧为甚），二期手术在4个月后施行。复查MRI显示一期手术后的术后变化和肿瘤中心较大的缺损（图11.4 c）。右额叶有脑水肿，没有出血、脑积水或急性脑梗死。头颅CT显示前颅底受侵犯的骨质已被完全切除（图11.4 d）。

此时决定进行二期经右额-眶-颞开颅术，以达到肿瘤全切和视神经充分减压。手术顺利，患者痊愈且无并发症。

术后立即复查磁共振成像显示肿瘤完全切除且无并发症。此后随访复查头颅MRI确认病变完全切除（图11.4 e、f）且患者左侧视力模糊和右眼活动受限均有所改善。

11.6 并发症

因手术入路不同，术后并发症也各异。然而，随着显微外科技术的发展，嗅沟脑膜瘤切除术相关并发症的整体发生率也逐步降低。嗅沟脑膜瘤切除术后相关的常见并发症包括嗅觉丧失、额叶综合征、术后脑脊液鼻漏、硬脑膜下积液、脑血管意外、术后癫痫发作、感染和全身性并发症。如果发生麻醉苏醒延迟，应立即行头部CT检查以排除颅内血肿、颅内积气、严重的脑水肿和缺血性卒中等并发症[3, 7, 8]。

额叶综合征可由脑水肿或脑缺血引起，其在伴有明显脑实质水肿的较大病灶中更为常见，当采用双侧甚至是单侧额下入路时，脑组织牵拉可加重脑水肿[7]。

术后脑脊液鼻漏常见于肿瘤侵犯额窦，或侵犯鼻旁窦特别是筛窦的病例。术后脑脊液漏通常是由颅底重建不足造成的[14]。此外，经颅底入路和经鼻入路其术后脑脊液鼻漏发生率较高。

视力损害常见于视神经和视交叉损伤时，多见于治疗大和巨大嗅沟脑膜瘤时。因肿瘤长时间压迫可导致缺血性损伤，从而使这些病例的视通路更加易于受到损伤[7]。

既往报道的嗅沟脑膜瘤手术相关死亡率为0~33%，然而随着显微外科技术的进步，手术相关死亡率明显降低。近20年文献报道嗅沟脑膜瘤手术相关死亡率为0~15%[3, 14]。

11.7 早期和长期随访

术后随访对于及时发现并发症和肿瘤复发至关重要。在实践中，术后2h应行头部CT检查以排除术后血肿、脑水肿和（或）气颅。在患者术后24h出院前应进行头颅MRI平扫或平扫+增强检查以评估肿瘤切除程度，并作为长期随访的标准。

患者随访包括临床和影像学随访。术后3个月和9个月应进行行头颅MRI平扫或平扫+增强检查，此后前5年每年复查1次，以后每2年复查1次。需要强调的是，如果发现肿瘤复发或残留肿瘤生长，应根据情况进行密切的临床和影像学随访，并采取适当的治疗措施。

11.7.1 神经功能结局

嗅觉功能

嗅觉功能对生活质量非常重要，因此在计划和进行嗅沟脑膜瘤手术时应充分考虑保留患者嗅觉功能。尽管在瘤体较小的和术前无嗅觉功能障碍的患者中保留嗅觉的机会较高，但不幸的是，无论采用何种手术入路，嗅沟脑膜瘤患者的嗅觉功能保留总体令人失望。

术前嗅觉功能正常的患者，经颅（额下、额外侧和翼点）入路切除肿瘤较经鼻内镜更可能保留患者嗅觉功能。然而，即使至少解剖保留一侧嗅束，功能性保留嗅觉通常也难以实现[4, 30, 31]。尽管如此，对于术前嗅觉功能正常或部分正常的患者，仍强调尽量保留嗅觉功能。

关于嗅沟脑膜瘤患者嗅觉丧失的发病机制有很多理论。嗅觉障碍可能由以下原因引起：肿瘤病变长期压迫导致嗅神经细胞变性、病变直接侵犯嗅神经、手术过程中嗅觉神经供血阻断引起的缺血性损伤或者是手术操作中横断嗅伞[4]。

额叶综合征的临床表现

额叶综合征在大多数病例术后随访期间明显改善。因为这些症状通常是因肿瘤压迫额叶、肿瘤或手术操作引起的脑水肿以及对额叶的过度牵拉引起的，所以当肿瘤切除、脑水肿消退后，额叶症状可明显缓解。

视觉改善

视力减退的持续时间和嗅沟脑膜瘤的大小是视觉结果的主要决定因素。文献报道术后视力改善率为26%~83%，术后视野改善率为29%~100%[13]。

然而，在我们看来，手术入路也对术后视觉结果有显著影响。能够早期、充分对视神经及视交叉减压的手术入路，比如经鼻入路往往有好的视力改善。此外，最新的一项比较Meta分析结果表明：与传统的经颅入路相比，经鼻入路术后视觉改善率明显更高[28]。

11.7.2 复发

据文献报道，嗅沟脑膜瘤全切术后无复发率差异很大。尽管嗅沟脑膜瘤的短期随访的复发率为0，但是长期随访（10～20年）复发率为5%～41%。通常认为，术后复发率与随访时间呈正比[3, 9, 10]。因此，嗅沟脑膜瘤手术切除后的长期随访对于检测肿瘤复发至关重要。

手术切除程度和肿瘤组织学分级对嗅沟脑膜瘤术后复发率影响很大。然而，影响早期和晚期复发率最重要的因素是肿瘤初次手术切除的程度。因此，手术治疗的趋势已经倾向于更彻底地切除肿瘤。一些学者认为除了残余肿瘤（如果有的话），肿瘤复发的主要部位是术中没能完全切除、被肿瘤侵蚀的颅底骨质[2, 3, 9, 14, 18, 32]。因此，Simpson Ⅰ级切除应始终是嗅沟脑膜瘤手术的最高目标。本文作者认为，对于大型和巨大型嗅沟脑膜瘤，先经鼻内镜切除增生骨质，二期通过开颅手术切除侧方和后部肿瘤的分期手术方法可以达到更为彻底的切除。

参考文献

[1] Adappa ND, Lee JYK, Chiu AG, et al. Olfactory groove meningioma. Otolaryngol Clin North Am, 2011, 44(4):965－980, ix.

[2] Pepper J-P, Hecht SL, Gebarski SS, et al. Olfactory groove meningioma: discussion of clinical presentation and surgical outcomes following excision via the subcranial approach. Laryngoscope, 2011, 121(11):2282－2289.

[3] Nakamura M, Struck M, Roser F, et al. Olfactory groove meningiomas: clinical outcome and recurrence rates after tumor removal through the frontolateral and bifrontal approach. Neurosurgery, 2007, 60(5):844－852, discussion 844－852.

[4] Bassiouni H, Asgari S, Stolke D. Olfactory groove meningiomas: functional outcome in a series treated microsurgically. Acta Neurochir (Wien), 2007, 149(2):109－121, discussion 121.

[5] Tomasello F, Angileri FF, Grasso G, et al. Giant olfactory groove meningiomas: extent of frontal lobes damage and long-term outcome after the pterional approach. World Neurosurg, 2011, 76(3-4):311－317, discussion 255－258.

[6] Pallini R, Fernandez E, Lauretti L, et al. Olfactory groove meningioma: report of 99 cases surgically treated at the Catholic University School of Medicine, Rome.World Neurosurg, 2015, 83(2):219－31.e1, 3.

[7] Aguiar PH, Almeida AN. Surgery of olfactory groove meningiomas. In: Samii's Essentials in Neurosurgery. Berlin: Springer, 2008:69－75.

[8] Hentschel SJ, DeMonte F. Olfactory groove meningiomas. Neurosurg Focus, 2003, 14(6):e4.

[9] Obeid F, Al-Mefty O. Recurrence of olfactory groove meningiomas. Neurosurgery, 2003, 53(3):534－542, discussion 542－543.

[10] Romani R, Lehecka M, Gaal E, et al. Lateral supraorbital approach applied to olfactory groove meningiomas: experience with 66 consecutive patients. Neurosurgery, 2009, 65(1):39－52, discussion 52－53.

[11] Manjila S, Cox EM, Smith GA, et al. Extracranial ligation of ethmoidal arteries before resection of giant olfactory groove or planum sphenoidale meningiomas: 3 illustrative cases with a review of the literature on surgical techniques. Neurosurg Focus, 2013, 35(6):E13.

[12] Cecchini G. Anterior and posterior ethmoidal artery ligation in anterior skull base meningiomas: a review on microsurgical approaches.World Neurosurg, 2015, 84(4):1161－1165.

[13] Nanda A, Maiti TK, Bir SC, et al. Olfactory groove meningiomas: comparison of extent of frontal lobe changes after lateral and bifrontal approaches. World Neurosurg, 2016, 94:211－221.

[14] Ciurea AV, Iencean SM, Rizea RE, et al. Olfactory groove meningiomas: a retrospective study on 59 surgical cases. Neurosurg Rev, 2012, 35(2):195－202, discussion 202.

[15] Bitter AD, Stavrinou LC, Ntoulias G, et al. The role of the pterional approach in the surgical treatment of olfactory groove meningiomas: a 20-year experience. J Neurol Surg B Skull Base, 2013, 74(2):97－102.

[16] Connor SEJ, Umaria N, Chavda SV. Imaging of giant tumours involving the anterior skull base. Br J Radiol, 2001, 74(883):662－667.

[17] Nishiguchi T, Iwakiri T, Hayasaki K, et al. Post-embolisation susceptibility changes in giant meningiomas: multiparametric histogram analysis using non-contrast-enhanced susceptibilityweighted PRESTO, diffusion-weighted and perfusion-weighted imaging. Eur Radiol, 2013, 23(2):551－561.

[18] Fischer BR, Brokinkel B. Surgical Management of Skull Base Meningiomas－An Overview. INTECH Open Access Publisher; 2012. Available at: http://cdn.intechweb.org/pdfs/30677.pdf. Accessed March 14, 2018.

[19] Wang Y, Zhao J. Approach selection for the giant olfactory groove meningiomas.World Neurosurg, 2011, 76(3-4):257－258.

[20] da Silva CE, de Freitas PE. Large and giant skull base meningiomas:

The role of radical surgical removal. Surg Neurol Int, 2015, 6(1):113.

[21] Raheja A, Couldwell WT. Microsurgical resection of skull base meningioma-expanding the operative corridor. J Neurooncol, 2016, 130(2):263 - 267.

[22] Dhandapani S, Sharma K. Is "en-bloc" excision, an option for select large vascular meningiomas? Surg Neurol Int, 2013, 4(1):102.

[23] Gardner PA, Kassam AB, Thomas A, et al. Endoscopic endonasal resection of anterior cranial base meningiomas. Neurosurgery, 2008, 63(1):36 - 52, discussion 52 - 54.

[24] Spektor S, Valarezo J, Fliss DM, et al. Olfactory groove meningiomas from neurosurgical and ear, nose, and throat perspectives: approaches, techniques, and outcomes. Neurosurgery, 2005, 57(4) Suppl:268 - 280, discussion 268 - 280.

[25] Gazzeri R, Galarza M, Gazzeri G. Giant olfactory groove meningioma: ophthalmological and cognitive outcome after bifrontal microsurgical approach. Acta Neurochir (Wien), 2008, 150(11):1117 - 1125, discussion 1126.

[26] Rachinger W, Grau S, Tonn J-C. Different microsurgical approaches to meningiomas of the anterior cranial base. Acta Neurochir (Wien), 2010, 152(6):931 - 939.`

[27] El-Bahy K. Validity of the frontolateral approach as a minimally invasive corridor for olfactory groove meningiomas. Acta Neurochir (Wien), 2009, 151(10):1197 - 1205.

[28] Lucas JW, Zada G. Endoscopic endonasal and keyhole surgery for the management of skull base meningiomas. Neurosurg Clin N Am, 2016, 27(2):207 - 214.

[29] Fernandez-Miranda JC, Gardner PA, Prevedello DM, et al. Expanded endonasal approach for olfactory groove meningioma. Acta Neurochir (Wien), 2009, 151(3):287 - 288, author reply 289 - 290.

[30] Liu JK, Hattar E, Eloy JA. Endoscopic endonasal approach for olfactory groove meningiomas: operative technique and nuances. Neurosurg Clin N Am, 2015, 26(3):377 - 388.

[31] Jang W-Y, Jung S, Jung T-Y, et al. Preservation of olfaction in surgery of olfactory groove meningiomas. Clin Neurol Neurosurg, 2013, 115(8):1288 - 1292.

[32] Liu JK, Christiano LD, Patel SK, et al. Surgical nuances for removal of olfactory groove meningiomas using the endoscopic endonasal transcribriform approach. Neurosurg Focus, 2011, 30(5):E3.

第十二章　中颅窝底脑膜瘤

Roberto Delfini，*Benedetta Fazzolari*，*Davide Colistra*
译者：海军军医大学附属长征医院　陈文哲　侯立军

摘要：与起源于中颅窝其他位置的脑膜瘤相比，起源于中颅窝底的脑膜瘤较为少见，本章节中，我们对此类疾病包括Meckel腔脑膜瘤的手术入路和解剖标志进行了探讨。

中颅窝脑膜瘤的手术入路主要分为前外侧入路和侧方入路两种，也被称为翼点入路和颞下入路。这两种入路可以延长扩大为颅眶颧入路和颞颧入路。扩大入路辅助充分的脑脊液引流有助于实现无牵开器外科手术。同时可实现对于静脉结构如Labbe静脉的保留，这也是手术预后良好的保证。

本章节将中颅窝底脑膜瘤作为独立的临床分型进行介绍，并将其与本书其他章节中介绍的起源于蝶骨嵴和海绵窦的脑膜瘤区分开来，同时将介绍笔者对于起源于中颅窝的脑膜瘤的临床分型。

关键词：中颅窝底脑膜瘤、Meckel腔脑膜瘤、翼点入路、颞下入路、额-颞-眶-颧入路。

12.1　概述

有许多肿瘤位于中颅窝，例如起源于脑膜的脑膜瘤和起源于颅神经的施旺细胞瘤，还有一些起源于骨或软骨组织的脊索瘤和软骨肉瘤。部分肿瘤可以起源于颅外结构而侵入中颅窝，例如鼻咽癌、嗅神经母细胞瘤、淋巴瘤及颅内转移瘤。大部分中颅窝肿瘤为脑膜瘤，其中最常见的是蝶骨嵴脑膜瘤。

手术切除蝶骨嵴脑膜瘤最早记载于1774年，由法国医生Louis A完成。1918年，Heuer G. J.开创的可达中颅窝的翼点入路，随后由于Dandy W.的完善而被广泛熟知和应用。1938年Cushing在谈及三叉神经瘤时说道："不久的将来一种可以成功切除三叉神经半月节神经鞘瘤和脑膜瘤的入路定会出现，随着这一天的到来，神经外科的手术技术将迈上一个新的台阶。"

近年来，许多神经外科同事通过改良翼点入路来实现更为直接的手术通道和最小化的脑组织牵拉。眶颧入路及多种改良眶颧入路被视为翼点入路的延伸，通过更好地暴露中颅窝以便进入邻近结构，如眶、后颅窝和翼腭窝。此外，颞下入路也逐渐成为手术切除中颅窝肿瘤的常用入路。

总而言之，在标准翼点入路和颞下入路的基础上，当下手术入路的改良和先进技术手段的应用使中颅窝肿瘤的手术预后明显改善。

起源于中颅窝底的脑膜瘤十分罕见，仅占全部脑膜瘤的1.1%[1]。过去这些肿瘤也常被视为凸面脑膜瘤、蝶骨嵴脑膜瘤、海绵窦侧壁脑膜瘤和小脑幕脑膜瘤。

本章节中笔者将重点强调包括原发性Meckel腔脑膜瘤的中颅窝底脑膜瘤的新概念，将其与其他章节中阐述的蝶骨嵴脑膜瘤和海绵窦区脑膜瘤区别探讨。

12.2　术前病变特征分析

12.2.1　中颅窝的解剖特点

中颅窝由蝶骨和颞骨构成，中颅窝的前界为蝶骨嵴和前床突，后界由颞骨岩部上方、岩上窦沟和鞍背构成。中颅窝底前方为蝶骨大翼，后方为颞骨鳞部。中颅窝按照解剖标志又可被划分为中央部和外侧部，中央部主要由蝶骨体构成，这一部分主要有海绵窦经过，详细解剖将在本书其他章节阐述。外侧部主要由蝶骨小翼、蝶骨大翼和二者之间的眶上裂构成。蝶骨小翼前根与蝶骨体相连，构成视神经管顶部，后根也被称为视柱，构成视神经管的底部，将视神经管与眶上裂间隔开。蝶骨大翼是中颅窝最大的结构，它和颞骨岩部及鳞部一起形成了中颅窝的颅底内面。经过眶上裂的重要结构包括动眼神经、滑车神经、眼神经和外展神经，此外还有脑膜返动脉、眼上静脉和眼下静脉。上颌神经从圆孔出颅，连接中颅窝与翼腭窝。下颌神经从卵圆孔出颅，连接中颅窝与颞下窝。颞骨岩部前方有两条与岩椎平行的神经沟，内部通过岩浅大神经和岩浅小神经[2]。岩浅大神经起自岩骨的膝状神经节，穿过面神经裂孔，走行在与颈内动脉岩骨段水平部平行的岩浅大神经沟内，经破裂孔和翼管出中颅窝[3]。岩浅小神经起自舌咽神经的分支鼓室神经，在面神经和迷走神经耳支间穿过，在岩浅小神经沟内与岩浅大神经平行走行于前鼓室张肌上方。岩浅小神经穿过中颅窝后进入岩浅小神经孔（蝶骨棘孔或蝶岩缝）中[4]。颈内动脉管向内上方延伸，其内有颈内动脉和颈交感神经由此经过进入海绵窦区。颈内动脉管的顶部由岩骨构成，但很多情况下这个骨性结构有不同程度的开裂，例如在许多病例中，颈内动脉在管内仅由中颅窝的硬脑膜覆盖。颈内动脉经过颈内动脉管内口到达中颅窝，随后进入岩尖的破裂孔。破裂孔内缘可被软骨基底覆盖，由蝶骨小舌将其分隔。蝶骨小舌是位于蝶骨体和蝶骨大翼的联接部的骨性突起，作为岩舌韧带的附着点将颈内动脉岩段水平部和海绵窦段垂直部区分开来[5]。弓状隆起是前半规管的骨性标志，弓状隆起外上方是中耳和听小骨，它们顶部由一种薄骨片结构覆盖，称为鼓室盖。在岩浅大神经和弓状隆起之间，在中颅窝底向内与弓状隆起成60°磨除即可定位内耳道。内耳道前内侧为岩尖，此处无重要结构。中颅窝处硬脑膜由脑膜中动脉和脑膜副动脉供血，受三叉神经支配。脑膜中动脉起源于颈外动脉，是上颌动脉的分支，它经由卵圆孔侧后方蝶骨大翼上的蝶骨棘孔从颞下窝进入中颅窝。脑膜副动脉发自脑膜中动脉或直接发自上颌动脉，经由卵圆孔进入中颅窝[2]。

Meckel腔是一个10mm长、隧道状的硬脑膜下腔隙，腔内包含三叉神经根和半月神经节。腔壁由薄薄的硬脑膜围成，侧壁为小脑幕，内壁上半部为海绵窦内网状层，下半部为岩舌韧带和岩尖部的三叉神经压迹，将其与颈内动脉划分开来。Meckel腔的前方为半月神经节，后方与桥前池相接。三叉神经跨过岩尖部呈60°进入Meckel腔，腔内三叉神经节分为三叉神经根[6]。

12.2.2　中颅窝底脑膜瘤

中颅窝是脑膜瘤的好发部位，它的结构可被视为一个矩形开口的碗状结构，由三边"嵴"和一个开口的背部构成[1]。三边"嵴"包括前方的蝶骨大、小翼，内侧的海绵窦和外侧的凸面硬脑膜；开口的背部是岩骨嵴的后方，包括小脑幕。以此类推，这个碗的凹面包含中颅窝底。在临床中脑膜瘤多起源于上述的三边"嵴"和背部的小脑幕，起源于中颅窝底的脑膜瘤较为少见。在Sughrue等的研究之前，仅由5项研究共19例原发于中颅窝底的脑膜瘤的报道[7-11]。2010年Sughrue等将中颅窝底脑膜瘤定义为MRI中超过75%的部分与中颅窝底相接，少于25%的部分与蝶骨翼、海绵窦、岩骨嵴和侧脑膜凸面这4个中颅窝凹面的解剖学边界相接（图12.1、图12.2）。

在文献中报道1991—2006年中有1 228例脑膜瘤患者在加州大学旧金山分校接受治疗，这其中仅有17例（1.1%）的患者诊断符合中颅窝底脑膜瘤。而在这17例患者中有2例因既往行肿瘤切除后不能明确肿瘤起始部位而被剔除，因此，最终只有15例患者被纳入研究，是中颅窝底脑膜瘤的全部资料来源。

起源于Meckel腔的原发性脑膜瘤约占全部颅内脑膜瘤的1%，1992年Delfini等将原发性Meckel腔脑膜瘤划分为两组：一组为局限于Meckel腔内的体积偏小的脑膜瘤；另一组为起源于Meckel腔内体积偏大向腔外生长的脑膜瘤[12]。1996年Sammii等重新将原发性Meckel腔脑膜瘤划分为4类：Ⅰ类为肿瘤局限于Meckel腔内；Ⅱ类为肿瘤起源于Meckel腔向中颅窝生长；Ⅲ类为肿瘤起源于Meckel腔向后颅窝生长；Ⅳ类为肿瘤起源于Meckel腔并同时向中、后颅窝生长[13]。以笔者观点来看，中颅窝底脑膜瘤应该包含原发性Meckel脑膜瘤在内，根据上述的分类标准定义为Group Ⅰ型脑膜瘤。

12.3　术前准备

MRI和CT在术前评估中颅窝脑膜瘤上具有优势互补性：在CT上脑膜瘤常表现为高密度，有时表现为钙化，明显均匀强化，与骨质增生的骨性改变相关。CT骨窗可检测钙化或颅底骨质增生肥厚或侵蚀性破坏等脑膜瘤样改变。MRI可显示颅底脑膜瘤与周围神经血管的关系。在MRI中T1和T2加权像都为等信号，增强MRI信号均匀强化，可见标志性的脑膜尾征。现今MRA已可以替代脑血管造影用于术前明确肿瘤与颅内主要动脉主干及其分支的位置关系以及术前评估Labbe静脉和颅内静脉窦的通畅性。对于需要行术前血管内栓塞的部分脑膜瘤而言，脑血管造影是评估手术的可行性和安全性必不可少的检查手

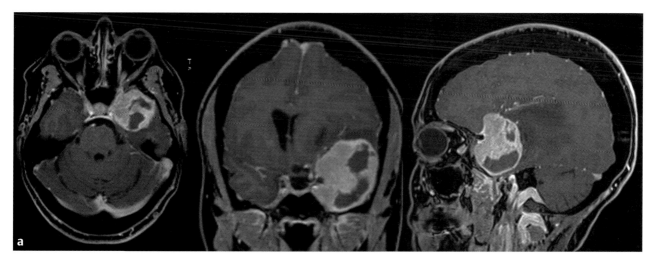

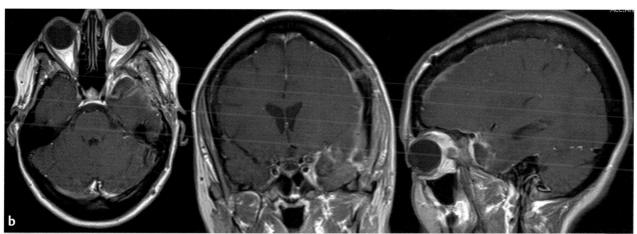

图12.1 （a）中颅窝底脑膜瘤。术前MRI提示中颅窝底脑膜瘤，超过75%的部分与中颅窝底相接，少于25%的部分与蝶骨翼、海绵窦、岩骨嵴和侧脑膜凸面这4个中颅窝凹面的解剖学边界相接。（b）中颅窝底脑膜瘤的术后MRI影像。术后MRI提示中颅窝底脑膜瘤全切

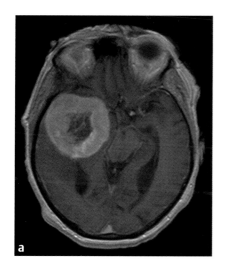

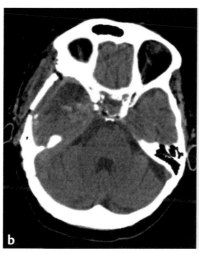

图12.2 （a）中颅窝底脑膜瘤。另一例术前MRI提示巨大中颅窝底脑膜瘤。（b）中颅窝底脑膜瘤早期术后CT

段。行术前血管造影，应首先确认颈内动脉，然后进入脑膜中动脉，因为这是大部分中颅窝脑膜瘤的供血动脉。患侧颈内动脉的球囊闭塞试验可用于评估术中短暂或永久性闭塞血管时的侧支循环情况。

12.4　手术适应证

决定中颅窝脑膜瘤是否手术的关键点有两点：影像学表现和神经功能症状。最常见的症状为头痛、癫痫发作、三叉神经功能障碍、听力缺失、步态不稳和认知衰退。此外，对于中颅窝脑膜瘤，由于生长位置距离颅神经或其他重要结构较远，其症状往往不典型，在确诊时肿瘤体积往往比一般肿瘤要大很多或者经常表现为无症状。

12.5　手术入路

中颅窝脑膜瘤有两个不同的入路：前外侧入路和外侧入路，也就是翼点入路和颞下入路。上述两条入路均可通过各种扩大骨瓣的方式扩展，比如经颅-眶-颧入路和颞-颧入路。通常来讲，术中切除颧弓常用于治疗中颅窝深部或位置更偏后的巨大肿瘤。充分截除颞骨鳞部可以避免切除颞下回（在笔者看来应当被避免）而获取一个客观可观的手术入路角度。

12.5.1　翼点入路

翼点入路可以暴露侧裂、眶上裂、颞极。通过这条入路，可以通过经侧裂、颞前或颞底手术切除

肿瘤。

患者取仰卧位，垫高患侧肩部以减少其头部旋转。头部向对侧旋转45°，头高脚低位15°以利于静脉回流，头部过伸以利于脑组织塌陷松弛。头部由三点式Mayfield头架固定。皮肤切口起自颧弓水平耳屏前1cm，在发际线内延伸至中线前1~2cm（图12.3）。

面神经额支由耳屏前1cm经过，在颞浅动脉前平行走行。面神经额支支配前额部，颞浅动脉为前额部组织供血，术中注意保护。为保护面神经额支，分离帽状腱膜不应超过眉弓以上3cm。沿皮肤切口切开颞浅筋膜及颞肌。颞肌及其浅层筋膜部分依附于额部皮瓣。随后，筋膜下、骨膜下分离颞肌，暴露额颞骨。筋膜下钝性分离颞肌，保护颞深筋膜，其内包含供应支配颞肌的血管神经。骨瓣切除以翼点为中心。第一个骨孔位于"关键孔"（McCarty孔），另一个骨孔位于颧骨后极。颞部骨瓣的去除范围大于额部（图12.4）。蝶骨小翼常对"颅骨切开器"连接两个骨孔造成困难，因此，常需使用微型骨钻。骨瓣去除后，仍需磨除剩余骨质暴露中颅窝底。关颅时，应使颞肌原位复原，以保护骨瓣。

12.5.2　额-颞-眶-颧入路

眶颧入路作为翼点入路的扩展，可以借由额颞、经侧裂等途径增大暴露范围[14]。由笔者的经验来看，如果中颅窝为凹面，或中颅窝底低于颧弓水平，要增加暴露范围，只能靠切除颧弓，而眼眶的切除并不能增加暴露范围。在此类病例中，要获得

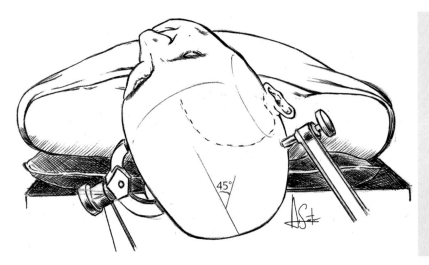

图12.3　翼点入路头位及皮肤切口。头部由三点式Mayfield头架固定，向对侧旋转45°并轻度过伸。皮肤切口起自颧弓水平耳屏前1cm，在发际线内延伸至中线前1~2cm

到达中颅窝底满意的手术通路，颧弓的去除至关重要（图12.5）。

相较于蝶骨嵴脑膜瘤，中颅窝底脑膜瘤的皮肤切口和骨瓣位置更加靠后，于颞骨鳞部去除骨瓣直至平中颅窝底，以便于由颞下到达病变。

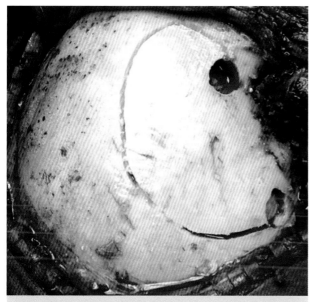

图12.4 翼点骨瓣切除。骨瓣以翼点为中心，第一个骨孔位于"关键孔"，第二个骨孔位于颧骨后极。颞部骨瓣的去除范围大于额部

帽状腱膜下层的分离不应超过眉弓以上3cm。颞浅筋膜由浅层和深层两层构成，可随头皮层一起切开，并从颞肌上分离。颞浅筋膜仍连接在额部皮瓣上，保护面神经额支。事实上，在这个水平上，90%的病例中面神经额支走行于颞浅筋膜和帽状腱膜之间的无名筋膜中的结缔组织。在另外10%的病例中，面神经额支走行于颞浅筋膜的深、浅层之间，因此笔者倾向于较安全的筋膜下分离。

在颧弓水平，面神经走行于骨膜表面，因此骨膜下分离是有必要的。随后，切断颞肌，继续骨膜下分离以暴露颧弓和额骨、颧骨移行部。用摆锯斜切截取颧弓，自颧弓最后端至颧弓眼眶外侧壁连接部（图12.6）。颧骨向下翻转，保护颧弓下界咬肌的附着。强烈建议不要将咬肌从颧骨下缘分离，以免颞下颌关节运动障碍。将颞肌向下翻转。额颞骨瓣完成。

12.5.3 经颞入路

患者取仰卧位，头部旋转90°（平行于地面），Mayfield头钉分别位于额骨和枕骨。头顶向下倾斜10°~20°，使颧骨成为最高点，可以让颞叶在重力作用下自然地塌陷。问号形皮肤切口起自耳屏前1cm，沿耳朵向后弯折，终止于瞳孔中线。切开颞浅筋膜和颞肌，与皮瓣一起分离。第一个骨孔位于

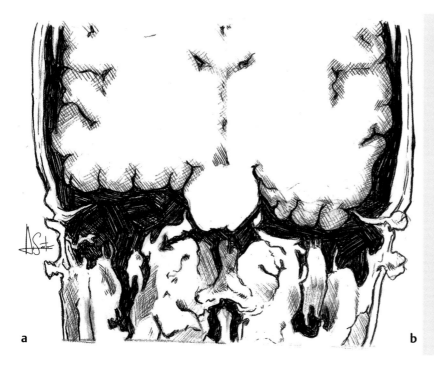

图12.5 （a）扁平型中颅窝底。为外科暴露无须切除颧弓。（b）凹面型中颅窝底。要获得到达中颅窝底满意的手术通路，颧弓的去除至关重要

a

b

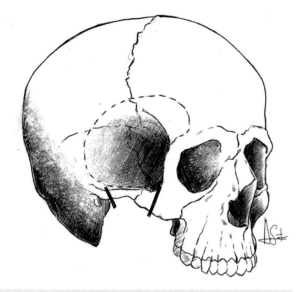

图12.6 额-颞-颧入路。用摆锯斜切截取颧弓,自颧弓最后端至颧弓眼眶外侧壁连接部。额颞骨瓣完成

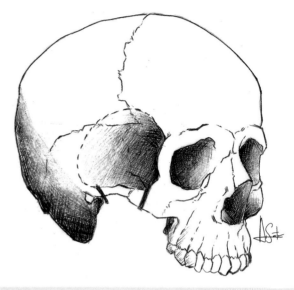

图12.7 经颞入路。去除骨瓣以获得直达中颅窝底的平坦工作角度,减少对颞叶的牵拉。如中颅窝呈现为凹陷型或中颅窝底低于颧弓水平,则需移除颧弓;病变由中颅窝蔓延至颞下窝时也需移除颧弓

McCarty点后下方,第二个骨孔位于外耳道后方。随后截取单纯的颞瓣以获得直达中颅窝底的平坦工作角度,减少对颞叶的牵拉。如中颅窝呈现为凹陷型或中颅窝底低于颧弓水平,则需移除颧弓;病变由中颅窝蔓延至颞下窝时也需移除颧弓(图12.7)。

12.5.4　手术技术

切除中颅窝脑膜瘤常需要牵拉脑组织以暴露肿瘤。尽管减少脑组织牵拉最好的方法是使用颅底入路,杜绝牵拉脑组织的需求,但仍有数种方法可以减少牵拉。椎管脑脊液外引流术是确保脑组织减压最重要的方法。麻醉诱导和插管后,使用腰椎硬脑膜下穿刺行脑脊液引流。术中共需缓慢引流约25mL脑脊液,引流管外接流量控制泵可以防止脑脊液过快流出。其他"无牵拉"手术技术包括利用重力的作用、过度通气和渗透性利尿(脱水)。

术中着重保护静脉结构,尤其是在颞叶附近操作时,全程小心Labbe静脉的走行。尽管经颅底入路可以提供直达颅底肿瘤的通路并尽可能减少对脑组织及其脉管组织的操作,但在某些特定情况下,静脉引流的损伤不可避免[15]。目前尚无术前或术中的测试或手术策略明确术中哪些静脉可以被牺牲,哪些必须保住;也没有可靠的检查、检验以评估静脉

结构的活力,因为静脉功能不全导致的梗死常为迟发性(24~48h)。Al-Mefty等认为引流Labbe静脉和侧裂静脉的优势侧横窦为"危险"静脉:因为颞叶容易出现静脉梗死性出血,因此倾向于尽可能靠近硬脑膜结扎静脉以保护吻合支[16]。

中颅窝手术术中电生理监测主要为三叉神经、面神经监测。这些监测系统可以侦测到肌肉中多种生理活动,提示对神经或神经肿瘤的机械性刺激。

外科切除要求首先到达中颅窝底并将肿瘤基底从中颅窝底分离,并在此过程中阻断肿瘤的血供。之后先行标准囊内切除,再行周边分离。依笔者的经验,术前栓塞没有任何必要。

12.6　并发症

中颅窝脑膜瘤外科手术总体死亡率非常低(1%);神经功能障碍的发生率取决于肿瘤的位置,目前的文献报道9%~11%[1]的术前颅神经功能障碍术后加重,可表现为不同程度暂时性或永久性第Ⅵ颅神经麻痹,三叉神经功能障碍(第二支感觉减退或过敏、第一支功能障碍、第三支麻木);患者可罹患癫痫和运动缺陷。与手术入路相关的最常见并发症为:暂时性肌肉萎缩、颅神经麻痹、脑脊液漏、硬脑

膜外血肿、脑水肿和Labbe静脉撕裂或梗死。

如何避免并发症

当施行翼点入路手术（应用上述手术技术）时，注意避免损伤支配额肌和眼轮匝肌的面神经额支。额肌功能为提眉（同侧），去神经可导致明显的面容缺陷。翼点入路的另一个可能出现的并发症是颞肌萎缩，可致下颌咬合障碍。

翼点入路或颞下入路中如额窦和乳突小房开放，可出现脑脊液漏。这种情况下，必须使用患者自体脂肪、肌肉或者生物胶填充漏口。一旦出现脑脊液漏，放置持续腰大池引流5~7天可以解决。

施行颞下入路时，在棘孔处妥善烧灼脑膜中动脉以避免硬脑膜外血肿。妥善沿边悬吊硬脑膜至颅骨或骨膜也可预防硬脑膜外血肿。

在离断肿瘤血供初期时，精心操作，避免使用单极灼烧。同时也要避免在中颅窝底过度使用双极，防止损伤由中颅窝底孔隙出颅的颅神经。

翼点入路和颞下入路中静脉引流受损可引起脑水肿，而颞下入路时因颞叶受牵拉导致Labbe静脉回流受阻尤甚，在本章节"手术技术"段落中已有详述。此外，脑水肿可一定程度通过如下减轻术中脑组织受压的方法来缓解：大范围去骨瓣、充分的脑脊液引流和合适的患者体位。

12.7　长期预后

大多数位置的中颅窝底脑膜瘤可被完全切除，复发率为0~5%[17]。在根治性切除的病例中，至今尚无MC脑膜瘤（萨米分级1级）复发的证据[13]。大多数肿瘤复发发生在卵圆孔、圆孔和眶下组织等经颅孔洞。尽管很多患者有肿瘤复发的种种临床症状，但仍有1/3的患者在诊断出复发时无临床症状[18]。为降低复发率，手术切除肿瘤的骨性增生及骨质侵蚀是有必要的。肿瘤复发可能出现在海绵窦，向后沿岩骨嵴或向下侵袭颞下窝。放射外科已被证明在术后治疗脑膜瘤残余和复发中有极其重要的地位和价值，肿瘤5年控制率高达85%~98%。

12.8　结论

关于脑膜瘤，正如库欣所观察到的："总而言之，令人信服的最终结果就是当患者躺在手术台上时，关注于技术细节才能缩短患者的恢复期。为此，我无惧于长期的研习。"中颅窝脑膜瘤手术治疗的预后常常依靠技术和长期积累的细节。在过去的30年里，对显微外科解剖更深入的理解、影像技术和神经麻醉技术的改进、颅底外科入路创新性的发展，显著改善了中颅窝脑膜瘤的手术治疗，降低了死亡率、致残率和复发率。此外，立体定向放射外科技术也为治疗和预防复发提供了更多的选择。

12.9　致谢

笔者在此感谢插画家Di Santo L.对本章节的贡献。

参考文献

[1] Sughrue ME, Cage T, Shangari G, et al. Clinical characteristics and surgical outcomes of patients presenting with meningiomas arising predominantly from the floor of the middle fossa. Neurosurgery, 2010, 67(1):80‒86, discussion 86.

[2] Rhoton AL, Jr. The anterior and middle cranial base. Neurosurgery, 2002, 51(4) Suppl:S273‒302.

[3] Shao YX, Xie X, Liang HS, et al. Microsurgical anatomy of the greater superficial petrosal nerve. World Neurosurg, 2012, 77(1):172‒182.

[4] Kakizawa Y, Abe H, Fukushima Y, et al. The course of the lesser petrosal nerve on the middle cranial fossa. Neurosurgery, 2007, 61(3) Suppl:15‒23, discussion 23.

[5] Martins C, Campero A, Yasuda A, et al. Anatomical Basis of Skull Base Surgery: Skull Osteology. In: Kalangu KKN, Kato Y, Dechambenoit G, eds. Essential Practice of Neurosurgery. Nagoya: Access Publishing, 2009.

[6] Muto J, Kawase T, Yoshida K. Meckel's cave tumors: relation to the meninges and minimally invasive approaches for surgery: anatomic and clinical studies. Neurosurgery, 2010, 67(3) Suppl Operative: ons291‒8, discussion ons298‒ons299.

[7] Davies HT, Neil-Dwyer G, Evans BT, et al. The zygomatico-temporal approach to the skull base: a critical review of 11 patients. Br J Neurosurg, 1992, 6(4):305‒312.

[8] Graziani N, Bouillot P, Dufour H, et al. Meningioma of the floor of the temporal fossa. Anatomo-clinical study of 11 cases [in French].

Neurochirurgie, 1994, 40(2):109 - 115.

[9] Nakaguchi H, Suzuki I, Taniguchi M, et al. A case of middle cranial fossa meningioma extending into the infratemporal fossa: an approach to the pterygoid extension of the sphenoid sinus via the infratemporal fossa [in Japanese]. No Shinkei Geka, 1996, 24(7): 643 - 648.

[10] Garc í a-Navarrete E, Sola RG. Clinical and surgical aspects of meningiomas at the base of the skull. II. Meningiomas of the middle fossa [in Spanish]. Rev Neurol, 2002, 34(7):627 - 637.

[11] Honda M, Baba S, Kaminogo M, et al. Rapidly growing microcystic meningioma of the middle fossa floor. Case report. Neurol Med Chir (Tokyo), 2005, 45(6):311 - 314.

[12] Delfini R, Innocenzi G, Ciappetta P, et al. Meningiomas of Meckel's cave. Neurosurgery, 1992, 31(6):1000 - 1006, discussion 1006 1007.

[13] Samii M, Carvalho GA, Tatagiba M, et al. Surgical management of meningiomas originating in Meckel's cave. Neurosurgery, 1997,

41 (4):767 - 774, discussion 774 - 775.

[14] Schwartz MS, Anderson GJ, Horgan MA, et al. Quantification of increased exposure resulting from orbital rim and orbitozygomatic osteotomy via the frontotemporal transsylvian approach. J Neurosurg, 1999, 91(6):1020 - 1026.

[15] Savardekar AR, Goto T, Nagata T, et al. Staged 'intentional' bridging vein ligation: a safe strategy in gaining wide access to skull base tumors. Acta Neurochir (Wien), 2014, 156(4):671 - 679.

[16] Al-Mefty O, Krisht A. The dangerous veins. In: Hakuba A, ed. Surgery of the Intracranial Venous System. New York, NY: Springer Verlag, 1996.

[17] Delfini R. Management of tumors of middle fossa. In: Sindou M, ed. Practical Hanbook of Neurosurgery. New York, NY: Springer Verlag, 2009.

[18] Leonetti JP, Reichman OH, Smith PG, et al. Menin- giomas of the lateral skull base: neurotologic manifestations and patterns of recurrence. Otolaryngol Head Neck Surg, 1990, 103(6): 972 - 980.

第十三章 桥脑小脑角区脑膜瘤

Marcos Tatagiba，*Toma Yuriev Spiriev*，*Florian H. Ebner*
译者：清华大学长庚医院 章薇 东部战区总医院 马驰原

摘要： 桥脑小脑角区是幕下脑膜瘤最常见的好发部位。根据肿瘤起源与内耳道的位置关系可将该区域肿瘤划分为5类：①内耳道腹侧。②内耳道内部。③内耳道上方。④内耳道下方。⑤内耳道后方。根据肿瘤所处位置不同，临床症状各异。然而，该区域脑膜瘤通常生长缓慢，在出现脑干压迫症状前，肿瘤可生长至较大体积。在磁共振成像中，桥脑小脑角区脑膜瘤在T1加权像上呈现低到等信号，强化后显著增强；在T2加权像上，尤其是在高分辨三维成像技术CISS（Constructive Interference in Steady State）序列上，可显示肿瘤与脑干之间的蛛网膜界面，从而识别是否有软脑膜侵犯。

患者在咨询时需要着重评估以下几个方面，包括MRI随访资料、显微手术、放射治疗或综合治疗方案。

对于无症状患者，密切随访是初诊的首选方案。但体积较小或中等大小的肿瘤有时可生长迅速，当检查发现肿瘤增长明显或症状进展显著时，需要及时治疗。本章节将详细阐述手术方案的制订，不同颅底手术入路的选择，以及术后并发症的防治。显微手术目的是最大限度地安全切除肿瘤，同时尽可能保护患者的生存质量。

关键词： 桥脑小脑角、脑膜瘤、颅底、乙状窦后入路、乙状窦后硬脑膜下内耳道上入路（RISA）、岩骨前切除术。

13.1 概述

桥脑小脑角区脑膜瘤是一类独特的肿瘤，依据其体积、位置，以及生长方式，可有不同的临床表现与预后，患者需要个体化治疗方案。尽管后颅窝脑膜瘤罕见，仅占据全部颅内脑膜瘤的10%左右[1]，但桥脑小脑角区是后颅窝脑膜瘤最常见的起源部位，岩斜区域紧随其后[2]。这类病变大部分属于良性，以生长缓慢为特征，偶尔可有恶性生物学表型[3, 4]。这一区域的脑膜瘤起源于蛛网膜帽状细胞，随着肿瘤的生长，可挤压和拉伸颅神经，造成脑干移位，有时可侵犯软脑膜界面，使脑干重要血管发生扭曲并将之包绕，甚至可导致脑积水。内耳道与肿瘤起源的位置关系作为一个重要标志，依据手术可及范围，手术入路抉择，以及发病率与死亡率，对肿瘤进行分类。根据Nakamura等介绍的分类，这一区域肿瘤根据其位置与内耳道的关系可分为5类[5]：①内耳道前方。②侵犯内耳道。③内耳道上方。④内耳道下方，内耳道后方。⑤起源于内耳道和乙状窦。这种依据肿瘤生长位置的分类方式，可以很准确地预测桥脑小脑角区脑膜瘤的面听神经功能预后评估。当然还有其他的分类方式[5-8]，但我们发现上述方法更适用于手术计划的制订。

回顾历史，前桥脑小脑角区脑膜瘤，特别是位于岩斜区的肿瘤，手术全切与较高的残障率和死亡率相关[7, 9-11]。近年来，随着对颅底解剖学的深入了解，术中常规神经生理检测技术和神经影像学的进步，死亡率已低于1%，残障率也显著降低[12-20]。另一方面，随着放射外科治疗技术的进步[21-24]，以及对肿瘤演变的深入理解[25-29]，综合治疗方案旨在减少手术损伤，并更多地应用保守方式治疗肿瘤[14, 15, 17]。

13.2 临床表现与术前评估

桥脑小脑角区脑膜瘤根据其部位、大小以及侵袭程度（对于脑干蛛网膜界面的侵犯程度），症状各异。总体而言，划分症状的依据有：肿瘤所压迫的颅神经症状、小脑症状（步态障碍及共济失调）、脑干症状（眼球运动障碍以及椎体束症状）、颅内压增高症状，以及脑积水。头痛是最常见的主诉，但不具有特异性。由于早期的无症状进展，对脑干和小脑的压迫症状出现较晚，症状出现时，肿瘤常已生长至很大体积。

根据肿瘤在桥脑小脑角的位置，临床症状有所差别。若脑膜瘤起源于内耳道后方，主要表现为小脑压迫症状，第Ⅶ和第Ⅷ颅神经症状，有时表现为颅内压增高症状。肿瘤生长于内耳道上方时，由于压迫三叉神经，症状可以表现为三叉神经痛或麻木，如果肿瘤主体位于内耳道下方，由于压迫后组颅神经，可出现吞咽困难[12]。然而，在岩斜区脑膜瘤位于内耳道前方，临床表现不尽相同。症状通常表现为脑干压迫，颅神经障碍——常见三叉神经症状（45%）、眼球运动障碍（常见外展神经麻痹64%）以及共济失调（37%）[30]。根据Cho等的报道，听力丧失、面瘫以及三叉神经症状、步态失调、构音障碍、痉挛和头痛是岩斜区脑膜瘤患者最常见的临床症状[31]。

大多数情况下由于肿瘤生长缓慢，需要很长时间才能确诊，文献报道为2.5～4.5年[7]。因此，当怀疑有桥脑小脑角区肿瘤时，适当的影像学检查评估非常重要。

13.3 神经影像学评估

在为桥脑小脑角区脑膜瘤患者制订准确的治疗方案时，完善的神经影像学评估至关重要。这些评估包括薄层CT、增强MRI、MRA（图13.1）。三维

CTA成像可以提供更多信息，在部分病例中，可用DSA检查。

CT在最初诊断时非常有用，平扫时呈现等密度，增强后呈现高密度影像。钙化灶罕见，一些学者认为这与肿瘤的缓慢生长特性有关[28,32,33]。也可呈现骨质破坏与增生。目前的共识认为，骨质增生提示肿瘤侵犯而并非骨质对肿瘤的反应性生长。CT的骨窗像可以用来评价乳突骨质汽化及其与乙状窦的位置关系。这在乙状窦后入路手术中，与乳突磨除的范围密切相关。CT可以显示乳突导静脉的位置与大小，乙状窦的大小与解剖学结构，颈静脉球的位置与大小。若采用经岩骨入路，CT骨窗像可提示乳突汽化、岩尖、迷路与内耳道的毗邻关系，以及耳蜗的位置、面神经管的走行、乙状窦前隙的大小（图13.1a）。

在一些病例中，三维CTA可以提供额外信息，如可以显示脑膜瘤对脑干主要血管造成的移位与包绕（例如小脑前下动脉或小脑上动脉）[34,35]。脑膜瘤血供丰富，在CTA上显影确切。在某些三维成像程序体系中，例如OsitiX（Pixmeo，Bern，Switzerland）或者Horos，可用来构建术前计划，从立体空间展示肿

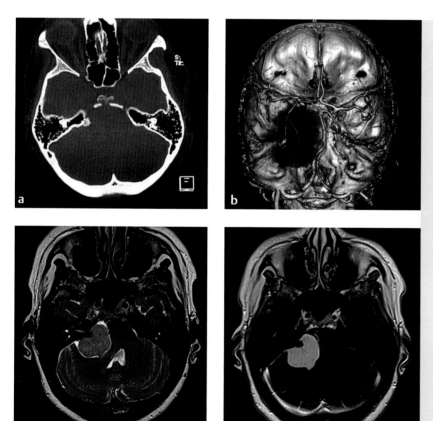

图13.1 术前影像学分析。（a）需要进行薄层CT以仔细观察岩骨的解剖构造和骨质汽化。这在经乙状窦后入路手术中至关重要（显示乙状窦和乳突导静脉的位置与大小）。值得注意的是由脑膜瘤引起的内耳道结节骨质增生。（b）CT血管成像提供的重要信息显示肿瘤所致的血管移位。使用OsiriX软件（Pixmeo，Bernex，Switzerland），这种三维立体重建可用来展示1例大型岩斜区脑膜瘤（这是两幅图片的叠加）。需要注意的是由肿瘤所致小脑上动脉和基底动脉的移位。（c、d）MRI强化的T1和T2加权像在识别肿瘤与脑干之间的界面中非常有用，还可以用来预估蛛网膜间隙，从而能够更加安全地切除肿瘤

瘤和骨性结构以及被移位的血管[36-39]（图13.1b）。CTA的另一个重要特征是它可以很好地显示相关静脉的解剖学结构，包括横窦和乙状窦的支配情况，颈静脉球的大小，岩上窦和岩下窦，颞叶回流方式等。

桥脑小脑角区脑膜瘤的诊断方法是MRI平扫和（或）增强扫描。MRI检查最常用，在T1加权像上显示中等信号或高信号，在T2加权像中则呈异质像（Heterogeneous）。MRI的T1加权像（伴或不伴有增强）可用于评估肿瘤大小、位置、神经结构的移位情况等。MRI的T2加权像可显示肿瘤与脑干之间的蛛网膜腔隙，可疑的软脑膜侵犯区域（T2加权像中脑干的高信号提示瘤周水肿，是由肿瘤侵犯脑干软膜所致的），以及与颅神经的关系、主要血管和小脑幕的情况（图13.1c）。T2加权像中的流空影像可提示血管移位或被肿瘤包绕，以及相关静脉的解剖学结构（静脉窦的大小与变异）。MRI静脉成像可以提示乙状窦的支配与解剖结构，以及Labbe静脉的大小和位置，这些信息在经岩骨入路的手术计划中非常重要。

随着技术的进步，诸如3 Tesla MRI CISS（高T2序列）序列可提供更多关于肿瘤与脑干蛛网膜间隙的细节，以及颅神经移位和肿瘤所涉及的颅神经。弥散张量成像（DTI）可用于展示重要的神经纤维束（椎体束，桥脑臂中的桥脑小脑纤维），以及颅神经（V、Ⅶ）被肿瘤移位。

随着无创磁共振动脉和静脉成像，以及三维CTA在诊断中的有效性，DSA的使用越来越少，DSA仅在对肿瘤尝试进行栓塞时使用。

桥脑小脑角区脑膜瘤的供血有：脑膜垂体干发出的伯-卡动脉（Bernasconi-Cassinari）、脑膜中动脉的后支、椎动脉的脑膜支、脑膜动脉的岩骨支、颈外动脉的咽升支[12,40]。在部分患者中，对这些动脉进行术前栓塞，可减少术中出血，从而更好地显露术野和降低手术风险。大部分研究者认同对肿瘤供血动脉的彻底或近全栓塞，会使得患者临床获益[41-43]，但这并不适用于每一位患者。另一要点是栓塞后的手术时间节点。一种观点认为，栓塞后的早期手术是在于避免肿瘤发生坏死后继发水肿，但事实并非总是如此。近期更多的临床试验提倡将手术延迟至栓塞术后24h以后进行[42,43]。然而，栓塞手术也是一种有创方式，并非毫无风险。栓塞手术的主要并发症包括卒中、失明、腹膜后血肿以及颅神经麻痹，发

生率0～16%[43-45]。

根据经验，在桥脑小脑角脑膜瘤患者术前，笔者很少进行栓塞。术中血液丢失往往可以代偿，因术区出血导致术野模糊的问题，可以通过使用半坐位来避免[46]。

13.4　患者评估与制订治疗方案

在为每一位患者制订合适的治疗方案时，需要了解其自然病程[25-27]。考虑到患者的年龄与合并症，术前预测因素提示安全切除的程度，放射学影像提示术后并发症的风险[47,48]和放射外科的疗效[21-24]。回溯以往，桥脑小脑角脑膜瘤患者常出现进展性的神经功能障碍，最终致命[49,50]。如今，随着诊断技术的进步，对患者的密切随访成为可能，可以估算肿瘤的生长速率。一项回顾性研究，针对21例确诊为岩斜区脑膜瘤的患者，未经治疗，通过临床观察和放射学影像（MRI）进行随访，为期4～10年（平均：82个月；中位：85个月），76%患者的肿瘤呈现出影像学生长[26]。在63%生长的肿瘤中，患者出现了功能恶化。根据此项研究，肿瘤的平均生长率在直径上为1.16mm/年，体积上为1.10cm³/年。肿瘤的迅速生长见于肿瘤体积较小至中等的患者。此外，肿瘤生长方式的改变先于功能恶化。

在另一项Tatasaka团队的研究中，对15例（平均随访时长为40个月）诊断为岩斜区脑膜瘤的患者进行随访。60%的患者在随访期间呈现放射影像学生长，47%的患者出现功能恶化。

近期一项由Hunter团队发起的研究，通过MRI对34例未经治疗的岩斜区脑膜瘤患者的肿瘤体积变化评估，平均随访时间为44.5个月，结果显示，88.2%有进展性生长，可预测的平均年度体积增长为2.38cm³/年（-0.63～25.9cm³/年）。肿瘤体积、肿瘤中T2高信号区域、瘤周水肿、共济失调和（或）小脑症状均与肿瘤体积增长呈显著相关。

因此，这些结果提示，未经治疗的肿瘤会随着时间呈现进行性生长，对于无症状患者的密切随访是初诊的首选。但是，体积较小或中等大小的肿瘤，生长更为迅速，当其出现明显的体积增长或患者症状进行性恶化时，需要立即给予治疗。

对于有症状的患者，治疗方式因人而异，并非只有手术一种，放射外科或手术联合放射外科治疗

可针对残余肿瘤。考虑到这类肿瘤的自然进程，对于年轻和健康状况较好的患者，可以选择手术切除，对于老龄患者或健康状况欠佳的患者，可以选择放射治疗（立体定向放射外科或放疗）。对于小型肿瘤（<3cm），可予以单纯放疗。然而，笔者悉知放疗所带来的并发症[51-54]，随着现代显微外科技术与术中监测手段的日新月异，一些专家提倡手术切除微小的桥脑小脑角脑膜瘤和斜坡脑膜瘤[18, 19]。

若将手术切除作为治疗方式，应当考虑如下因素，从而预测手术切除程度与可能发生的并发症，这些因素包括瘤周水肿，软膜滋养血管的存在，患者年龄、肿瘤位置、症状持续时间、术前神经功能状况、血管的包绕、肿瘤体积、已有相关脑积水的严重程度、糖尿病等[47, 48, 55, 56]。目前有几种分级体系被用于评估颅底脑膜瘤的手术风险。

Sekhar等[48]团队进行的术前多因素研究的因素，包括术前Karnofsky评分、既往放疗史、术前放射影像学发现、术中所见，并将这些因素与术后早期及后期随访的愈后相关联。统计学分析表明早期功能恶化与术前Karnofsky评分、肿瘤与脑干间蛛网膜腔隙的消失、脑干水肿、基底动脉的直接供血等具有显著相关性。永久的功能障碍与基底动脉供血、肿瘤体积、肿瘤部分切除、术后早期功能障碍具有统计学相关性。他们针对肿瘤与脑干蛛网膜和软脑膜的关系，提出了肿瘤的3个阶段：①肿瘤具有蛛网膜腔隙，在MRI扫描的T2加权像中，脑干与脑膜瘤之间呈现高信号条带。②蛛网膜腔隙消失，在MRI扫描的T2加权像中，脑干与脑膜瘤之间的高信号条带消失。③软脑膜被侵及，蛛网膜腔隙消失，脑干出现水肿，相应的MRI扫描T2加权像中呈现高信号。在这一阶段，切除脑干区域肿瘤可导致脑干和基底动脉穿支的损伤，这些血管穿支供应脑干表面的软脑膜[47, 48]。

根据他们的研究结果，由于大型和巨大型肿瘤术后出现功能恶化的高风险，笔者建议对于小到中等体积肿瘤进行早期治疗。另一项重要推荐是：当肿瘤侵犯脑干软脑膜时，因患者在术后发生功能恶化的比率高，建议对肿瘤进行次全切或近全切除。

其他研究者也对桥脑小脑角区脑膜瘤相关的颅底手术风险因素进行了分析，设计了一种有用分级（"ABC外科风险分级"）用来预测术后愈后和可能的切除程度[47]。笔者基于对肿瘤切除程度以及术后神经学改变的预测，确认了5种主要变量：①肿瘤黏附的大小。②所涉及的血管。③与脑干的接触。④后颅窝中线结构的位置（Central Cavity Location）。⑤波及的颅神经。

这些基于肿瘤自然病程的分级范围与数据，有助于笔者为患者选择正确的治疗方式。

根据笔者的经验，一个非常重要的因素是肿瘤的均质性。相比于质地柔软和可吸除的肿瘤，质地坚硬且有钙化的瘤体更难以切除，术后出现颅神经功能障碍的比例更高。

13.5　制订术前手术计划与并发症的避免

如果选择为患者进行手术治疗，为降低残死率，有一些因素需要考虑。术前临床与放射学的详尽检查可为制订手术方案提供重要信息：肿瘤位置、延伸、大小，是否存在脑积水，静脉解剖结构，与年龄相关的并发症，未闭合的卵圆孔，术前听力与面神经功能，以及外科医生的手术偏好[11, 12, 14-18, 20, 46, 57-63]。

术前脑水肿和脑积水是潜在增加并发症的因素，需要在术前进行治疗。在严重脑水肿的病例中，需要在术前给予患者地塞米松（初始剂量为8mg静推，随后4mg/8h）。地塞米松需要13～18h起效；因此，这项治疗需要始于手术前几天[64]。

梗阻性脑积水可存在于巨型肿瘤患者。治疗方式包括术前脑室腹腔分流、神经内镜下三脑室造瘘、临时性侧脑室外引流。由于潜在的感染风险和肿瘤切除术后潜在的出血并发症，笔者不推荐术前进行脑室腹腔分流。根据笔者的经验，在大部分病例中，成功地切除肿瘤往往可以控制脑积水，并不需要进行脑室腹腔分流。三脑室造瘘在处理肿瘤所致的梗阻性脑积水中，是一种微创方式[65-68]。另一种备选方案是可监测颅内压的侧脑室外引流。由于有出现小脑扁桃体下疝的风险，不能进行腰椎穿刺术。

如果计划以坐位或半坐位进行手术，术前超声心动检查可排除未闭合的卵圆孔，这是诊断过程中的重要部分[46]。

医生通过对放射学数据的仔细回顾，以及检查岩骨气腔与静脉相关的解剖结构，从CTA数据所获得的三维立体重建，肿瘤血管的起源，是否出现骨质增生，制订合适的手术入路计划（更多细节请参见神经影像学检查）。

13.6　手术入路

已有多种手术入路应用于桥脑小脑角区脑膜瘤的治疗[7, 10-14, 16-18, 20, 48, 57, 60, 63, 69-75]。一般原则是充分显露骨窗，及早阻断血供，切除肿瘤，维持神经血管结构之间的蛛网膜腔隙，以及避免切除被肿瘤侵犯的脑干表面软脑膜。根据肿瘤位置与大小，以下几种手术入路可供使用。经岩骨入路可细分为前路（Kawase）、后路–乙状窦迷路后入路、经迷路、经耳蜗入路和联合经岩骨入路。作为经乙状窦后入路的一种改良，经内耳道和内耳道上入路也包含在经岩骨入路中。

为了更好地阐释经不同岩骨入路所涉及的颅底区域，可将斜坡划分为以下区间（图13.2）[12]：

（1）区间Ⅰ从鞍背上缘延伸至内耳道，这是岩骨前入路可到达的区域。

（2）区间Ⅱ从内耳道延伸至颈静脉结节，这是岩骨后入路可到达的区域。涉及区间Ⅰ和Ⅱ的肿瘤需要岩骨联合入路。

（3）区间Ⅲ从颈静脉结节延伸至斜坡下缘，这是经枕下外侧经髁入路可到达的区域。

上述入路各有利弊。经岩骨入路的优点是：它为斜坡提供了一个更为侧方和倾斜的角度，可减少对脑组织的牵拉。

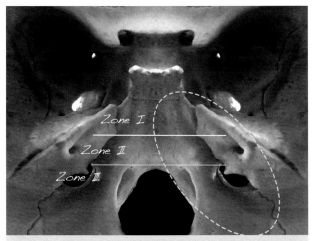

图13.2　斜坡区间划分，有助于规划手术入路[6]。区间Ⅰ：经岩骨前入路进入；区间Ⅱ：经岩骨后入路进入；区间Ⅲ：经远外侧髁上入路进入。经岩骨联合入路允许暴露区间Ⅰ和Ⅱ。虚线区域标志着乙状窦后入路以及其幕上拓展入路可到达的区间（乙状窦后硬脑膜下内耳道上入路）。Zone：区间

另一方面，经岩骨入路的一个主要缺点是：因入路本身所致的并发症（如脑脊液漏、颅神经损伤、血管性并发症）发生率较高且手术耗时长。

根据笔者的经验，大多数桥脑小脑角区脑膜瘤可通过经典的乙状窦后入路切除，或者可结合磨除内耳道上部［乙状窦后硬脑膜下内耳道上入路（RISA）］进入到岩尖部[5, 11, 20, 60-63, 74, 76]（图13.2阴影部分）。乙状窦后入路为整体显露桥脑小脑角区脑膜瘤（从第Ⅲ到第Ⅶ颅神经）提供了直观视野[77]，在大多数病例中，由于脑干被肿瘤挤压移位，这一入路可达中斜坡区域。此外，RISA通过磨除岩尖部及分离小脑幕，为颅中窝后部区域提供了额外显露[60, 61, 72-74, 78]。

岩骨前入路

岩骨前入路用于治疗起源于岩尖部的岩斜区脑膜瘤，但肿瘤尚未延伸生长至第Ⅶ和第Ⅷ颅神经下方（IAC以下）（图13.2区间Ⅰ）。这基本上是一种颞下硬脑膜外颅中窝入路，通过显露Meckel腔，推移三叉神经，磨除岩尖抵达岩下窦，直至颅后窝硬脑膜。随后打开颅后窝与颅中窝的硬脑膜，分离小脑幕从而联合颅中与颅后窝[70, 80-83]。该入路的一种优点是其可以早期阻断脑膜瘤的血供，这是因为肿瘤的大部分血供来源于途经岩骨与小脑幕的血管。

对于每个病例，笔者都使用高级电生理监测，包括体感诱发电位（SSEP）、运动诱发电位（MEP）、面神经运动诱发电位（FMEP）、术中直接颅神经刺激、听觉诱发电位（AEP），以及Ⅶ和后组颅神经的肌电图（EMG）/MEP。

关于术前抗生素的给予，笔者使用二代或三代头孢菌素。此外，在切开头皮前给予甘露醇1g/kg和地塞米松20mg，以最大限度实现脑组织松弛。术前放置腰大池引流可减少术中对颞叶的牵拉。

患者取仰卧位，头部用Mayfield头架固定，朝对侧肩膀旋转45°，此时颧弓是术野中的最高点，且矢状缝平行于地面。对于有颈椎僵直和颈椎病的老年患者，也可选择侧卧位。

笔者使用直切口，使得备皮范围最小化（图13.3 a）。切口从颧弓根部起至颞上线上方2cm处，依照解剖学逐层切开。应关注对走行于皮下颞顶筋膜中的颞浅动脉（STA）的保护[84]。因此，仅需分离此动脉的额叶或顶叶支，其主干通常被保留。

颞肌筋膜的分离通常使用手术刀或剪刀，而不是电刀，以便于在术毕能够充分缝合筋膜。颞肌的切开沿用头皮同一线性直切口，采用逆行肌肉分离法，以保留颞肌深筋膜及肌肉的血供和神经支配[85]。这种方式可减少术后潜在颞肌萎缩的发生。

开颅手术以颧骨根部为中心，大小约为5/5cm（颞上线以下）。在移除骨瓣后，需要磨除位于骨窗下端的残余骨质，冲洗后显露颅中窝底部。一些研究者建议在术中去除颧弓（附带咬肌）以增加术野的显露[83]。在笔者看来，这一步骤并非必要，因其可增加该入路并发症的发生。在此手术进程中，主要因素之一是保持硬脑膜的完整。

下一步是硬脑膜外分离和显露颅中窝底部（图13.3 b）。推荐从后方向前方抬起硬脑膜，其目的在于保护岩浅大神经（GSPN）。此神经从弓形隆起处前的岩浅大神经沟中走行，是面神经迷路和鼓室段之间（膝状神经节）的直接分支。它为泪腺提供神经支配，其病变可导致干眼症。

当硬脑膜由后方向前方抬起后，依次识别弓形隆起和岩浅大神经。岩浅大神经向前走行至棘

孔（脑膜中动脉）和卵圆孔（三叉神经V₃支）。神经功能监测在这一步骤中至关重要——使用低强度（0.1～0.3mA）的单极刺激探针，可在岩骨表面识别膝状神经节。有时很难区分V₃支的入口与卵圆孔。在单极探针的帮助下，可以直接刺激神经并可观察到颞肌的收缩，也可通过使用神经导航来定位颅中窝底。在一些病例中，岩骨出现裂缝，可见岩浅大神经正下方走行的颈内动脉岩骨段（C2）。

骨外膜和内膜之间的过渡区域是将颞底硬脑膜从海绵窦侧壁的硬脑膜固有层的起始处抬高，从而暴露Meckel腔[31, 86]。

剥离、抬高硬脑膜并继续向内侧延伸至岩上窦及岩骨前方。为了更好地显露岩骨嵴，可将Gasserian神经节和V₃支从岩骨表面轻柔地抬起[87, 88]。这一过程中，由于三叉神经-心脏反射的发生，会偶发心动过缓[89, 90]。在这种情况下，暂停手术操作往往可以缓解症状。

岩骨前入路（Kawase三角或更准确地说是四边形）的骨窗边界是岩浅大神经外侧、V₃支前方、岩上窦内侧，以及弓形隆起（包含前半规管）后方

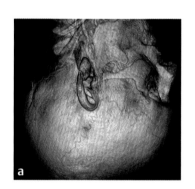
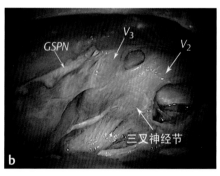
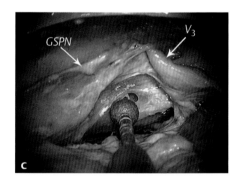
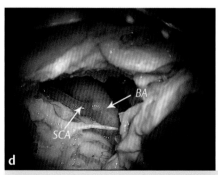
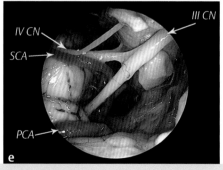

图13.3 岩骨前入路。（a）使用OsiriX软件（Pixmeo, Bernex, Switzerland）进行3D重建。这是两个图像的叠加。皮肤直行切口从颧骨根部延伸至颞上线上方。（b）抬起硬脑膜后颅中窝的解剖图像。（c）将V₃支和Gasserian神经节推移后以暴露岩骨嵴部。（d）去除岩尖部，打开后颅窝和颞底硬脑膜，并将小脑幕分离。可见基底动脉和小脑上动脉。（e）神经内镜下可见第Ⅲ/Ⅳ颅神经及其相关血管走行。值得注意的是，需在第Ⅳ颅神经穿入硬脑膜入口之前切开小脑幕（该解剖由Luigi Rigante博士完成）。BA：基底动脉；GSPN：岩浅大神经；PCA：大脑后动脉；SCA：小脑上动脉；CN：颅神经

（图13.3c）[70, 80]。内耳道的位置可以通过神经导航定位，或者可估测位于岩浅大神经与弓状隆起形成120°夹角的平分线上[70, 82]。在内耳道的估测位置处开始磨除骨质。应注意不要损伤前半规管或耳蜗角处耳蜗[91-94]。将内耳道磨除至纵嵴（Bill's bar），这是一个将面神经与前庭上神经分开的小骨嵴。随后，继续沿前内侧方向磨除至岩上窦，直到显露后颅窝[12]。骨质磨除的下界是岩下窦，侧方边界是岩浅大神经和颈内动脉岩骨段。

完成磨除以后，平行于岩上窦切开颞叶硬脑膜。轻柔地抬起颞叶，开放环池以释放脑脊液，使得脑组织进一步松弛，将脑压板置入其中。滑车神经在此穿过小脑幕，可被识别。

下一步是分离小脑幕，需在滑车神经穿入硬脑膜入口的后方进行操作，结扎岩上窦。在这个过程中的出血可以通过双极电凝、止血海绵，或通过在静脉窦出血边缘处注入少量纤维蛋白胶来控制[95]。后颅窝被打通，可见三叉神经位于脑干的发出处。在打开硬脑膜和小脑幕后，术者可具有宽阔的术野，看到从第Ⅲ至第Ⅶ/Ⅷ颅神经、三叉神经位于术野中心（从脑干到Meckel腔）（图13.3 d，e）。

按照常规，对于桥脑小脑角区脑膜瘤的安全切除，首先需要通过显微外科技术和超声吸引对瘤组织进行广泛切除，以减少肿瘤体积，使得蛛网膜下的分离更为安全。术中需要小心鉴别和保护颅神经，遵从蛛网膜层次，引导手术切除。与神经电生理学团队的紧密合作对手术的安全性至关重要。

手术完成后，需要采取措施以确保硬脑膜的密闭。为此，笔者用颞肌筋膜或颅骨骨膜作为覆盖物来封闭后颅窝。笔者在岩骨缺损处放置脂肪移植物并以一层纤维蛋白胶加固。通过在骨瓣中央钻孔穿线缝合硬脑膜，将其与骨瓣固定牢靠。

重新复位骨瓣以后，逐层缝合软组织。为了避免脑脊液漏，不使用帽状腱膜下引流。同时应加压包扎头部切口。在手术结束时拔除腰大池引流管。

13.7 经岩骨后及联合岩骨入路

根据患者术前听力状态和术中是否保留迷路，可将岩骨后入路分为迷路后入路和经迷路入路。这是一种联合手术入路，磨开颞骨后部和乳突的一小部分，以显露乙状窦、岩上窦和乙状窦前的空间。

联合岩骨入路结合颞骨开颅术，可加入岩骨前入路和任何岩骨后入路，以及经耳蜗入路（图13.4）。

13.7.1 经迷路后入路

患者取仰卧位。神经电生理监测包括针对第Ⅶ及后组颅神经的SEP、MEP、FMEP，术中直接颅神经刺激、AEP及EMG/MEP。围绕耳郭做一弧形皮肤切口，朝向星点方向，并到达乳突尖（图3.4 a）。头皮与帽状腱膜作为单独一层被提起。随后沿用头皮切口，将肌肉切开至颅骨，形成肌肉和筋膜瓣，这对术后筋膜的水密缝合至关重要。将皮肌瓣翻转至显露Henle棘（乳突气房的标志）。经乳突入路可见的骨性标志包括颧弓根部、星点和乳突尖。

首先根据上述边界，进行乳突皮质骨切开。为了给乙状窦创造更多可移动空间，可将其后的骨质磨除，使骨窗逐步扩大。在这一入路的初始操作中，可使用大切割钻头，在靠近乙状窦时，将钻头更换为大金刚钻。使用较大的钻头时更为安全，因为它的工作面积更宽广，可以降低不经意损伤静脉窦的风险。

乳突导静脉可作为乙状窦的重要定位标志，导静脉出血可用骨蜡控制。另外一种方法是将导静脉游离，在靠近窦的部位烧灼电凝。跨静脉窦磨除骨质时需要尤为小心。乙状窦壁较其他静脉窦更薄，若不小心，在磨除骨质时很容易造成该静脉窦的损伤。笔者将窦表面的骨质磨至菲薄，随后使用剥离子去除。

切开乙状窦前和颅中窝的硬脑膜，并使用磨钻逐渐显露。乙状窦、横窦和岩上窦交汇处，被命名为Citelli's角。这是一个重要的解剖学标志，因为它指向乙状窦与颅中窝硬脑膜的交汇点[97]。颈静脉球位于皮质骨内侧，与二腹肌沟重叠。术前CT可以用于评估颈静脉球的位置与变异（高位的颈静脉球）。

在磨除骨质的过程中，有两个非常重要的解剖标志：一个是外侧半规管（位于面神经鼓室段的上方）；另一个是Henle棘，它是乳突气房的标识。乳突气房的底面是外侧半规管的皮质骨。

当移除表浅的乳突气房后，可到达乳突窦和迷路的密质骨。Trautmann三角，其后界是乙状窦壁，上界是鼓室被盖，前界是后侧及外侧半规管突起。这个区域是乙状窦前的硬脑膜空间，在手术中可到

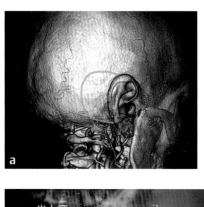
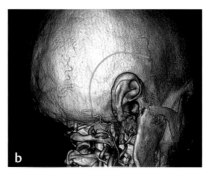
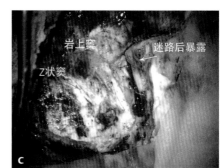
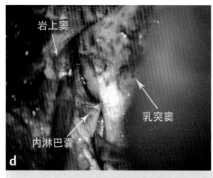
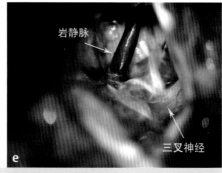

图13.4　岩骨后及联合岩骨入路。（a）迷路后或者经迷路入路的皮肤切口。（b）联合岩骨入路的皮肤切口。（c）半坐位下右侧联合岩骨入路。可见颞部及颅后窝的硬脑膜。在此可识别出岩上窦和乙状窦。（d）此处已显露迷路后部，并将骨质磨除到达内淋巴囊。（e）切开小脑幕后，显露硬脑膜下结构，可见岩静脉和三叉神经

达桥脑小脑角和小脑前方。在外侧半规管突起的上方，乳突房部与鼓室相通。到达房部，显露出砧骨（图13.1a）。

在分离过程中对面神经管的识别非常重要，其内走行的是面神经乳突段。对于解剖结构而言，面神经的膝部（鼓室部）恰好位于外侧半规管的下方。另一个解剖标志是砧骨的位置，其短突起指向面神经的鼓室部[97]。神经电生理监测的单极刺激探头可以指导骨质磨除的深度以及与面神经的距离。随着离面神经距离越近，神经刺激的初始电流量（单位mA）逐渐减小。

如果选择迷路后入路，将不打开半规管。暴露出Trautmann三角后，平行于乙状窦并沿着岩上窦切开硬脑膜，从而打开乙状窦前的硬脑膜空间。注意不要损伤Labbe静脉，该静脉在靠近乙状窦汇合处进入岩上窦。术前静脉系统的解剖评估很重要，可以保护Labbe静脉，预防术后静脉性脑梗死。将小脑幕沿着垂直于岩上窦的方向切开大约3cm，随后在横窦内侧再平行切开3cm。这种方法可以充分显露小脑，并像"打开书本"一样将小脑与颞叶后部分开。小脑幕切开的位置从第Ⅳ颅神经穿入处向前延续。该

入路可以暴露从第Ⅲ到第Ⅶ/Ⅷ颅神经复合体的岩斜区。三叉神经常向后上方向推开。

13.7.2　经迷路入路

一般对听力丧失的患者可以采取这种入路。该入路方法和上面描述的迷路后入路相似，但此入路涵盖了一个完整的迷路切除术。

迷路由外侧、后侧以及上侧半规管组成。上侧半规管的前端向上到达弓状隆起的下方。后侧半规管则朝向颅后窝的硬脑膜。外侧半规管位于面神经鼓室段的上方。后侧和上侧半规管结合在一起形成总角，后者与外侧半规管开口形成了前庭。前庭是一个骨性腔隙，里面包含了迷路囊泡和球囊的软组织部分。内淋巴管走行在前庭的管道内，连接了椭圆囊和内淋巴囊。内淋巴囊泡位于颞骨后表面的硬脑膜下和乙状窦下部的内上方。

在经迷路入路中，首先磨除外侧半规管，随后磨除后侧和上侧半规管，至此进入到它们位于前庭的开口。在面神经的上方保留很薄的一层骨质，不打开面神经管。磨除所有的半规管后，就可暴露出前庭，在此区域内，通过球囊标识出内耳道的外界[96]。切除

迷路之后，该入路的显露范围可扩大约1.5cm，能够更好地显露中线结构。有些研究者建议进行迷路的部分切除，仅移除上侧和后侧半规管，这种入路也称为"Transcrucial入路"，可用于保留听力的尝试。

13.7.3 联合岩骨入路

该入路包括了颞骨开颅术联合迷路前入路，或经迷路入路[98, 99]。患者取半坐体位，将头部向患侧倾斜约30°。同时采用与前述入路相似的全面神经电生理监测。皮肤切口从耳前上方2cm处开始，呈弧形向下，之后以直线到达乳突尖部（图13.4 b）。形成一个带血管的颞肌/筋膜瓣，并向前下方翻开，便于后期进行水密缝合。此时可辨识的骨性标志包括：颧弓根部、星点、Henle棘、乳突尖。笔者倾向于先进行颅骨开颅术，之后再切除乳突骨质。在星点的位置钻一个骨孔，之后使用铣刀铣开骨瓣，铣刀铣开的范围到达乳突骨质，暴露出横窦和乙状窦的交界处，以及乙状窦的内界。随后根据病变情况将骨窗扩展为枕骨下与颞骨的联合骨瓣。接下来可以根据病情需要，联合经迷路或者迷路后入路（图13.4 c）。如果采取了迷路后入路，并且要保留听力，需要特别注意不要进入内淋巴囊和迷路[100]（图13.4 d、e）。沿着岩上窦和乙状窦将硬脑膜呈T形切开。将颞叶向上抬起，注意保护Labbe静脉。结扎岩上窦后将其切开，直到小脑幕游离缘，位于滑车神经穿入的后方。肿瘤的切除方法如前所述。

13.7.4 岩骨后及联合岩骨入路的关颅操作

关颅过程中应进行水密缝合，以防止术后脑脊液漏所导致的并发症。T形切开的硬脑膜在大多数情况下都可以进行缝合，如果硬脑膜缺损缝合不严密，则可以考虑使用颞骨筋膜或者骨膜。笔者不推荐使用人工硬脑膜替代品，因为使用后可出现较高的感染率[101, 102]。乳突房部用一块肌肉填充，并用纤维胶进行密封。乳突骨质切除后的缺损，可用腹部脂肪填充，再使用纤维胶进行加固，最后将带血管蒂的肌肉筋膜瓣覆盖在开放的气房上。采用骨水泥对颅骨进行塑形，以避免术后影响外貌。之后逐层缝合肌肉。

该入路的缺点包括：耗时较长，有导致面神经麻痹以及听力丧失的风险（对于经迷路入路），脑脊液漏，以及Labbe静脉的损伤。笔者很少单独使用

经迷路或者经迷路后入路。在一些病例中，笔者多采用颞下-乙状窦前联合入路。

13.8 乙状窦后入路治疗桥脑小脑角区脑膜瘤

乙状窦后入路为CPA区和岩斜区病变提供了一种快捷和直接的手术通道，入路相关并发症发生率较低[20, 60~63, 73, 74, 76, 78]。通过逐步训练，高年资的住院医生也可安全地做好该手术[76]。该入路可以通过C1半椎板切除术向下扩展到枕骨大孔区域，或向上到达RISA[103]。该入路在硬脑膜内可经内耳道到达IAC，经内耳道下到达颈静脉孔。

对于小的CPA区脑膜瘤，患者取仰卧位，头部转向健侧肩部。对于大多数CPA区脑膜瘤，包括岩斜区脑膜瘤，笔者常使患者采用半坐位，这有利于脑脊液和血液的引流，使用精细镊子进行双手操作，尽量少使用双极电凝（这降低了相关并发症的风险），助手应不断冲洗术野（所谓的"三手技术"）[20, 61, 62, 78, 79, 103]。

术中常规应用全面的神经电生理监测，包括双侧AEP SSEP、MEP、FMEP，术中直接面神经刺激、AEP，以及第Ⅶ颅神经和后组颅神经的EMG/MEP。经食管超声心动描记术实时监测空气栓塞。在设定好神经电生理监测设备后，将患者置于半坐位。SSEP电生理监测可以减少体位摆放相关并发症（由于退行性脊柱改变，头部过度旋转或屈曲导致脊柱受压）。电生理潜伏期和振幅的任何变化都表明需要调整头位[103]。

将患者头部固定在三钉头架上，将单个头钉放置在病变侧的颞线上方，成对的头钉放置在健侧颞线上方。手术床前倾，使患者腿部抬高到心脏水平以上，这能进一步降低空气栓塞的风险，并更有利于静脉回流（图13.5 a）。按如下顺序将头部固定在Mayfield头架上：伸展、前倾、旋转（30°）、屈曲[75, 79, 103]。这样，乳突是术野中的最高点。麻醉医生检查是否可以达到两侧颈部，以便进行术中颈静脉压迫。正确、安全地摆放手术体位需要整个团队协作来完成。当体位摆放正确时，其发生静脉空气栓塞、血管相关并发症或体位相关神经损害等并发症发生的概率很低[46, 79]。

皮肤切口以星点投影为中心，沿耳郭后2指延伸

至乳突尖下方1cm（图13.5a）。在枕大神经和枕小神经间按照解剖层次切开。沿切口分开颈部肌肉，并用小脑牵开器牵开。使用双极电凝控制枕动脉和导静脉的出血。暴露相关的骨性标志（星点、乳突尖和二腹肌沟）后，骨膜下剥离肌肉。在这一步骤中，外科医生必须警惕导静脉开放引起的空气栓塞。由麻醉医生进行颈静脉压迫，用骨蜡封闭任何可见的开放骨管[79]。当切开从C1椎弓周围的枕骨垂直部到水平部的下极时，应注意此处有椎动脉的V3段。椎动脉在此处可出现解剖变异（穿过骨管、被骨环包绕，或位于枕骨上方高位），因此在切开过程中必须小心以避免其受损伤[104]。在星点下方作一骨孔，显露乙状窦横窦连接部的下界，这构成骨窗的上外侧界[105]。然后，在第一个骨孔的正下方做第二个骨孔，并行颅骨切开术。使用咬骨钳和较

大的金刚钻头去除乙状窦表面的骨质，直到乙状窦内侧缘。乙状窦表面骨质移除的程度可参考术前的CT影像。任何开放的乳突气房都要用骨蜡封闭。用骨蜡控制导静脉出血。在此阶段间歇性颈静脉压迫对于防止空气栓塞非常重要。对于较大的导静脉，更安全的方法是用金刚钻头对其进行轮廓化并在直视下将其电凝。

通常直径3cm的骨窗即可，暴露乙状窦横窦连接处、横窦的下界、乙状窦的内侧界和枕骨鳞部的水平部[79, 103]。

开颅完成后，准备进行显微操作。切缘覆以湿纱布；安装好小脑Apfelbaum牵开器，将支撑臂安装在手术台上，最大限度地为外科医生提供更舒适和更精准的操作体验。

在显微镜下沿着与乙状窦平行的方向打开硬脑

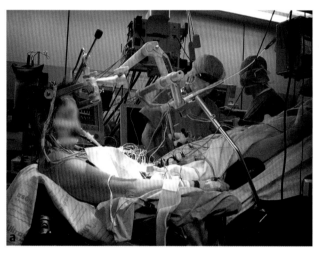

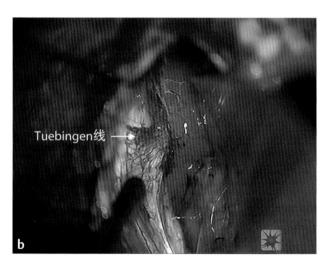

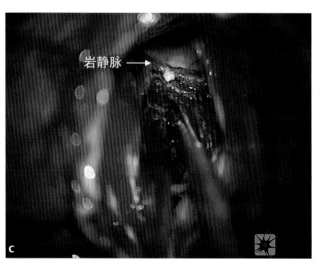

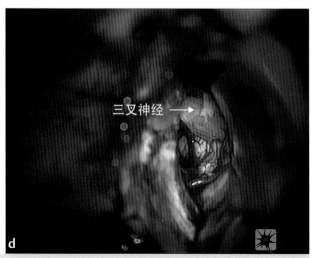

图13.5 乙状窦后入路。（a）半坐位以及皮肤的切口。（b~d）切除IAC上方的桥脑小脑角区脑膜瘤。Tuebingen线是IAC位置的标志。为了保护岩静脉，可分块切除肿瘤

膜。沿窦缘悬吊硬膜来更好地暴露术野。

下一步是释放小脑延髓侧池的脑脊液。小脑松弛后，轻柔地用脑压板将小脑向内侧移位。根据肿瘤位置的不同，采取不同的手术策略（图13.5 b～d）。假如肿瘤在IAC后方且向前压迫颅神经，由于肿瘤和颅神经之间有蛛网膜保护，这时可安全地进行减瘤手术并且仔细地将肿瘤和周围组织分开。在这种情况下，手术的一般原则为：首先离断硬脑膜供应肿瘤的血管，然后使用超声吸引器进行肿瘤内减瘤，最后进行双手操作，在蛛网膜外切除肿瘤。患者对这类手术的耐受性非常好，术后并发症发生率较低。

如果肿瘤位于IAC前方（比如岩斜区脑膜瘤），由于深部操作且肿瘤位于颅神经之前（颅神经可与肿瘤粘连，移位到出乎意料的位置），显微外科操作更加困难。在这种情况下，后组颅神经、第Ⅶ和第Ⅷ颅神经通常位于肿瘤后面或有时嵌入肿瘤内。三叉神经通常向肿瘤的上极移位，第Ⅵ颅神经位于肿瘤前部的最深处。滑车神经沿天幕缘走行。

对于非常细致的显微外科操作，建议在手术中与IONM团队随时保持沟通，经常使用单极探针进行直接颅神经刺激。有几个间隙可用于切除岩斜区脑膜瘤：天幕与第Ⅴ颅神经的间隙、三叉神经与第Ⅶ/Ⅷ颅神经的间隙、第Ⅶ/Ⅷ颅神经与第Ⅸ–Ⅹ–Ⅺ颅神经的间隙、后组颅神经与枕骨大孔的间隙。通过这些解剖间隙，可以分块切除肿瘤和肿瘤内减瘤[18, 106]。必须在术前MRI影像上识别主要的脑干血管是否受肿瘤侵犯，必须在手术中予以保护。只有在识别清楚主要的血管结构后，才可使用超声吸引器进行肿瘤内减瘤。在充分的内部减瘤后，从外侧向内侧（从颅骨到脑干）将颅神经与肿瘤囊腔分离[106]。最后切除位于脑干部位的肿瘤，需与IONM团队保持沟通，并密切监测指标的变化。囊外肿瘤切除必须在蛛网膜层面进行。手术的目的是脑干和受累颅神经的减压。然而，如果蛛网膜层面被侵犯并且脑干实质被肿瘤浸润或肿瘤牢固地黏附于主要血管，则并不要求全切肿瘤。

对于累及Meckel腔和幕上的大型岩斜区脑膜瘤，RISA和内镜辅助技术提供了很好的显露，通过乙状窦后入路即可切除这些肿瘤（图13.6）[60, 61, 72-75, 78, 103, 106]。一旦切除CPA区的肿瘤，就可以在硬脑膜内磨除位于IAC上方和前方及三叉神经背外侧的岩尖骨质，即内耳道上结节。磨除这块骨头后可以移位三叉神经，打开Meckel腔。此时必须非常小心，

不要对前外侧的颈内动脉、上方的岩窦以及侧方的上、后半规管造成不必要的损伤[106]。肿瘤的存在撑开了CPA区的操作空间并产生了一种由肿瘤本身提供的入路，避免了复杂颅底入路带来的额外并发症风险[106]。

如果肿瘤侵犯到中颅窝，则距岩上窦2cm处平行岩上窦切开天幕，可暴露中颅窝的后部。此时必须识别和保护沿天幕缘走行的滑车神经。

肿瘤切除完成后，用生理盐水彻底冲洗手术区域，并进行最后一次颈静脉压迫试验，以检查可能导致术后出血的任何散在的静脉出血点。

在显微镜下关闭硬脑膜，采用4.0丝线连续缝合。线形的硬脑膜切口使得硬脑膜可以良好对合，而不需要硬膜移植物进行修补。任何开放的乳突气房都要用肌肉和纤维蛋白胶封闭。采用甲基丙烯酸甲酯或钛板来修补缺损的颅骨，不仅可以达到美容的目的，而且还有利于预防枕部肌肉与硬脑膜之间的瘢痕形成相关的术后头痛[106, 107]。之后分层缝合切口。不放置引流管。

患者通常在重症监护室（ICU）度过术后第一夜。

笔者的观察结果与前庭神经鞘瘤不同，患者的听力减退症状可在CPA区脑膜瘤术后得到改善。这就是笔者不建议采取破坏听觉结构的手术入路的原因，例如经迷路入路。保留好耳蜗神经，患者可植入人工耳蜗来提高听力。

13.9　预防术后并发症

最常见的术后并发症是脑脊液漏、感染、术后血肿、脑积水、脑水肿、静脉梗死、肺部并发症（呼吸机相关肺炎）和血栓栓塞事件。

脑脊液漏是颅底手术后最常见的并发症之一，发生率为5%～15%[96]。当乳突气房未完全封闭时，脑脊液可能通过切口处的皮肤或鼻腔发生渗漏。

对硬脑膜进行细致的缝合，使用连续锁边缝合进行紧密的筋膜缝合以及用脂肪或肌肉与纤维蛋白胶封闭开放的乳突气房是防止脑脊液漏发生的重要措施。在切口脑脊液漏的情况下，再次进行缝合和腰大池引流3～5天通常可以解决脑脊液漏的问题。如果脑脊液漏继续存在，可能需要重新探查切口以修补发生渗漏处。在某些情况下，持续性脑脊液漏可以作为脑积水的指征，需要评估患者是否行脑脊

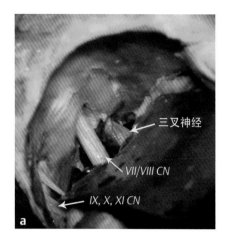 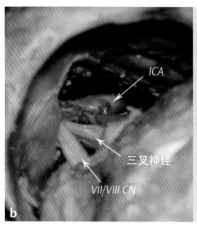

图13.6 乙状窦后硬脑膜内内耳道上入路。左侧半坐位。（a）将牵开器放置在小脑表面的外侧面上，桥脑小脑角区的神经被分离出来。移除内听道上结节上的硬脑膜。（b）移除内耳道上结节和岩尖，并将天幕打开，从而进入中颅窝。将颈内动脉暴露在术野的最前部。CN：颅神经；ICA：颈内动脉

液分流手术。

从术前准备开始每个环节都要注意预防感染。一些研究表明，在术前使用含氯己定的洗发水进行全身消毒可能会减少手术部位感染的概率，但这并不是一个肯定的结论[108-110]。有些研究者推荐使用氯己定-乙醇溶液在术中清洗切口，一项随机对照试验研究显示，与消毒和预防手术部位感染的其他溶液相比，氯己定-乙醇溶液表现出优异的效果[109]。术前剃发也应避免，因为这会增加手术部位感染的风险[110]。

一项包含了6 243例开颅患者的大型前瞻性试验以及该研究者的其他研究表明：脑脊液漏、伴有切口感染、男性、手术时间和二次手术为脑膜炎和手术部位感染的独立危险因素[108, 111, 112]。因此，在形成瘘管之前对脑脊液漏进行早期处理是很有必要的，可避免术后脑膜炎。在闭合硬脑膜时避免使用合成硬脑膜替代物可降低术后感染的风险[101, 102]。笔者的做法是使用患者自身的组织（颅骨骨膜、阔筋膜、腹部脂肪）进行重建。

脑膜瘤术后有较高的出血风险[113-115]。术后血肿可能发生在手术区域内或表现为远处幕上出血[113-117]。开颅部位术后出血可能是由于手术结束时止血不充分造成的，或是由于损伤CPA区的主要静脉、术后血压控制不佳、术前给予抗聚集药物或抗凝药物以及凝血功能障碍等[59, 113-115]。

在手术结束时应细致地止血，并尽可能保留后颅窝的主要引流静脉。在关闭硬脑膜之前，麻醉医生将血压维持在正常水平并进行最后一次颈静脉压迫，以发现散在的出血部位。

在CPA区脑膜瘤手术中，并不总能保留岩静脉。但是必须对此进行尝试，因为术后静脉栓塞的风险，会使手术患者陷入麻烦[59]。

术后出现血肿的危险因素有血小板计数低、凝血酶原时间延长或部分凝血酶原时间延长、近期给予抗凝药物和手术前服用阿司匹林[114]。一项研究显示，给予抗血小板药物是术后血肿最常见的危险因素；再次手术行血肿清除手术的患者中有43%服用[114]。因此，笔者建议在手术前至少10天停用阿司匹林，在抗凝治疗时，国际标准化比率（INR）应低于1.5。应避免术前使用低分子肝素（LMWH）来预防深静脉血栓（DVT）形成，而是在术后第一天给药预防[115, 118-121]。

一些学者认为，大多数术后血肿发生在手术后的前6h[122]。其他学者认为术后48h内该情况均匀发生在各个时间段[115]。笔者建议术后在ICU中密切监测患者，以减少并发症发生的概率。

若CPA区术后出现血肿，血肿将压迫第四脑室，造成继发性脑积水，压迫脑干，这使得患者的病情急剧恶化。在这种情况下，建议首先放置脑室外引流管，然后清除血肿，并于术后在ICU中密切监测患者。

有些并发症可能归咎于坐位，如幕上出血、张力性气颅和静脉空气栓塞[46, 123]。但是，如果常规应用坐位体位、术前进行卵圆孔未闭的筛查、术中采用预防措施（经食管超声心动图和监测），由经验丰富的神经麻醉医生、神经电生理医生和神经外科医生团队来正确摆放患者体位，将降低此类事件发生的概率（约1.5%）[46, 123]。

CPA区脑膜瘤手术有时需要很长时间，这会增加术后血栓栓塞事件（DVT和肺栓塞）发生的风险。因

此，在手术期间，每个患者腿上都应穿有弹力袜。笔者将患者下肢置于心脏水平以上，以便充分的静脉回流[7, 46, 78]。对于LMWH的使用，必须权衡术后血肿与DVT的风险。一般认为，手术后第一天给予LMWH是安全的[118, 120, 121]。然而，术前给予LMWH与术后出血风险增加有关[119]。

在一些大的CPA区脑膜瘤中，即使手术顺利（肿瘤全切，没有明显的静脉损伤），有时在术后早期仍会发生脑水肿。这种现象发生的原因尚不完全清楚，但必须采用类固醇和甘露醇对颅内高压进行积极的治疗[2]。在某些情况下，患者甚至需要重新插管和机械通气。

对于肿瘤较大的患者，特别是岩斜区肿瘤患者，伴有后组颅神经受累及脑干软脑膜侵犯，预计术后患者停留在ICU中的时间可能较长。这种情况下，笔者建议尽早进行气管切开和胃造口术，以降低肺部并发症的风险，并为患者提供充足的营养。

需要督促患者进行吞咽训练。大多数患者在术后应受到如对待孩子般的关心与支持，以帮助其恢复平衡觉以及面神经功能。

13.10　桥脑小脑角区脑膜瘤的放射治疗

脑膜瘤手术的目标是全切除肿瘤，包括附着的硬脑膜和受侵犯的骨质。然而，对于CPA区病变的患者而言并非总能如此，尤其岩斜区脑膜瘤，由于肿瘤广泛附着而牵拉颅神经、包绕重要的动脉和脑干结构。在这种情况下，尽管显微外科手术技术一直在进步和常规术中监测的引入，全切除肿瘤仍与术后并发症的高风险相关。文献综述显示，最近文献报道的肿瘤全切除率已下降至20%～40%[12-17, 25]，而早期报道的全切除率为70%～80%[7, 10, 11, 20, 63, 69-71]。这种观念的转变取决于对术后疾病自然史的更好理解、近年来放射治疗的进步，以及着眼于患者更好的生活质量。

根据几项研究CPA区及岩斜区脑膜瘤自然史和长期随访的数据显示，次全切除和近全切除肿瘤的复发率较低[13, 16, 25]。

在Natarajan等报道的150例患者中，对岩斜区脑膜瘤患者进行了长达102个月的随访，在随访12年后，其无复发生存率为85%，在最近一次随访时Karnofsky功能评分量表为84+/-9[16]。

Little等报道了137例岩斜区脑膜瘤患者，这些患者经过手术治疗后，只有17.6%的患者在平均29.8个月的随访时间内出现影像学复发[13]。肿瘤全切除率达到40%，近全切除率为40%。

其他学者报道了对次全切除CPA区脑膜瘤患者的长期随访结果，估计生长速度约为0.37cm/年，中位无进展生存时间为66个月[25]。

该数据表明，包括放射治疗在内的多模式治疗，作为手术的辅助治疗，是这些肿瘤患者的治疗选择。

无论是其作为辅助治疗还是主要治疗，放射治疗的目的是预防肿瘤的进展，延长复发间隔，并提高患者生存率。常规放射治疗和立体定向放射治疗可用作小的CPA区肿瘤（直径<3cm）的单一治疗选择或与手术治疗相结合。

放射外科相关临床试验的长期随访结果表明肿瘤控制率超过90%[21-24, 124-126]。Zachenhofer等报道了接受放射治疗作为单一治疗方案或手术后进行放射治疗的36例颅底脑膜瘤患者，随访时间103个月，肿瘤控制率为94%[126]。

Subach等[124]报道62例经放射治疗的岩斜区脑膜瘤患者，随访时间为37个月。数据显示14例（23%）患者的肿瘤体积减小，其他42例（68%）患者的肿瘤大小无变化；肿瘤增大的患者有5例（8%）。Roche等[21]的另一项研究包括32例岩斜区脑膜瘤患者，采用伽马刀治疗（GKS），随访时间为24~118个月（平均52.6个月）。研究显示28例患者肿瘤体积无变化，肿瘤体积轻微减小的患者有4例。其他学者报道168例脑膜瘤患者，平均随访时间为72个月[22]。该研究中44例（26%）患者病情有所改善，98例（58%）患者与治疗前无变化，26例（15%）患者表现出神经功能恶化。78例（46%）患者肿瘤体积减小，74例（44%）患者肿瘤体积保持不变，但16例（10%）患者肿瘤体积增加。

在另外一项大型研究中，108例患者接受低剂量伽马刀放射治疗，随访时间为86.1个月（范围为20~144个月），50例（46%）患者肿瘤体积减小，51例（47%）患者肿瘤体积保持不变，7例（6%）患者出现局部复发[127]。

这些结果表明放射治疗具有良好的肿瘤控制率和稳定的长期结果。然而必须指出的是，放射治疗存在一些并发症，例如其本身可能导致恶性肿瘤[51-53]，以及立体定向放射治疗后出现的肿瘤进展[54]。

因此，根据笔者的经验，放射治疗是作为单一治疗方式还是作为显微外科辅助手段必须权衡风险和疾病的自然史（手术和非手术患者）之间的关系，可在肿瘤生长或临床疾病恶化时予以应用。

13.11 结论

CPA区脑膜瘤是一种需要在治疗前仔细评估多种因素的疾病。选项包括定期行MRI随访、手术、放射治疗或多模式治疗。如果选择手术作为治疗手段，在为每位患者选择合适的入路之前，必须进行详细的临床和影像学检查。此类手术需要团队合作，需要专门的神经麻醉医生、专业的神经ICU团队、神经监测专家以及积极的术后护理团队，以确保安全的肿瘤切除和平稳的术后过程。手术的目标是在保证安全的前提下最大限度地切除肿瘤并保持患者的生活质量。

参考文献

[1] Central Brain Tumor Registry of the United States (CBTRUS); 2006. Page 18 http://www.cbtrus.org/2010-NPCR-SEER/CBTRUSWEBREPORT- Final-3-2-10.pdf.

[2] Yamin B, Ryu S, Rock JP. Surgical management of posterior fossa meningiomas. Alfredo Quiñones-Hinojosa, ed. Schmidek & Sweet Operative Neurosurgical Techniques: Indications, Methods, and Results. 6th ed. Philadelphia, PA: Elsevier Saunders, 2012: 501 - 516.

[3] Riemenschneider MJ, Perry A, Reifenberger G. Histological classification and molecular genetics of meningiomas. Lancet Neurol, 2006, 5 (12):1045 - 1054.

[4] Sade B, Chahlavi A, Krishnaney A, et al. World Health Organization Grades II and III meningiomas are rare in the cranial base and spine. Neurosurgery, 2007, 61(6):1194 - 1198, discussion 1198.

[5] Nakamura M, Roser F, Dormiani M, et al. Facial and cochlear nerve function after surgery of cerebellopontine angle meningiomas. Neurosurgery, 2005, 57(1):77 - 90, discussion 77 - 90.

[6] Yasargil GM, Mortara R, Curcic M. Meningiomas of the basal posterior cranial fossa. Adv Tech Stand Neurosurg, 1980, 7:3 - 115.

[7] Bricolo AP, Turazzi S, Talacchi A, et al. Microsurgical removal of petroclival meningiomas: a report of 33 patients. Neurosurgery, 1992, 31(5):813 - 828, discussion 828.

[8] Schaller B, Merlo A, Gratzl O, et al. Premeatal and retromeatal cerebellopontine angle meningioma. Two distinct clinical entities. Acta Neurochir (Wien), 1999, 141(5):465 - 471.

[9] Mayberg MR, Symon L. Meningiomas of the clivus and apical petrous bone. Report of 35 cases. J Neurosurg, 1986, 65(2):160 - 167.

[10] Hakuba A, Nishimura S, Jang BJ. A combined retroauricular and preauricular transpetrosal-transtentorial approach to clivus meningiomas. Surg Neurol, 1988, 30(2):108 - 116.

[11] Samii M, Tatagiba M. Experience with 36 surgical cases of petroclival meningiomas. Acta Neurochir (Wien), 1992, 118(1 - 2): 27 - 32.

[12] Abdel Aziz KM, Sanan A, van Loveren HR, et al. Petroclival meningiomas: predictive parameters for transpetrosal approaches. Neurosurgery, 2000, 47(1):139 - 150, discussion 150 - 152.

[13] Little KM, Friedman AH, Sampson JH, et al. Surgical management of petroclival meningiomas: defining resection goals based on risk of neurological morbidity and tumor recurrence rates in 137 patients. Neurosurgery, 2005, 56(3):546 - 559, discussion 546 - 559.

[14] Bambakidis NC, Kakarla UK, Kim LJ, et al. Evolution of surgical approaches in the treatment of petroclival meningiomas: a retrospective review. Neurosurgery, 2007, 61(5) Suppl 2:202 - 209, discussion 209 - 211.

[15] Xu F, Karampelas I, Megerian CA, et al. Petroclival meningiomas: an update on surgical approaches, decision making, and treatment results. Neurosurg Focus, 2013, 35 (6):E11.

[16] Natarajan SK, Sekhar LN, Schessel D, et al. Petroclival meningiomas: multimodality treatment and outcomes at long-term follow-up. Neurosurgery, 2007, 60(6):965 - 979, discussion 979 - 981.

[17] Seifert V. Clinical management of petroclival meningiomas and the eternal quest for preservation of quality of life: personal experiences over a period of 20 years. Acta Neurochir (Wien), 2010, 152(7):1099 - 1116.

[18] Ramina R, Fernandes Y, Neto M. a Sliva F, Petroclival meningiomas. diagnosis, treatment and results. Samii's Essentials in Neurosurgery. 2nd ed. Berlin: Springer Verlag, 2014:199 - 216.

[19] Ramina R, Neto MC, Fernandes YB, et al. Surgical removal of small petroclival meningiomas. Acta Neurochir (Wien), 2008, 150(5):431 - 438, discussion 438 - 439.

[20] Samii M, Tatagiba M, Carvalho GA. Resection of large petroclival meningiomas by the simple retrosigmoid route. J Clin Neurosci, 1999, 6(1):27 - 30.

[21] Roche PH, Pellet W, Fuentes S, et al. Gamma Knife radiosurgical management of petroclival meningiomas results and indications. Acta Neurochir (Wien), 2003, 145(10):883 - 888, discussion 888.

[22] Flannery TJ, Kano H, Lunsford LD, et al. Long-term control of petroclival meningiomas through radiosurgery. J Neurosurg, 2010, 112(5):957 - 964.

[23] Starke RM, Nguyen JH, Rainey J, et al. Gamma Knife surgery of meningiomas located in the posterior fossa: factors predictive of

outcome and remission. J Neurosurg, 2011, 114(5):1399 – 1409.

[24] Starke RM, Williams BJ, Hiles C, et al. Gamma knife surgery for skull base meningiomas. J Neurosurg, 2012, 116(3):588 – 597.

[25] Jung HW, Yoo H, Paek SH, et al. Long-term outcome and growth rate of subtotally resected petroclival meningiomas: experience with 38 cases. Neurosurgery, 2000, 46(3):567 – 574, discussion 574 – 575.

[26] Van Havenbergh T, Carvalho G, Tatagiba M, et al. Natural history of petroclival meningiomas. Neurosurgery, 2003, 52(1):55 – 62, discussion 62 – 64.

[27] Terasaka S, Asaoka K, Kobayashi H, et al. [Natural history and surgical results of petroclival meningiomas]. No Shinkei Geka, 2010, 38(9):817 – 824.

[28] Jadid KD, Feychting M, Höijer J, et al. Long-term follow-up of incidentally discovered meningiomas. Acta Neurochir (Wien), 2015, 157(2):225 – 230, discussion 230.

[29] Hunter JB, Yawn RJ, Wang R, et al. The Natural History of Petroclival Meningiomas: A Volumetric Study. Otol Neurotol, 2017, 38(1): 123 – 128.

[30] Ichimura S, Kawase T, Onozuka S, et al. Four subtypes of petroclival meningiomas: differences in symptoms and operative findings using the anterior transpetrosal approach. Acta Neurochir (Wien), 2008, 150(7):637 – 645.

[31] Cho CW, Al-Mefty O. Combined petrosal approach to petroclival meningiomas. Neurosurgery, 2002, 51(3):708 – 716, discussion 716 – 718.

[32] Nakasu S, Fukami T, Nakajima M, et al. Growth pattern changes of meningiomas: long-term analysis. Neurosurgery, 2005, 56(5):946 – 955, discussion 946 – 955.

[33] Nakamura M, Roser F, Michel J, et al. The natural history of incidental meningiomas. Neurosurgery, 2003, 53(1):62 – 70, discussion 70 – 71.

[34] Li Y, Zhao G, Wang H, et al. Use of 3D-computed tomography angiography for planning the surgical removal of pineal region meningiomas using Poppen's approach: a report of ten cases and a literature review.World J Surg Oncol, 2011, 9:64.

[35] Chen JQ, Guan Y, Li G, et al. Application of 3D-computed tomography angiography technology in large meningioma resection. Asian Pac J Trop Med, 2012, 5(7):577 – 581.

[36] Rosset A, Spadola L, Ratib O. OsiriX: an open-source software for navigating in multidimensional DICOM images. J Digit Imaging, 2004, 17(3):205 – 216.

[37] Vides CS, Azpíroz LJ, Jiménez AJ. Plugin for OsiriX: mean shift segmentation. Conf Proc IEEE Eng Med Biol Soc, 2007, 2007: 3060 – 3063.

[38] Jalbert F, Paoli JR. [Osirix: free and open-source software for medical imagery]. Rev Stomatol Chir Maxillofac, 2008, 109(1):53 – 55.

[39] Horos software offical web page; Available from: https://www.horosproject.org/.

[40] Marcos Tatagiba FE. Kleinhirnbrückenwinkelprozesse. In: Moskopp D, Wassmann H, eds. Neurochirurgie. Handbuch für die Weiterbildung und interdisziplinäres Nachschlagewerk, 2015:37.

[41] Bendszus M, Rao G, Burger R, et al. Is there a benefit of preoperative meningioma embolization? Neurosurgery, 2000, 47(6):1306 – 1311, discussion 1311 – 1312.

[42] Chun JY, McDermott MW, Lamborn KR, et al. Delayed surgical resection reduces intraoperative blood loss for embolized meningiomas. Neurosurgery, 2002, 50(6):1231 – 1235, discussion 1235 – 1237.

[43] Nania A, Granata F, Vinci S, et al. Necrosis score, surgical time, and transfused blood volume in patients treated with preoperative embolization of intracranial meningiomas. Analysis of a singlecentre experience and a review of literature. Clin Neuroradiol, 2014, 24(1):29 – 36.

[44] Bendszus M, Monoranu CM, Schütz A, et al. Neurologic complications after particle embolization of intracranial meningiomas. AJNR Am J Neuroradiol, 2005, 26(6):1413 – 1419.

[45] Carli DF, Sluzewski M, Beute GN, et al. Complications of particle embolization of meningiomas: frequency, risk factors, and outcome. AJNR Am J Neuroradiol, 2010, 31(1):152 – 154.

[46] Feigl GC, Decker K, Wurms M, et al. Neurosurgical procedures in the semisitting position: evaluation of the risk of paradoxical venous air embolism in patients with a patent foramen ovale. World Neurosurg, 2014, 81(1):159 – 164.

[47] Adachi K, Kawase T, Yoshida K, et al. ABC surgical risk scale for skull base meningioma: a new scoring system for predicting the extent of tumor removal and neurological outcome. Clinical article. J Neurosurg, 2009, 111(5):1053 – 1061.

[48] Sekhar LN, Swamy NK, Jaiswal V, et al. Surgical excision of meningiomas involving the clivus: preoperative and intraoperative features as predictors of postoperative functional deterioration. J Neurosurg, 1994, 81(6): 860 – 868.

[49] Cushing HW, Eisenhardt L. Meningiomas: Their Classification, Regional Behaviour, Life History and Surgical End Results. Springfield, Charles C Thomas, 1938.

[50] Castellano F, Ruggiero G. Meningiomas of the posterior fossa. Acta Radiol Suppl, 1953, 104 Suppl:1 – 177.

[51] Yu JS, Yong WH, Wilson D, et al. Glioblastoma induction after radiosurgery for meningioma. Lancet, 2000, 356(9241):1576 – 1577.

[52] Shamisa A, Bance M, Nag S, et al. Glioblastoma multiforme occurring in a patient treated with gamma knife surgery. Case report and review of the literature. J Neurosurg, 2001, 94(5):816 – 821.

[53] Shin M, Ueki K, Kurita H, et al. Malignant transformation of a vestibular schwannoma after gamma knife radiosurgery. Lancet,

2002, 360(9329):309 - 310.

[54] Couldwell WT, Cole CD, Al-Mefty O. Patterns of skull base meningioma progression after failed radiosurgery. J Neurosurg, 2007, 106(1):30 - 35.

[55] Levine ZT, Buchanan RI, Sekhar LN, Rosen CL, Wright DC. Proposed grading system to predict the extent of resection and outcomes for cranial base meningiomas. Neurosurgery, 1999, 45(2):221 - 230.

[56] Saberi H, Meybodi AT, Rezai AS. Levine-Sekhar grading system for prediction of the extent of resection of cranial base meningiomas revisited: study of 124 cases. Neurosurg Rev, 2006, 29(2):138 - 144.

[57] Campero A, Martins C, Rhoton A, et al. Dural landmark to locate the internal auditory canal in large and giant vestibular schwannomas: the T ü bingen line. Neurosurgery, 2011, 69(1) Suppl Operative.ons99 ons102, discussion ons102.

[58] Gharabaghi A, Koerbel A, Löwenheim H, et al. The impact of petrosal vein preservation on postoperative auditory function in surgery of petrous apex meningiomas. Neurosurgery, 2006, 59(1) Suppl 1:ONS68 - ONS74, discussion ONS68 - ONS74.

[59] Koerbel A, Gharabaghi A, Safavi-Abbasi S, et al. Venous complications following petrosal vein sectioning in surgery of petrous apex meningiomas. Eur J Surg Oncol, 2009, 35(7):773 - 779.

[60] Koerbel A, Kirschniak A, Ebner FH, et al. The retrosigmoid intradural suprameatal approach to posterior cavernous sinus: microsurgical anatomy. Eur J Surg Oncol, 2009, 35 (4):368 - 372.

[61] Samii M, Tatagiba M, Carvalho GA. Retrosigmoid intradural suprameatal approach to Meckel's cave and the middle fossa: surgical technique and outcome. J Neurosurg, 2000, 92(2):235 - 241.

[62] Tatagiba M, Acioly MA, Roser F. Petroclival tumors. J Neurosurg, 2013, 119(2):526 - 528.

[63] Tatagiba M, Samii M, Matthies C, et al. Management of petroclival meningiomas: a critical analysis of surgical treatment. Acta Neurochir Suppl (Wien), 1996, 65:92 - 94.

[64] Stummer W. Mechanisms of tumor-related brain edema. Neurosurg Focus, 2007, 22(5):E8.

[65] Feng H, Huang G, Liao X, et al. Endoscopic third ventriculostomy in the management of obstructive hydrocephalus: an outcome analysis. J Neurosurg, 2004, 100(4):626 - 633.

[66] Gangemi M, Mascari C, Maiuri F, et al. Long-term outcome of endoscopic third ventriculostomy in obstructive hydrocephalus. Minim Invasive Neurosurg, 2007, 50(5): 265 - 269.

[67] van Beijnum J, Hanlo PW, Fischer K, et al. Laser-assisted endoscopic third ventriculostomy: long-term results in a series of 202 patients. Neurosurgery, 2008, 62(2):437 - 443, discussion 443 - 444.

[68] Oertel J, et al. Long-term follow-up of repeat endoscopic third

ventriculostomy in obstructive hydrocephalus. World Neurosurg, 2016.

[69] Al-Mefty O, Fox JL, Smith RR. Petrosal approach for petroclival meningiomas. Neurosurgery, 1988, 22(3):510 - 517.

[70] Kawase T, Shiobara R, Toya S. Middle fossa ranspetrosaltranstentorial approaches for petroclival meningiomas. Selective pyramid esection and radicality. Acta Neurochir (Wien), 1994, 129 (3 - 4):113 - 120.

[71] Couldwell WT, Fukushima T, Giannotta SL, et al. Petroclival meningiomas: surgical experience in 109 cases. J Neurosurg, 1996, 84(1):20 - 28.

[72] Seoane E, Rhoton AL, Jr. Suprameatal extension of the retrosigmoid approach: microsurgical anatomy. Neurosurgery, 1999, 44(3): 553 - 560.

[73] Ebner FH, Koerbel A, Kirschniak A, et al. Endoscope-assisted retrosigmoid intradural suprameatal approach to the middle fossa: anatomical and surgical considerations. Eur J Surg Oncol, 2007, 33(1):109 - 113.

[74] Ebner FH, Koerbel A, Roser F, et al. Microsurgical and endoscopic anatomy of the retrosigmoid intradural suprameatal approach to lesions extending from the posterior fossa to the central skull base. Skull Base, 2009, 19(5):319 - 323.

[75] S, H. Interne Fortbildung 2014: retrosigmoidaler Zugang. Department of Neurosurgery Tü bingen, 2014.

[76] Ebner FH, Dimostheni A, Tatagiba MS, et al. Step-by-step education of the retrosigmoid approach leads to low approachrelated morbidity through young residents. Acta Neurochir (Wien), 2010, 152(6):985 - 988, discussion 988.

[77] Rhoton AL, Jr. The cerebellopontine angle and posterior fossa cranial nerves by the retrosigmoid approach. Neurosurgery, 2000, 47(3) Suppl:S93 - S129.

[78] Tatagiba MS, Roser F, Hirt B, et al. The retrosigmoid endoscopic approach for cerebellopontine-angle tumors and microvascular decompression.World Neurosurg, 2014, 82(6) Suppl:S171 - S176.

[79] Tatagiba M, Roser F, Schuhmann MU, et al. Vestibular schwannoma surgery via the retrosigmoid transmeatal approach. Acta Neurochir (Wien), 2014, 156(2):421 - 425, discussion 425.

[80] Kawase T, Shiobara R, Toya S. Anterior transpetrosal-transtentorial approach for sphenopetroclival meningiomas: surgical method and results in 10 patients. Neurosurgery, 1991, 28(6):869 - 875, discussion 875 - 876.

[81] Kawase T, Toya S, Shiobara R, et al. Transpetrosal approach for aneurysms of the lower basilar artery. J Neurosurg, 1985, 63(6): 857 - 861.

[82] Tummala RP, Coscarella E, Morcos JJ. Transpetrosal approaches to the posterior fossa. Neurosurg Focus, 2005, 19(2):E6.

[83] Miller CG, van Loveren HR, Keller JT, et al. Transpetrosal approach: surgical anatomy and technique. Neurosurgery, 1993, 33(3):461 - 469, discussion 469.

[84] Davidge KM, van Furth WR, Agur A, et al. Naming the soft tissue layers of the temporoparietal region: unifying anatomic terminology across surgical disciplines. Neurosurgery, 2010, 67(3) Suppl Operative:ons120 - ons129, discussion ons129 - ons130.

[85] Oikawa S, Mizuno M, Muraoka S, et al. Retrograde dissection of the temporalis muscle preventing muscle atrophy for pterional craniotomy. Technical note. J Neurosurg, 1996, 84(2):297 - 299.

[86] Janjua RM, Al-Mefty O, Densler DW, et al. Dural relationships of Meckel cave and lateral wall of the cavernous sinus. Neurosurg Focus, 2008, 25(6):E2.

[87] Day JD, Fukushima T, Giannotta SL. Microanatomical study of the extradural middle fossa approach to the petroclival and posterior cavernous sinus region: description of the rhomboid construct. Neurosurgery, 1994, 34(6):1009 - 1016, discussion 1016.

[88] Fukushima T, Day JD, Hirahara K. Extradural total petrous apex resection with trigeminal translocation for improved exposure of the posterior cavernous sinus and petroclival region. Skull Base Surg, 1996, 6(2):95 - 103.

[89] Schaller B, Probst R, Strebel S, et al. Trigeminocardiac reflex during surgery in the cerebellopontine angle. J Neurosurg, 1999, 90 (2):215 - 220.

[90] Koerbel A, Gharabaghi A, Samii A, et al. Trigeminocardiac reflex during skull base surgery: mechanism and management. Acta Neurochir (Wien), 2005, 147(7):727 - 732, discussion 732 - 733.

[91] Wang J, Yoshioka F, Joo W, et al. The cochlea in skull base surgery: an anatomy study. J Neurosurg, 2016, 125(5):1094 - 1104.

[92] Tanriover N, Sanus GZ, Ulu MO, et al. Middle fossa approach: microsurgical anatomy and surgical technique from the neurosurgical perspective. Surg Neurol, 2009, 71(5):586 - 596, discussion 596.

[93] Middle fossa. Anatomic view. Neurosurgery, 2007, 61(4): S4 - S85.

[94] Viale G, Middle fossa. The surgical approach to the posterior cranial fossa according to Galen. Neurosurgery, 2007, 61(5) Suppl 2:399 - 402, discussion 402 - 403.

[95] Sekhar LN, Natarajan SK, Manning T, et al. The use of fibrin glue to stop venous bleeding in the epidural space, vertebral venous plexus, and anterior cavernous sinus: technical note. Neurosurgery, 2007, 61(3) Suppl:E51 - , discu ssion E51.

[96] Poulsgaard L. Translabyrinthine Approach to Vestibular Schwannomas. Alfredo Quiñones-Hinojosa, ed. Schmidek & Sweet Operative Neurosurgical Techniques: Indications, Methods, and Results. 6th ed. Philadelphia, PA: Elsevier Saunders, 2012.

[97] Retrolabyrinthine. Translabyrinthine, and transcochlear approaches. Neurosurgery, 2007, 61(4):S4 - S153.

[98] Samii M, Ammirati M. The combined supra-infratentorial presigmoid sinus avenue to the petro-clival region. Surgical technique and clinical applications. Acta Neurochir (Wien), 1988, 95(1 - 2): 6 - 12.

[99] Ammirati M, Samii M. Presigmoid sinus approach to petroclival meningiomas. Skull Base Surg, 1992, 2(3):124 - 128.

[100] Marcos Tatagiba MA. Chordomas and chordosarcomas. Samii's Essentials in Neurosurgery. 2nd ed. Berlin: Springer Verlag, 2014:192 - 196.

[101] Malliti M, Page P, Gury C, et al. Comparison of deep wound infection rates using a synthetic dural substitute (neuro-patch) or pericranium graft for dural closure: a clinical review of 1 year. Neurosurgery, 2004, 54(3):599 - 603, discussion 603 - 604.

[102] Gaberel T, Borgey F, Thibon P, et al. Surgical site infection associated with the use of bovine serum albumine-glutaraldehyde surgical adhesive (BioGlue) in cranial surgery: a case-control study. Acta Neurochir (Wien), 2011, 153(1): 156 - 162, discussion 162 - 163.

[103] Marcos Tatagiba MA. Retrosigmoid approach to the posterior and middle fossa. In: Samii's Essentials in Neurosurgery, 2014:217 - 235.

[104] Rhoton AL, Jr. The foramen magnum. Neurosurgery, 2000, 47(3) Suppl:S155 - S193.

[105] Ribas GC, Rhoton AL, Jr, et al. Suboccipital burr holes and craniectomies. Neurosurg Focus, 2005, 19(2):E1.

[106] Samii M, Gerganov VM. Surgery of extra-axial tumors of the cerebral base. Neurosurgery, 2008, 62(6) Suppl 3:1153 - 1166, discussion 1166 - 1168.

[107] Teo MK, Eljamel MS. Role of craniotomy repair in reducing postoperative headaches after a retrosigmoid approach. Neurosurgery, 2010, 67(5):1286 - 1291, discussion 1291 - 1292.

[108] Korinek AM, Baugnon T, Golmard JL, et al. Risk factors for adult nosocomial meningitis after craniotomy: role of antibiotic prophylaxis. Neurosurgery, 2008, 62 Suppl 2:532 - 539.

[109] Darouiche RO, Wall MJ, Jr, Itani KM, et al. Chlorhexidine-alcohol versus povidone-iodine for surgical-site antisepsis. N Engl J Med, 2010, 362(1):18 - 26.

[110] Broekman ML, van Beijnum J, Peul WC, et al. Neurosurgery and shaving: what's the evidence? J Neurosurg, 2011, 115(4): 670 - 678.

[111] Korinek AM, Service Epid é miologie Hygi è ne et Pr é vention. Risk factors for neurosurgical site infections after craniotomy: a prospective multicenter study of 2944 patients. The French Study Group of Neurosurgical Infections, the SEHP, and the C-CLIN Paris- Nord. Neurosurgery, 1997, 41(5):1073 - 1079, discussion 1079 - 1081.

[112] Korinek AM, et al. Risk factors for adult nosocomial meningitis after craniotomy: role of antibiotic prophylaxis. Neurosurgery, 2006, 59 (1):126 - 133, discussion 126 - 133.

[113] Kalfas IH, Little JR. Postoperative hemorrhage: a survey of 4992 intracranial procedures. Neurosurgery, 1988, 23(3):343 - 347.

[114] Palmer JD, Sparrow OC, Iannotti F. Postoperative hematoma:

a 5- year survey and identification of avoidable risk factors. Neurosurgery, 1994, 35(6):1061 - 1064, discussion 1064 - 1065.

[115] Lassen B, Helseth E, Rønning P, et al. Surgical mortality at 30 days and complications leading to recraniotomy in 2630 consecutive craniotomies for intracranial tumors. Neurosurgery, 2011, 68(5): 1259 - 1268, discussion 1268 - 1269.

[116] Waga S, Shimosaka S, Sakakura M. Intracerebral hemorrhage remote from the site of the initial neurosurgical procedure. Neurosurgery, 1983, 13(6):662 - 665.

[117] Brisman MH, Bederson JB, Sen CN, et al. Intracerebral hemorrhage occurring remote from the craniotomy site. Neurosurgery, 1996, 39(6):1114 - 1121, discussion 1121 - 1122.

[118] Agnelli G, Piovella F, Buoncristiani P, et al. Enoxaparin plus compression stockings compared with compression stockings alone in the prevention of venous thromboembolism after elective neurosurgery. N Engl J Med, 1998, 339(2):80 85.

[119] Dickinson LD, Miller LD, Patel CP, et al. Enoxaparin increases the incidence of postoperative intracranial hemorrhage when initiated preoperatively for deep venous thrombosis prophylaxis in patients with brain tumors. Neurosurgery, 1998, 43(5):1074 - 1081.

[120] Raabe A, Gerlach R, Zimmermann M, et al. The risk of haemorrhage associated with early postoperative heparin administration after intracranial surgery. Acta Neurochir (Wien), 2001, 143(1):1 - 7.

[121] Gerlach R, Scheuer T, Beck J, et al. Risk of postoperative hemorrhage after intracranial surgery after early nadroparin administration: results of a prospective study. Neurosurgery, 2003, 53(5):1028 - 1034, discussion 1034 - 1035.

[122] Taylor WA, Thomas NW, Wellings JA, et al. Timing of postoperative intracranial hematoma development and implications for the best use of neurosurgical intensive care. J Neurosurg, 1995, 82 (1):48 - 50.

[123] Himes BT, et al. Contemporary analysis of the intraoperative and perioperative complications of neurosurgical procedures performed in the sitting position. J Neurosurg, 2016:1 - 7.

[124] Subach BR, Lunsford LD, Kondziolka D, et al. Management of petroclival meningiomas by stereotactic radiosurgery. Neurosurgery, 1998, 42(3):437 - 443, discussion 443 - 445.

[125] Sheehan JP, Starke RM, Kano H, et al. Gamma Knife radiosurgery for posterior fossa meningiomas: a multicenter study. J Neurosurg, 2015, 122(6):1479 - 1489.

[126] Zachenhofer I, Wolfsberger S, Aichholzer M, et al. Gamma-knife radiosurgery for cranial base meningiomas: experience of tumor control, clinical course, and morbidity in a follow-up of more than 8 years. Neurosurgery, 2006, 58(1):28 - 36, discussion 28 - 36.

[127] Iwai Y, Yamanaka K, Ikeda H. Gamma Knife radiosurgery for skull base meningioma: long-term results of low-dose treatment. J Neurosurg, 2008, 109(5):804 - 810.

第十四章 枕大孔区脑膜瘤

Devi Prasad Patra，*Anil Nanda*

译者：首都医科大学附属北京天坛医院 桂松柏 北京市神经外科研究所 李储忠

摘要：枕大孔区脑膜瘤是一种罕见的颅内肿瘤。但是，在局限生长于枕大孔区的肿瘤中其发病率相对较高。由于枕大孔区脑膜瘤生长缓慢，因此常在病程后期才表现出脑干受压和后组颅神经的症状。手术切除肿瘤是治疗的首选，但是由于肿瘤邻近重要结构，给手术带来了极大的风险和挑战。细致掌握枕大孔区骨性结构、后组4对颅神经和椎动脉位置走行等解剖结构，对术前制订安全的手术入路来说至关重要。肿瘤与脑干的位置关系决定了手术入路的选择，也是决定手术难度及手术死亡率的最主要因素。位于脑干后侧及后外侧的肿瘤可以直接通过枕下入路切除。然而，脑干腹侧的肿瘤需要复杂的手术入路切除，包括远外侧入路或极外侧入路。这些入路的关键步骤是磨除枕髁和移位椎动脉。由于肿瘤推挤导致脑干明显移位，大部分枕大孔区脑膜瘤无须枕髁磨除即可安全切除。随着神经导航和神经电生理监测的应用，报道肿瘤全切率已经超过85%，复发率0～12%。伽马刀放射外科已经成为一种有效的手术治疗辅助手段，特别是在复杂和大型肿瘤次全切除术后。

关键词：枕大孔区脑膜瘤、远外侧入路、极外侧入路、枕髁、椎动脉、手术切除、手术入路。

14.1 概述

枕大孔区是颅底高度复杂的区域，包含着许多至关重要的解剖结构。相比颅内其他部位，生长于枕大孔的脑膜瘤虽然罕见，但占枕大孔区所有肿瘤的3/4以上[1,2]。这个部位的肿瘤紧挨着重要而又脆弱的解剖结构，如延髓和后组颅神经，为手术带来了巨大的难度和挑战。当肿瘤生长于脑干前方时，手术难度更是成倍增加，因为此时无法在直视下切除肿瘤。许多新的手术入路以及它们的改良入路被不断开发出来，以提供足够的手术操作空间来处理这些病变。随着手术技术以及导航技术的不断进步，这个区域几乎所有的病变都可以通过手术切除，并且手术相关并发症也都控制在可接受的范围内。

14.2 历史

最早对枕大孔区脑膜瘤的描述是在1872年。Hallopeau报道了对1例尸检患者的发现，该患者在出现运动症状后5个月内死亡[3]。这个部位的手术在当时令人生畏而且收效甚微。后来，在1922年，Fraizier发表了他治疗的14例脊髓肿瘤患者的系列文章，其中包括1例枕大孔区脑膜瘤患者[4]。这个患者有2/3的肿瘤位于颅内，在当时的情况下，实现完全切除相当困难。他在文中描述到："如果呼吸可以仅仅用膈肌来维持，肿瘤完全切除是可以完成的。"不幸的是，患者在手术中出现呼吸骤停而死亡。3年后，在1925年，Elsberg和Strauss成功地切除了1例枕大孔区脑膜瘤，患者的症状得到了彻底的改善[5]。在20世纪中期，关于枕大孔区脑膜瘤的文献很少，大多数病例与其他脊髓或颅内肿瘤一起被描述。Yasargil将枕大孔区脑膜瘤作为一个单独的疾病进行治疗和管理，在1980年[6]，他报道了114例枕大孔区脑膜瘤的患者。随后，Bernard George和他的同事在1993年布鲁塞尔举办的第44届年度大会上展示了230例枕大孔区肿瘤，其中包含了106例脑膜瘤[7]。早期文献中报道的大部分患者，均采用传统的后外侧入路，手术切除率不尽相同，枕大孔区前部的脑膜瘤切除率相对较低。随后的神经外科专家、学者开拓了远外侧入路，它彻底改变了通往枕大孔区的手术路径[8]。此后，出现了各种各样的改良入路，以增加肿瘤的切除率和减少并发症的出现。

14.3 手术解剖

由于Albert Rhoton的宝贵贡献，对于神经外科医生来说，枕大孔区的显微外科解剖变得更加清晰[9]。这个部位的复杂解剖结构引起了神经解剖学家的极大兴趣，大量的尸体解剖报道相继发表。同样，为了确定最佳手术入路，各种聚焦于不同颅底的入路以及它们的改良术式的定量解剖研究也已经发表[10-17]。对于枕大孔区脑膜瘤的手术入路，最重要的是：应理解该区域的3个基本但至关重要的解剖结构，包括枕髁、椎动脉，以及后颅窝的颅神经。

14.3.1 枕髁

枕大孔在前后方向上呈椭圆形，枕髁位于其前侧半。枕髁面下、前、外侧方向，微突入孔内。它与寰椎的上侧面相连，形成枕寰关节。髁窝是枕骨上的切迹，位于髁突后唇的正上方和后侧。髁窝内包含连接椎静脉丛和乙状窦的髁静脉。髁窝是在远外侧入路中被磨掉的主要骨性结构，从而在很大程度上提供了硬脑膜内的暴露空间。枕髁呈豆状，为了方便解剖描述，可将其分成3部分。与枕髁相关的最重要的解剖结构是舌下神经，其走行于舌下神经管内，位于枕髁中1/3的上部。舌下神经在起源于脑干后走行相对固定，位于矢状面前外侧，与其成45°角。在枕髁磨除过程中，安全界限（在磨除枕髁中1/3时需要特别注意）可通过暴露舌下神经管骨质来确定。与这个区域相关的其他骨性结构包括颈静脉突和颈静脉结节，但这些结构在脑膜瘤切除术中较少需要磨除。

14.3.2 椎动脉

对椎动脉详细解剖知识的了解，特别是硬脑膜外解剖走行的掌握，在颈静脉孔区的手术过程中至关重要。由于椎动脉的变异性和复杂的解剖走行，在软组织分离过程中，椎动脉常难以暴露且容易造成损伤。在常规的远外侧手术入路中，椎动脉通常从C2横突孔开始暴露直到它的颅内段（图14.1a）。椎动脉从C2横突孔穿过后横行向外，然后垂直向上穿过C1横突孔。从C1横突孔穿过后，椎动脉围绕寰枕关节向内后方走行。在走行过程中，椎动脉紧贴寰椎后弓的表面形成压迹，叫作椎动脉沟。椎动脉沟经常伴有钙化，形成椎动脉管。椎动脉从椎动脉沟内侧穿出后，改向前内侧走行进入硬脑膜内。在进入硬脑膜时，动脉周围的硬脑膜翻折形成袖带，袖带是硬脑膜切开时的一个重要的解剖标志。椎动脉的硬脑膜外段常发出许多硬脑膜支。脊后动脉和有时出现的小脑后下动脉是椎动脉入硬脑膜后重要

的分支，在手术分离这个区域时应该着重寻找和保护。在手术过程中，有时需要将椎动脉移位来进一步暴露寰枕关节。磨开C1横突孔后缘可将椎动脉V2段游离出来，从而可将椎动脉从椎动脉沟中向内下方移位。椎动脉的硬脑膜外段，尤其是第三段，被椎静脉丛包绕，在分离椎动脉时可造成大量出血。因此，建议行骨膜下剥离术，可以避免进入含有该静脉丛的动脉周围软组织。椎动脉的硬脑膜内走行是可变的，当它位于斜坡硬脑膜前部时，可形成祥状和环形弯曲。继续向前内侧走行，两侧椎动脉汇合形成基底动脉，汇合位置常位于桥延交界处。小脑后下动脉是椎动脉在此段内的重要分支。

14.3.3 颅神经

打开硬脑膜后，齿状韧带作为中线结构，将椎管分为前室和后室。上段椎管的主要神经结构是C2、C1的神经根和副神经的脊髓部分。C1神经走行在椎动脉进入硬脑膜点的正下方的后侧。这个水平面的上方是重要的后组颅神经，它们起源于脑干后向前外侧方向走行（图14.1b）。舌咽神经起源于1个或者多个神经根，迷走神经起源于7个或更多的神经根，副神经颅内段有4~5个神经根，它们共同形成一个扇形结构穿过颈静脉结节进入颈静脉孔。在大多数情况下，由于肿瘤起源的不同，后组颅神经常被向前上或者后下方移位。舌下神经从延髓发出后经椎动脉后方进入舌下神经管。

14.4 流行病学、临床表现和影像

枕大孔区脑膜瘤很少见，仅占所有脑膜瘤的0.3%~3.2%[18]。然而，与所有颅后窝病变相比，它在所有肿瘤中占相当大的比例。更具体地说，在枕大孔区域内，脑膜瘤是最常见的病理类型，约占所有病变的70%[19]。同样，在脊膜瘤中，约有8.6%位于枕大孔区，向下扩展到上颈髓。大部分患者症状出现在40~60岁，然而，关于这个部位的小儿脑膜瘤患者也有报道。Athanasiou等通过对34例儿童枕大孔区脑膜瘤患者的文献回顾发现，与其他部位的脑膜瘤平均发病年龄（14~15岁）相比，其平均发病年龄更小（9.95岁），并将其归因于早期颅内压升高、脑干受压、肿瘤压迫引起的脑积水[20]。儿童年龄组枕大孔区脑膜瘤以及伴发多个部位脑膜瘤大多与神经纤维

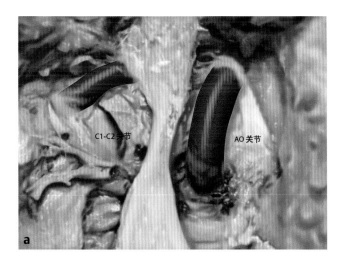
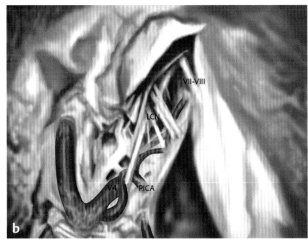

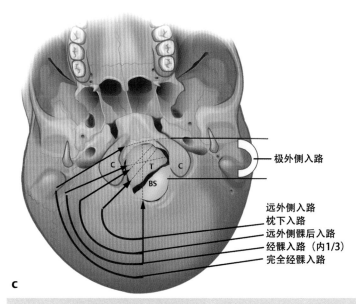
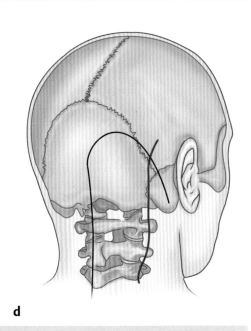

图14.1 （a）显示椎动脉V_2、V_3段的走行及与椎骨的关系。（b）远外侧入路硬脑膜开放后颅内结构显露的示意图。图中示意的是后组颅神经及颅内段椎动脉。（c）不同颅底入路通向枕大孔区域的示意图。如图所示，随着枕骨外侧磨除程度的增加，枕大孔前部对侧的暴露程度也不断增加。（d）远外侧入路皮肤切口示意图

瘤病2型（NF-2）有关[21]。与其他部位的脑膜瘤相似，枕大孔区脑膜瘤也常见于女性，男、女比例是2~4∶1。

枕大孔区脑膜瘤生长极其缓慢，因此在疾病晚期才表现出症状[22]。绝大部分症状是由脑干以及脊髓慢性压迫引起的，偶尔也是由颅神经或脊神经受累引起的。早期症状常是隐匿且非特异性的，常被误诊为脊髓型颈椎病、颈椎间盘突出症、多发性硬化或其他压迫性脊髓型疾病[19]。在早期的文献报道中，从症状出现到诊断，延迟时间较长，最长可达6.5年[23, 24]。然而，最近的报道显示，平均延迟诊断时

间大约是30个月[18]。有相当一部分患者，病变完全没有症状，而是在常规头部外伤影像检查或者其他非相关影像检查中被发现。对于有症状的患者来说，最常见的表现是颈椎疼痛和头痛。头痛与后颅窝硬脑膜受牵拉有关。少数患者的头痛是进行性的，与脑积水引起的继发性颅内压增高有关。脑积水是由于脑干受压导致脑脊液流出通路受阻，通常不需要永久性脑脊液分流。然而，临床上需要将颅内压增高引起的头痛和其他原因导致的头痛相鉴别，因为前者需要紧急干预。脑干受压最常见的神经系统表现是步态共济失调，然后是痉挛性四肢瘫。典型的表现是交叉性

瘫痪和旋转性瘫痪。前一种模式，先累及同侧手臂，然后再累及对侧腿、对侧手臂、同侧腿。旋转性麻痹按照旋转的顺序累及双侧肢体，从同侧手臂到同侧腿，再到对侧腿，最后到对侧手臂。在肿瘤向尾侧明显延伸至颈髓的患者中，下运动神经元受累可导致上臂、前臂肌肉萎缩，甚至导致手部肌肉萎缩。感觉功能受累并不常见，但可见于较大的伴有明显压迫表现的肿瘤中，在这些患者中可见到分离性感觉丧失或者Brown-Sequard综合征。在颅内扩展较为广泛的肿瘤中，颅神经和小脑角常被压迫。最常受累的是副神经的脊神经根，常引起斜方肌和胸锁乳突肌萎缩。其他不常受累的神经是舌下神经和其他后组颅神经，受累后可导致舌肌萎缩、吞咽困难以及发音困难。其他近端颅神经，如前庭蜗神经、面神经、三叉神经，很少受累。小脑症状大多数是双侧的，由小脑角受累或者脑干交叉纤维受压引起。单侧四肢性共济失调可能是由偏侧生长的肿瘤压迫单侧小脑半球引起的。

影像学检查包括非增强CT，包含骨窗像和增强MRI。影像学检查在手术计划制订中以及术中导航上有重要作用。与其他部位脑膜瘤相似，这些肿瘤在T1上呈等密度至低密度，在T2上呈等强度至高强度，并在钆的作用下呈明亮增强。T2像上信号的高低和肿瘤的含水量有关，在此序列上，较软且易碎的肿瘤表现较亮。有这些典型影像学特征的脑膜瘤诊断较为明确。然而，在少数伴有非典型影像学表现的患者中，应与枕大孔区硬脑膜内和硬脑膜外其他非脑膜瘤相鉴别。矢状面和冠状面图像对于确定肿瘤扩展程度和制订手术计划来说非常重要。其他在图像上需要重点观察的特征包括椎动脉走行、肿瘤压迫程度以及脑干移位程度。CT对于确定颅骨结构方面很有价值，包括枕髁、颈静脉结节、舌下神经管等。在某些病例中，肿瘤可伴有钙化，CT可以发现这些改变。CTA或者MRA检查很少会用到，除非需要进行详细的血管解剖评估。这种情况首先出现在椎动脉可疑包绕或者受侵犯的病例中。其次，当术前计划采用极外侧入路时，CT血管造影有助于显示椎动脉的颅外段走行，进而在术中避开颅外段的异常分支。

14.5　枕大孔区脑膜瘤的分类

枕大孔区脑膜瘤有多种分类方案，均以描述肿瘤和脑干的相对位置关系为中心。Cushing和

Eisenhard最早提出的分类方案是根据肿瘤的垂直扩展来描述的[25]。"颅脊脑膜瘤"是指肿瘤起源于脑干腹侧斜坡硬脑膜，可能延伸至上椎管的肿瘤。另一个变异体"脊颅脑膜瘤"是指肿瘤起源于脊髓背侧硬脑膜，可伴有向颅内延髓背外侧扩展。George和Lot[18]根据肿瘤和脑干的水平位置关系来描述肿瘤。他们将肿瘤分成背侧、外侧、腹侧3类。Bruneau和George[26]根据肿瘤与椎动脉的位置关系将肿瘤分成3类：A型肿瘤起源于椎动脉下方，向上生长；B型肿瘤起源于椎动脉上方，向下生长；C型椎动脉位于肿瘤内，伴或不伴包绕，C1型是硬脑膜内型，C2型为硬脑膜穿通型伴有硬脑膜外占位。肿瘤起源和椎动脉的位置关系在以下两方面是重要的。第一，肿瘤起源于椎动脉下方将后组颅神经向上方及后方推挤，有利于手术切除肿瘤。如果肿瘤起源于椎动脉下方将神经向前方及下方推挤，在手术过程中会较早碰到神经，需要仔细分离。第二，评估椎动脉受肿瘤的影响是很重要的。在大多数患者中，硬脑膜内的肿瘤虽然包绕动脉，但是由于肿瘤和动脉间常保留有完整的蛛网膜平面，手术分离难度并不大。然而，起源于硬脊膜的硬脑膜外肿瘤可累及椎动脉的硬脑膜外段。这种情况下，肿瘤可累及动脉外膜，手术切除难度增大。

尽管有许多分类方案，大多数外科医生仍将他们的病例分成两类，即腹侧型和后外侧型[22]。这种简单的分类方式主要考虑了在制订合适手术入路时的临床应用。肿瘤的垂直扩展形式在选择合适手术入路上的作用较小。

14.6　手术入路

枕大孔区手术的一个重大阻碍是术中及术后高并发症发生率。然而，随着对这个部位解剖更好的理解，术中监测以及术中导航工具的应用，术中不良事件明显减少，术后预后得到改善。此外，随着立体定向放射外科的出现，手术切除朝向较保守的趋势发展。但也有许多颅底外科医生依然支持争取手术全切肿瘤，因为它提供了最佳的治愈机会。对于有经验的神经外科医生来说，即使是复杂的肿瘤也可以被完全切除，而且手术并发症在可接受的范围内。

一个特定手术入路选择的主要决定因素是肿瘤

在水平轴上相对于中线的位置。一般来说，位于脑干后侧及后外侧的肿瘤可通过后侧入路切除。脑干腹侧的肿瘤由于脑干阻挡难以通过后侧入路到达肿瘤部位，因此需要更外侧的入路。总的来说，枕大孔区脑膜瘤的手术入路分为3个类型，并有不同的改变形式。随着病变复杂程度及发病率的增加，这些手术入路包括后枕下入路、远外侧入路、极外侧入路（图14.1 c）。腹侧入路，包括经口入路或经鼻内镜入路，早期有过报道，现在已经很少使用。

14.6.1 枕下入路

这是一种对于后侧和后外侧肿瘤来说最简单、最常用的手术入路，这时肿瘤主体将脑干向前移位。颅神经和脊神经被推挤向上、向前方移位，因此在切除肿瘤时损伤的风险很低。即使是对于较前方的肿瘤来说，这个手术入路也是可行的，因为肿瘤的占位效应常将脑干推向一侧[27, 28]。

患者取俯卧位，轻度低头以扩大枕下空间。皮肤切口位于正中线上，从枕外粗隆到C3棘突。在皮肤切口深部可辨别枕骨大孔后缘及寰椎和枢椎后弓。向侧方分离后颈部肌肉至髁窝。枕下开颅包括寰椎后弓的切除。单纯枕下入路通常不需要对椎动脉进行识别，但应确定其位置，避免意外损伤。肿瘤通常是硬脑膜打开后才被发现的。起源于后方的肿瘤，所有的脊神经和齿状韧带被向前推挤，当肿瘤切除后可见这些重要解剖结构。在少数病例中，肿瘤可分为前、后两部分。在这种情况下，肿瘤的前部（位于齿状韧带以前的肿瘤）可通过在神经根之间的间隙内操作来切除。根据需要，C1和C2神经根可以被安全地切除。肿瘤切除后，电凝硬脑膜附着缘，严密缝合硬脑膜囊。

14.6.2 远外侧入路

这是枕下入路的外侧延伸。远外侧入路是由神经外科有识之士在20世纪晚期推广开来的[29]。后来各种改良术式被相继报道，然而，这些术式的基本原则都包括切除朝向髁突的枕大孔外侧缘以及C1后弓的一部分，从而提供了一个到达中下斜坡的更下外侧的视角，避免了对脑干的牵拉。髁突的磨除与否是这个手术入路中最具争议性的话题，然而对于枕大孔区脑膜瘤来说，大多数神经外科医生认为髁突磨除对于切除腹侧脑膜瘤并不是必要的[27, 30–35]。

远外侧入路有多种体位，包括侧卧位、公园长椅位和坐位等。最常用的体位是坐位和公园长椅位，神经外科医生可根据个人的习惯选择。坐位很少被外科医生所采用，虽然坐位血液可随着重力自然流出术野，使术野相对清晰，但坐位也有其固有的并发症，如空气栓塞、深静脉血栓形成等。不管采用何种体位，最重要的是在颅颈交接区避免粗暴操作，尤其是在头部屈曲时，因为这可能损害已经受肿瘤压迫的脑干。术中监测有助于识别在摆放体位及手术过程中由于脑干受压所引起的任何不良事件。很多外科医生喜欢使用倒"J"形手术切口，垂直支位于中线，水平支从枕外粗隆水平向外延伸至乳突根部以下。笔者比较喜欢应用的是在乙状窦后入路中采用的长"S"形切口（图14.1d）。仔细分离软组织和肌肉后，枕大孔区由外向内可暴露髁窝的内侧缘。同样，寰椎后弓（有时包括枢椎）至侧块上部可由外向内暴露。椎动脉从C1横突孔穿出后沿C1上缘向后走行，术中须仔细辨认。在有些情况下，C1后弓上缘的椎动脉沟可钙化形成椎动脉管。此时，椎动脉移位相当困难，须将钙化处小心磨开。在分离椎动脉的过程中，可能会遇到椎旁静脉丛的大量出血，因此建议在不进入动脉周围软组织鞘的情况下行骨膜下分离。对于绝大多数患者来说，将椎动脉从C1椎动脉沟中移位出来已经足够，然而，有些病例需要更外侧的手术操作空间，这时，需要将椎动脉从C1横突孔完全移位出来。此时，可将后缘磨开以开放横突孔，结合骨膜下分离术即可将椎动脉从侧孔中移位出来。如果需要更多的外侧暴露和提供更多的手术自由度，可将C1的侧块切除。椎动脉向内移位也可以提供更多的暴露空间，提高手术的自由度。虽然在远外侧入路中，椎动脉内侧移位技术不作为常规手段，但在极外侧入路中被认为是必要的。在行椎动脉移位时，要重点关注椎动脉解剖变异的存在，以及可能存在的行程上的异常。枕下开颅类似于标准的乙状窦后入路开颅方式，需要显露横窦乙状窦交角处。然而，通过磨除髁窝，增加了一个更偏向尾侧和外侧的暴露空间。为了实现显著的外侧暴露，髁窝是需要磨除的主要的骨性结构，通常，这个手术入路被称为"髁窝入路"，这实际上提供了暴露岩斜区域及中斜坡的初步的手术通道[15]。髁窝内有髁静脉，汇入乙状窦，容易通过电凝止血。然而，在一些患者中，髁静脉相对较发达，需要仔细控制。枕髁位于髁窝的外侧，枕髁是远外侧入路的重要标志，在手术过程中是否需要磨除尚存在很大争议。从解剖角度来说，枕髁位于枕骨大孔的前外侧象限，从后外侧看时，应该遮挡到斜坡的视线。然而，在枕大孔区脑膜瘤患者中，因为脑干移位明显，即使在枕髁存在的情况下，一个无遮挡的枕大孔区前部的视角也很容易获得（图14.2 a、b）。为了明确枕髁在远外侧入路中的重要性，学者们进行了许多解剖学研究[13, 36, 37]。在枕骨髁明显突向枕骨大孔区的患者中，即使在存在脑干移位的情况下，枕骨髁依然会影响暴露，并且遮挡相当大一部分肿瘤。术前制订手术计划时需要考虑这些因素，因此术前CT用于仔细观察骨解剖。当需要进行枕髁磨除时，椎动脉需要进行小心移位，特别要注意保护它的硬脑膜入口处。需要打开关节囊，枕髁的后唇需要小心磨除。舌下神经管是枕髁后1/3磨除的重要解剖标志。舌下神经管皮质骨缘被认为是磨除的最大安全距离。舌下神经的硬脑膜下方向的骨质应该保留以避免意外损伤。开颅手术的侧向延伸可通过更多的髁上磨除来获得，最上可至颈静脉结节水平。此时，桥脑和延髓前部可充分暴露，即使是在单纯腹侧肿瘤伴对侧扩展的情况下，也可以安全地切除肿瘤。在充分的骨质磨除后，平行于乙状窦打开硬脑膜，乙状窦围绕椎动脉袖套弯曲并向下延伸至颈侧硬脑膜。通

过向外侧牵拉硬脑膜和向内头侧牵拉小脑，可以看到包括中下斜坡在内的脑干前外侧池。这时，颅神经是分离切除肿瘤的主要障碍。三叉神经和面听神经复合体位于前外侧，后组颅神经位于后外侧，形成横向的神经屏障。因此，前部肿瘤的切除和分离应该在神经间的通道中进行。对于后方的肿瘤，神经复合体被向前推移，在肿瘤切除后可以在蛛网膜下方看到。因此，不会造成太大问题。即使在很好的暴露情况下，也有可能因为视线受阻而遗漏对侧脑干后方的部分肿瘤观察。因此，对于有明显对侧扩展的枕大孔区脑膜瘤来说，通过寻找这些术野盲区内的肿瘤来获得完整切除是非常重要的。

14.6.3　极外侧入路

这是到达枕大孔区前部及斜坡最外侧和最直接的方法。这种方法最初由Sen和Sekhar描述，主要用来针对斜坡前部硬脑膜外的病变[38]。与远外侧入路不同，极外侧入路采用从胸锁乳突肌前部和颈内静脉后部之间的间隙进入的方式，为进入前斜坡磨除枕髁提供了最短的路径[39]。此外，由于C1侧块在术中需要磨除，椎动脉的移位对于到达枕髁来说是必不可少的。与远外侧入路相比，该入路技术要求高，需要广泛移动血管结构。这种方法很少应用于枕骨大孔区脑膜瘤，最适用于伴有对侧以及硬脑膜外扩展的扁平样生长的肿瘤。

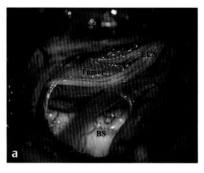
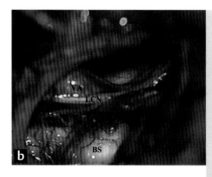
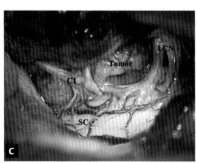
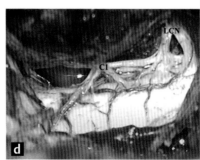

图14.2　术中图像。（a）远外侧入路暴露显示，可见位于枕大孔腹侧的肿瘤、小脑后下动脉及后组颅神经。（b）肿瘤完全切除后的影像。（c）1例生长于前外侧的颅脊髓肿瘤术中影像，可见肿瘤和后组颅神经以及C1神经根的位置关系。（d）肿瘤全切后的影像

在极外侧入路中，患者取侧卧位，皮肤切口位于胸锁乳突肌前缘向上延伸至乳突的基底部。切开皮肤后，胸锁乳突肌于乳突附着点处切断，留下少量袖带边缘供术后缝合复位。此时，副神经应该被重点识别和保护。一个重要的识别点是副神经位于乳突尖下3.5cm处。进一步分离可见寰椎横突尖位于枕下三角内。在C1横突孔内可见椎动脉穿过，通过磨除寰椎后弓可将椎动脉移位。在分离所有肌肉附着缘后可将寰椎横突完全移除。随着继续分离，可见枕髁侧方及寰椎上关节突。进一步切除关节后，在术野中可见枕大孔区前部以及齿状韧带。

14.7　手术入路的争议

14.7.1　枕髁切除的必要性

多数学者认为，大多数枕骨大孔区脑膜瘤可以在不需要枕髁切除的情况下切除，或者在对侧扩张较大的病例中最多需要部分切除[27, 30-35]。许多研究都定量地测量了远外侧入路枕髁切除所获得的显露范围[14-17, 33]。在以前关于远外侧入路的研究中，笔者测量枕髁1/3和半切除所获得的平均可见范围分别为15.9°±2°和19.9°±2.7°[33]。Anhua等在他们的研究中比较了髁突入路（髁切除）和髁窝入路（不切除髁突），并发现髁突切除，只是轻微改善了岩斜区和脑干下方的暴露，但确实改善了与椎动脉-小脑后下动脉交界处的显露。在另一项研究中，Spektor等通过连续的骨切除步骤分别测量了岩斜暴露和手术自由度。在他们的观察中，部分髁突切开术虽然没有显著改善暴露，但显著地提高了手术的自由度[16]。同样，完全髁突切开术不会增加任何明显的暴露，但有很大的不稳定风险。影响暴露的最重要的骨性标志是颈静脉结节，这一小块骨性突起阻碍了椎动脉和基底脉交界处中斜坡的重要部分。然而，需要切除颈静脉结节在常规实践中是罕见的。

引起广泛关注的第二个重要方面是髁突被安全切除的最大范围。如前所述，超过1/3的髁突切除与暴露的增加无关。这主要与术中舌下神经管的水平相对应。然而，在某些情况下，髁突突入枕骨大孔较多，一些外科医生主张更多的髁切，以实现更好的暴露。对于枕骨大孔前方的硬膜外病变，更多地磨除髁是必要的[40-45]。髁突切除术几乎是极外侧入

路的一部分。许多研究认为超过1/3的髁突切除与颈枕不稳定有关，需要固定和关节融合。枕颈交界的稳定性除关节本身外，还受许多解剖结构的影响[46, 47]包括翼状韧带、顶上韧带、前后纵韧带、结节筋膜和寰枢椎筋膜。在远外侧入路和经髁上暴露时，许多韧带结构被破坏，其中可能包括寰枕后膜、同侧翼状韧带等。因此，随着关节的开放，广泛的解剖，具有关节不稳定性风险。文献中很少有研究比较不同程度的髁突切除的生物力学稳定性，Vishteh等于1999年发表了关于连续髁切除术后颅椎交界稳定性的生物力学研究结果[48]，寰枢椎关节的主要运动是屈伸运动，受髁突切除的影响最大，即使OC-C1和C1-C2关节均行25%髁突切除，仍可观察到明显的关节不稳定，因此他们建议在髁突切除术后进行50%或以上时，要行枕颈融合。根据目前的证据，当髁突切除超过一半时，多数学者建议进行枕颈融合。

14.7.2　C1椎板切除术的必要性

寰椎后弓的切除可以更好地暴露颅-颈交界，许多外科医生在做枕下开颅手术时都会使用，枕骨大孔向颈椎延伸的脑膜瘤的常规步骤应包括有限的后椎板切除（图14.2 c、d）。但C1半椎板切除术的侧方范围尚无共识，侧半椎板切除后，从下外侧的角度可以更好地观察到岩斜区。此外，移除骨质障碍可以很大程度提高手术自由度。

然而，因为椎静脉丛和椎动脉本身的存在，C1后弓外侧部的移位和切除可能导致损伤，需要仔细移位椎动脉以避免损伤或血栓形成。C1骨切除的最外侧范围是侧块切除，这也是极外侧入路的一个重要步骤，但它并不经常用于远外侧入路，除非需要完全移位椎动脉。

14.7.3　椎动脉移位的必要性

首先，在行髁突切除时，动脉位于关节囊前面，需要行椎动脉移位。其次，将动脉从骨和硬脑膜连接中分离出来，提高了器械操作的自由度。动脉通常固定在C2和C1横突孔内，需要打开骨孔的后缘才能移位，进一步的移位需要从C1后弓上表面的椎动脉沟上进行骨膜下剥离。最后，识别椎动脉的硬脑膜入口点，并将其与硬脑膜的袖套分开。一定要注意，在少数情况下，椎动脉的硬脑膜袖套比较长，并且可能与脊髓后动脉、脊髓副神经、第一颈

神经以及齿状韧带粘连。因此，在完全分离硬脑膜袖套之前，要仔细识别这些结构。硬脑膜打开后整个动脉可以向中线和尾侧移位，可提供良好的脑干下方和岩斜区的操作视角[10, 44, 49-52]。然而，椎动脉移位有血管损伤和造成假性动脉瘤、动静脉瘘的危险，应根据术区的显露情况仔细权衡是否需要移位[38, 41, 43, 53, 54]。Bassioni等在他们的系列研究中不赞成解剖或移位椎动脉[30]。李达等在最近的研究中只推荐在伴有硬脑膜外浸润的患者术中使用椎动脉移位，同时，其文章指出该技术只适用于有椎动脉移位经验的术者，同时71例患者中的4例，因椎动脉被肿瘤严重包绕狭窄，术中切除了部分闭塞后的椎动脉[51]。对于大多数枕骨大孔区脑膜瘤，笔者认为，完全移位椎动脉是不需要的，只要将动脉与C1弓的上表面分离，就能提供足够的暴露。

14.8 选择正确的入路

适合于枕骨大孔区脑膜瘤的手术方法取决于多种因素，包括肿瘤的大小和范围，枕骨大孔区的骨解剖，尤其是枕骨髁突的形态测量和患者因素，如年龄和合并症，最终，还有外科医生的选择。在大约90%的病例中，可以通过有限的后外侧髁后入路切除肿瘤，而不需要积极切除髁突。大量的临床研究，包括笔者的经验，都证实了在没有髁突切除的情况下，可以成功切除肿瘤[30-35]。然而，也有几项研究指出髁突切除对于全切肿瘤是必要的。多数情况下，对侧延伸肿瘤需要通过髁突切除来扩大开颅手术的侧方显露[40-45]。但对于脑膜瘤这样的硬脑膜内病变，多数伴有脑干推挤移位，形成了天然的手术通道，可以避免激进的骨切除（图14.3、图14.4）。如前所述，髁突切断术，即使是局部的，也有很大的不稳定风险，可能需要额外的融合手术。在老年患者或有严重并发症的患者中，这种广泛的切除加上额外的手术可能比肿瘤不完全切除本身更有害。随着近期立体定向放射外科的进步，许多外科医生倾向于不完全切除，以避免更激进的手术方法所带来的并发症。总之，入路侧方扩展程度应根据肿瘤的形态和外科医生的喜好而个体化地确定。

14.9 并发症

枕骨大孔区脑膜瘤手术切除后的手术并发症发病率一直很高，40%~70%不等[55]。最常见的并发症是后组颅神经麻痹导致吞咽困难和呼吸困难，近一半的患者出现了这种情况[49, 50]，大多数吞咽困难症状会随着时间的推移而改善，需要行气管切开术的永久性并发症较为罕见。Talachi等报道了在64例患者中，44例出现了后组颅神经麻痹和33%的患者舌下神经麻痹，大约66%的患者之后出现了改善[50]。其他并发症主要是神经功能障碍，如偏瘫、偏身感觉障碍、步态不稳等。所有这些神经症状，包括颅神经障碍，都与颅神经和脑干的操作和牵拉程度有关。当分离蛛网膜层有破损时，肿瘤分离过程中脑干可能受到直接损伤。同样，脑干穿支血管和椎动脉分支受损时可导致脑干缺血性梗死。通过更多地去除骨质来增加工作角度，避免神经结构的牵拉似乎是合理的；但随着放射外科的进步，次全切除是另一个可行的选择，以保持生活质量。一些与外科手术效果不佳相关的因素包括肿瘤的腹侧位置、肿瘤延伸到下斜坡、包绕椎动脉和复发性肿瘤伴粘连等[26, 30, 34, 56]。

枕骨大孔脑膜瘤手术的非神经系统并发症包括脑脊液漏、切口感染、假性脊膜膨出和枕颈不稳定。脑脊液漏的发生率高达20%，与硬脑膜闭合不足、脑积水、早期放疗等有关[30, 57, 58]。但这些并发症大部分是可以预防的，即使在术后发生，也可以适时地加以治疗。另一个罕见的可怕的并发症是枕颈不稳定，特别是预计发生于超过50%髁突切除的病例。许多学者建议在这种情况下要行枕颈融合，但也有病例报道，即使是全髁切除术也没有发生并发症[51, 59, 60]。

老年枕骨大孔区脑膜瘤手术后死亡率较高，为10%~25%[26, 32, 38, 61, 62]。然而，随着手术技术的改善，手术死亡率明显下降到小于3%[18, 26, 31, 41, 45, 50, 56-58]。导致术后死亡的常见原因包括脑干功能障碍或吸入性肺炎引起的呼吸衰竭，血管损伤引起的脑干梗死等。

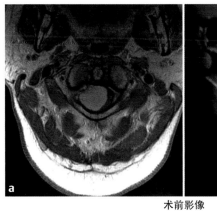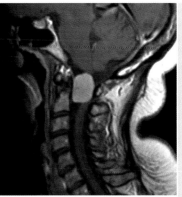

术前影像

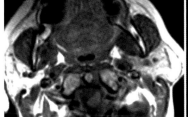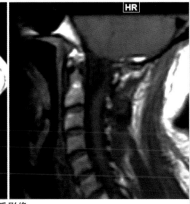

术后影像

图14.3 54岁女性，枕骨大孔腹外侧脑膜瘤。（a）术前影像显示脑干压迫明显，有比较大的肿瘤切除通道，采用远外侧入路，无须髁突切除即可行肿瘤切除。（b）术后影像显示肿瘤全切除

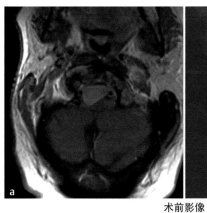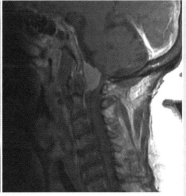

术前影像

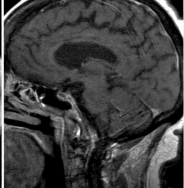

术后影像

图14.4 62岁女性，枕骨大孔脑膜瘤。（a）位于腹外侧。（b）无须髁突切除即可完全切除肿瘤

14.10 结果

几十年来，由于患者队列的多变性，关于枕骨大孔区脑膜瘤患者的总体研究结果显示有很大差异。大部分研究报道的总切除率为70%～95%。在114例大宗病例研究中，吴震等报道的全切除率为86%，Bruneau等[58]在另一大组患者中对107例患者进行了类似的观察[26]。在Komator等的Meta分析中，远外侧入路或其衍生术式中所观察到的全切除率为93.2%[63]。最近，李达等将他们自己的114名早期患者与随后的71例患者进行了比较，并观察到全切除率从86%降低到79%[49]。这一发现表明了笔者所观察到的更为保守的策略，并发症发生率从49%下降到32%，死亡率从2.6%下降到0。

大部分病例术后复发率为0～12%[2, 20, 26, 32, 40, 49, 53, 55, 56]。随着时间的推移，全切除有望产生低复发或肿瘤无进展。George[52]和Bassioni等[30]报道的全切除率为分别高达94%和96%，复发率为0。然而低全切组同样具有低的复发率[49, 58]，李达等分析了导致高复发率的不利因素，包括C2型病变（部分或全椎动脉包埋伴硬脑膜外生长的肿瘤）、次全切除和病理性有丝分裂[49]。

总体生活质量是当前的焦点，是结果的决定因素。据报道，大多数（高达80%～95%）患者已得到改善，并可在术后恢复正常生活。激进的切除引起的手术并发症、术前KPS评分不佳与生活质量差有关。然而，另一方面，复发的次全切除可能会影响长期的生活质量。因此，早期手术进行全切为患者提供了最好的长期结果，但有一些小肿瘤和钙化的患者可以选择保守治疗，并对其定期进行随访。

14.11 放射外科的作用

放射外科彻底改变了原发性脑肿瘤的治疗方案，尤其是颅底脑膜瘤。由于伽马刀放射外科的出色报道，颅底脑膜瘤的最佳治疗方法，特别是在关键部位，已经转向更保守地切除。但关于枕骨大孔区脑膜瘤相关放射外科的文献很少，仅限于小组病例。关于枕骨大孔区脑膜瘤放射外科成功的最早报道是Muthukumar等于1999年发表的，总共治疗了5例，其中3例接受了原发性放射外科治疗，术后复发2

例[64]。经平均3年的随访，4例肿瘤大小稳定[64]。同样，Starke等在2010年发表了他们对5例患者的研究，其中所有患者在平均6年的随访期间，都保持或缩小了肿瘤体积[65]，其中1例患者在第一次治疗后体积增大，但在第二次治疗后趋于稳定。迄今为止，Zenonos等发表了最大系列的枕骨大孔区脑膜瘤放射外科治疗，治疗了24例患者，其中17例主要采用放射外科治疗[66]，临床随访21例，中位随访近4年，10例肿瘤体积缩小超过25%，11例肿瘤大小稳定。尽管目前的证据还不足以给出明确的建议，但在肿瘤体积小且症状不明显的情况下，选择放射外科作为主要治疗方案是合理的。这些适应证可能会扩展到那些不能耐受手术或肿瘤复发的患者。次全切除后预防性放射外科的作用尚未确定，但目前这是许多外科医生的普遍做法。放射外科治疗的主要障碍是肿瘤近邻脑干和脊髓，限制了更高的放射剂量。已经有脑干压迫的患者，肿瘤放射治疗后因水肿可能产生灾难性后果，但关于这一部位的放射外科治疗后的不良反应尚无报道。

14.12 个人经验

笔者在20年内共治疗了30例枕骨大孔区脑膜瘤。其中可获得25例患者临床随访资料。笔者早些时候发表了关于10例患者的系列文章，并对髁突磨除的解剖学进行了描述[33]。患者平均年龄为56岁（26～79岁）。男、女之比为1：4，以头痛症状最常见，占70%，2例患者完全无症状，经影像学检查确诊，其他常见症状表现为痉挛性偏瘫4例、四肢轻瘫8例、四肢瘫痪1例、斜颈2例，4例步态共济失调且无椎体束症状。影像学表现：枕骨大孔区腹外侧区肿瘤16例，背外侧或背侧肿瘤9例，4例扩展至中斜坡，有2例患者向尾侧扩展超过C2水平。

所有患者均以显微手术为主，最佳入路是向病变侧扩展的远外侧入路。4例肿瘤经简单的枕下入路切除。在这组患者中，并未使用极外侧入路。手术选择侧卧位，如上文所述，采用S曲线切口，C1后弓切除术是远外侧入路的常规做法，但没有1例患者需要完全切除至C1横突。椎动脉移位不是一种常规做法，但有6例患者需要。在大多数情况下，C1椎动脉沟的移位会有效。在不切除髁突的情况下，大多数患者可以获得进行安全全切除肿瘤的良好暴露（图

14.2～图14.4）。然而，6例脑膜瘤患者需要不同程度的髁突切除，在所有这些患者中，髁突切除的范围均不超过1/3，不需要额外的融合手术。在这些患者中观察到的脑干被肿瘤推挤移位的程度较小，这就要求更多的侧方暴露。本组全切除率为87%，近全切除率为8%，次全切除率为5%。术后并发症发生率为32%，其中术后吞咽困难10例，神经功能障碍加重5例。然而，在随访期间，所有患者的神经功能障碍都是短暂的和可以缓解的。平均随访52个月（8～82个月），与术前状态相比，所有患者预后良好，神经功能有明显改善。1例于术2年后死亡，但死亡与脑膜瘤无关。

无一例患者在随访期内有残留肿瘤复发或进展，但有1例残余肿瘤的患者在术后1年接受立体定向放射治疗（图14.5）。肿瘤经过3年的放射外科治疗已经稳定，不需要任何进一步的治疗。

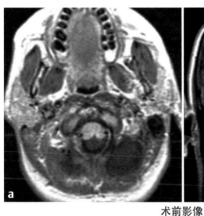
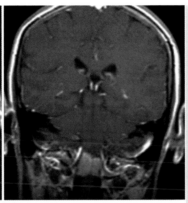

术前影像

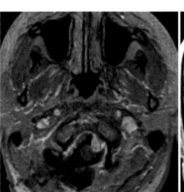
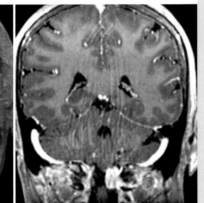

术后影像

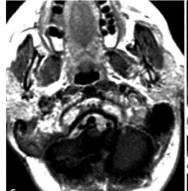
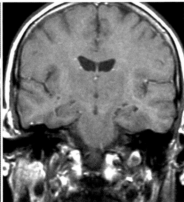

行伽马刀放射治疗后3年

图14.5 59岁女性，枕骨大孔腹侧脑膜瘤。（a）有明显的对侧延伸。（b）未切除髁突的远外侧入路行次全切除。（c）残留病灶行伽马刀放射治疗。肿瘤在3年随访时稳定，无任何症状

14.13 结论

　　枕骨大孔区脑膜瘤是在关键位置的复杂病变，很难接近，大部分病灶生长缓慢，晚期可能出现严重的脑干压迫并伴有神经功能障碍，手术切除是治疗可能治愈的选择。手术入路以肿瘤相对于水平面的位置为导向，大多数背侧或背外侧肿瘤可以很容易地用标准枕下入路切除，位于腹侧的肿瘤需要远侧入路。髁突切除术在远外侧入路中是一个有争议的话题，目前的证据表明大部分的肿瘤可以在不切除髁突的情况下切除。当肿瘤延伸到对侧，脑干被推移很小时，可能需要更多的侧方入路和可能的髁突切除术。手术后的并发症很严重，但在大多数情况下都是暂时性的。全切除后复发是罕见的，因此全切肿瘤应该是手术的目标。立体定向放射治疗作为枕骨大孔区脑膜瘤的主要治疗手段尚未得到证实，但许多外科医生更倾向于在次全切除后将其作为辅助治疗。总的来说，手术提供了最好的治愈机会，适用于所有肿瘤体积较大或有症状的患者。

参考文献

[1] Michael C, Ahmed F, Youjin C, et al. Foramen magnum meningiomas. In: Al-Mefty O, DeMonte F, McDermott M, eds. Al-Mefty's Meningioma. 2nd ed. New York, NY: Thieme, 2011.

[2] Flores BC, Boudreaux BP, Klinger DR, et al. The farlateral approach for foramen magnum meningiomas. Neurosurg Focus, 2013, 35(6):E12.

[3] Hallopeau H. Note sur deux faits de tumeur de mesocephale; communiqués à la Société de Biologie. Gaz Med (Paris), 1874, 3 (2):111 - 112.

[4] Frazier CH, Spiller WG. An analysis of fourteen consecutive cases of spinal cord tumor. Arch Neurol Psychiatry, 1922, 8(5):455 - 501.

[5] Elsberg C, Strauss I. Tumors of the spinal cord which project into the posterior cranial fossa. Report of a case in which a growth was removed from the ventral and lateral aspects of the medulla oblongata and upper cervical cord. Arch Neurol Psychiatry, 1929(21): 261 - 273.

[6] Yasargil M, Mortara R, Curic M. Meningiomas of basal posterior cranial fossa. In: H K, ed. Advances and Technical Standards in Neurosurgery. Vienna: Springer-Verlag, 1980: 1 - 115.

[7] George B, Lot G, Velut S, et al. [French language Society of Neurosurgery. 44th Annual Congress. Brussels, 8 - 12 June 1993. Tumors of the foramen magnum]. Neurochirurgie, 1993, 39 Suppl 1:1 - 89.

[8] Heros RC. Lateral suboccipital approach for vertebral and vertebrobasilar artery lesions. J Neurosurg, 1986, 64(4):559 - 562.

[9] Wen HT, Rhoton AL, Jr, et al. Microsurgical anatomy of the transcondylar, supracondylar, and paracondylar extensions of the far-lateral approach. J Neurosurg, 1997, 87(4): 555 - 585.

[10] Safavi-Abbasi S, de Oliveira JG, Deshmukh P, et al. The craniocaudal extension of posterolateral approaches and their combination: a quantitative anatomic and clinical analysis. Neurosurgery, 2010, 66(3) Suppl Operative:54 - 64.

[11] Cavallo LM, Cappabianca P, Messina A, et al. The extended endoscopic endonasal approach to the clivus and cranio-vertebral junction: anatomical study. Childs Nerv Syst, 2007, 23(6):665 - 671.

[12] Kim YD, Mendes GA, Seoane P, et al. Quantitative anatomical study of tailored far-lateral approach for the VA-PICA regions. J Neurol Surg B Skull Base, 2015, 76(1):57 - 65.

[13] Muthukumar N, Swaminathan R, Venkatesh G, et al. A morphometric analysis of the foramen magnum region as it relates to the transcondylar approach. Acta Neurochir (Wien), 2005, 147(8): 889 - 895.

[14] Açikbaş SC, Tuncer R, Demirez I, et al. The effect of condylectomy on extreme lateral transcondylar approach to the anterior foramen magnum. Acta Neurochir (Wien), 1997, 139(6):546 - 550.

[15] Wu A, Zabramski JM, Jittapiromsak P, et al. Quantitative analysis of variants of the far-lateral approach: condylar fossa and transcondylar exposures. Neurosurgery, 2010, 66 (6) Suppl Operative:191 - 198, discussion 198.

[16] Spektor S, Anderson GJ, McMenomey SO, et al. Quantitative description of the far-lateral transcondylar transtubercular approach to the foramen magnum and clivus. J Neurosurg, 2000, 92(5):824 - 831.

[17] Wanebo JE, Chicoine MR. Quantitative analysis of the transcondylar approach to the foramen magnum. Neurosurgery, 2001, 49(4):934 - 941, discussion 941 - 943.

[18] George B, Lot G. Foramen magnum meningiomas: a review from personal experience of 37 cases and from a cooperative study of 106 cases. Neurosurg Q, 1995(5):149 - 167.

[19] Yasuoka S, Okazaki H, Daube JR, et al. Foramen magnum tumors.

Analysis of 57 cases of benign extramedullary tumors. J Neurosurg, 1978, 49(6):828‑838.

[20] Athanasiou A, Magras I, Sarlis P, et al. Anterolateral meningioma of the foramen magnum and high cervical spine presenting intradural and extradural growth in a child: case report and literature review. Childs Nerv Syst, 2015, 31(12): 2345‑2351.

[21] Menezes AH. Craniovertebral junction neoplasms in the pediatric population. Childs Nerv Syst, 2008, 24(10):1173‑1186.

[22] Pamir MN, Ozduman K. Foramen Magnum Meningiomas. In: Pamir MN, Black PM, Fahlbusch R, eds. Meningiomas: A Comprehensive Text. Philadelphia, PA: Elsevier, 2010: 543‑557.

[23] Meyer FB, Ebersold MJ, Reese DF. Benign tumors of the foramen magnum. J Neurosurg, 1984, 61(1):136‑142.

[24] Stein BM, Leeds NE, Taveras JM, Pool JL. Meningiomas of the foramen magnum. J Neurosurg, 1963, 20:740‑751.

[25] Cushing H, Eisenhardt L. Meningiomas: their classification, regional behaviour, life history, and surgical end results. Springfield, IL: Charles C Thomas Limited, 1938.

[26] Bruneau M, George B. Foramen magnum meningiomas: detailed surgical approaches and technical aspects at Lariboisière Hospital and review of the literature. Neurosurg Rev, 2008, 31(1):19‑32, discussion 32‑33.

[27] Gupta SK, Khosla VK, Chhabra R, Mukherjee KK. Posterior midline approach for large anterior/anterolateral foramen magnum tumours. Br J Neurosurg, 2004, 18(2):164‑167.

[28] Goel A, Desai K, Muzumdar D. Surgery on anterior foramen magnum meningiomas using a conventional posterior suboccipital approach: a report on an experience with 17 cases. Neurosurgery, 2001, 49(1): 102‑106, discussion 106‑107.

[29] Heros RC. Lateral suboccipital approach for vertebral and vertebrobasilar artery lesions. J Neurosurg, 1986, 64(4):559‑562.

[30] Bassiouni H, Ntoukas V, Asgari S, et al. Foramen magnum meningiomas: clinical outcome after microsurgical resection via a posterolateral suboccipital retrocondylar approach. Neurosurgery, 2006, 59(6):1177‑1185, discussion 1185‑1187.

[31] Boulton MR, Cusimano MD. Foramen magnum meningiomas: concepts, classifications, and nuances. Neurosurg Focus, 2003, 14(6):e10.

[32] Kratimenos GP, Crockard HA. The far lateral approach for ventrally placed foramen magnum and upper cervical spine tumours. Br J Neurosurg, 1993, 7(2):129‑140.

[33] Nanda A, Vincent DA, Vannemreddy PS, et al. Farlateral approach to intradural lesions of the foramen magnum without resection of the occipital condyle. J Neurosurg, 2002, 96(2): 302‑309.

[34] Roberti F, Sekhar LN, Kalavakonda C, et al. Posterior fossa meningiomas: surgical experience in 161 cases. Surg Neurol, 2001, 56(1):8‑20, discussion 20‑21.

[35] Sharma BS, Gupta SK, Khosla VK, et al. Midline and far lateral approaches to foramen magnum lesions. Neurol India, 1999, 47(4): 268‑271.

[36] Kalthur SG, Padmashali S, Gupta C, et al. Anatomic study of the occipital condyle and its surgical implications in transcondylar approach. J Craniovertebr Junction Spine, 2014, 5(2):71‑77.

[37] Verma R, Kumar S, Rai AM, et al. The anatomical perspective of human occipital condyle in relation to the hypoglossal canal, condylar canal, and jugular foramen and its surgical significance. J Craniovertebr Junction Spine, 2016, 7(4):243‑249.

[38] Sen CN, Sekhar LN. An extreme lateral approach to intradural lesions of the cervical spine and foramen magnum. Neurosurgery, 1990, 27 (2):197‑204.

[39] Kawashima M, Tanriover N, Rhoton AL, et al. Comparison of the far lateral and extreme lateral variants of the atlanto-occipital transarticular approach to anterior extradural lesions of the craniovertebral junction. Neurosurgery, 2003, 53(3): 662‑674, discussion 674‑675.

[40] Arnautović KI, Al-Mefty O, Husain M. Ventral foramen magnum meninigiomas. J Neurosurg, 2000, 92(1) Suppl:71‑80.

[41] Bertalanffy H, Gilsbach JM, Mayfrank L, et al. Microsurgical management of ventral and ventrolateral foramen magnum meningiomas. Acta Neurochir Suppl (Wien), 1996, 65:82‑85.

[42] Marin Sanabria EA, Ehara K, Tamaki N. Surgical experience with skull base approaches for foramen magnum meningioma. Neurol Med Chir (Tokyo), 2002, 42(11):472‑478, discussion 479‑480.

[43] Salas E, Sekhar LN, Ziyal IM, et al. Variations of the extreme-lateral craniocervical approach: anatomical study and clinical analysis of 69 patients. J Neurosurg, 1999, 90(2) Suppl: 206‑219.

[44] Samii M, Klekamp J, Carvalho G. Surgical results for meningiomas of the craniocervical junction. Neurosurgery, 1996, 39(6):1086‑1094, discussion 1094‑1095.

[45] Sekhar LN, Babu RP, Wright DC. Surgical resection of cranial base meningiomas. Neurosurg Clin N Am, 1994, 5(2):299‑330.

[46] Harris MB, Duval MJ, Davis JA, et al. Anatomical and roentgenographic features of atlantooccipital instability. J Spinal Disord, 1993, 6(1):5‑10.

[47] Panjabi M, Dvorak J, Crisco J, et al. Flexion, extension, and lateral bending of the upper cervical spine in response to alar ligament transections. J Spinal Disord, 1991, 4(2):157 – 167.

[48] Vishteh AG, Crawford NR, Melton MS, et al. Stability of the craniovertebral junction after unilateral occipital condyle resection: a biomechanical study. J Neurosurg, 1999, 90(1) Suppl:91 – 98.

[49] Li D, Wu Z, Ren C, et al. Foramen magnum meningiomas: surgical results and risks predicting poor outcomes based on a modified classification. J Neurosurg, 2017, 126(3):661 – 676.

[50] Talacchi A, Biroli A, Soda C, et al. Surgical management of ventral and ventrolateral foramen magnum meningiomas: report on a 64-case series and review of the literature. Neurosurg Rev, 2012, 35(3):359 – 367, discussion 367 – 368.

[51] Gilsbach JM. Extreme lateral approach to intradural lesions of the cervical spine and foramen magnum. Neurosurgery, 1991, 28(5):779.

[52] George B, Lot G, Boissonnet H. Meningioma of the foramen magnum: a series of 40 cases. Surg Neurol, 1997, 47(4):371 – 379.

[53] Margalit NS, Lesser JB, Singer M, et al. Lateral approach to anterolateral tumors at the foramen magnum: factors determining surgical procedure. Neurosurgery, 2005, 56(2) Suppl:324 – 336, discussion 324 – 336.

[54] Pirotte BJ, Brotchi J, DeWitte O. Management of anterolateral foramen magnum meningiomas: surgical vs conservative decision making. Neurosurgery, 2010, 67(3) Suppl Operative:ons58 – ons70, discussion ons70.

[55] Bydon M, Ma TM, Xu R, et al. Surgical outcomes of craniocervial junction meningiomas: a series of 22 consecutive patients. Clin Neurol Neurosurg, 2014, 117:71 – 79.

[56] Kano T, Kawase T, Horiguchi T, et al. Meningiomas of the ventral foramen magnum and lower clivus: factors influencing surgical morbidity, the extent of tumour resection, and tumour recurrence. Acta Neurochir (Wien), 2010, 152(1):79 – 86, discussion 86.

[57] Pamir MN, Kiliç T, Ozduman K, et al. Experience of a single institution treating foramen magnum meningiomas. J Clin Neurosci, 2004, 11(8):863 – 867.

[58] Wu Z, Hao S, Zhang J, et al. Foramen magnum meningiomas: experiences in 114 patients at a single institute over 15 years. Surg Neurol, 2009, 72(4):376 – 382, discussion 382.

[59] Suhardja A, Agur AM, Cusimano MD. Anatomical basis of approaches to foramen magnum and lower clival meningiomas: comparison of retrosigmoid and transcondylar approaches. Neurosurg Focus, 2003, 14(6):e9.

[60] Sanai N, McDermott MW. A modified far-lateral approach for large or giant meningiomas of the posterior fossa. J Neurosurg, 2010, 112(5): 907 – 912.

[61] Crockard HA, Sen CN. The transoral approach for the management of intradural lesions at the craniovertebral junction: review of 7 cases. Neurosurgery, 1991, 28(1):88 – 97, discussion 97 – 98.

[62] Guidetti B, Spallone A. Benign extramedullary tumors of the foramen magnum. Adv Tech Stand Neurosurg, 1988, 16:83 – 120.

[63] Komotar RJ, Zacharia BE, McGovern RA, et al. Approaches to anterior and anterolateral foramen magnum lesions: A critical review. J Craniovertebr Junction Spine, 2010, 1(2):86 – 99.

[64] Muthukumar N, Kondziolka D, Lunsford LD, et al. Stereotactic radiosurgery for anterior foramen magnum meningiomas. Surg Neurol, 1999, 51(3):268 – 273.

[65] Starke RM, Nguyen JH, Reames DL, et al. Gamma knife radiosurgery of meningiomas involving the foramen magnum. J Craniovertebr Junction Spine, 2010, 1(1):23 – 28.

[66] Zenonos G, Kondziolka D, Flickinger JC, et al. Gamma Knife surgery in the treatment paradigm for foramen magnum meningiomas. J Neurosurg, 2012, 117(5):864 – 873.

[67] Konar S, Bir SC, Maiti TK, Kalakoti P, Nanda A. Mirror meningioma at foramen magnum: a management challenge. World Neurosurg, 2016, 85:364.e1 – 364.e4.

第十五章　鞍结节/蝶骨平台脑膜瘤

Luigi Maria Cavallo，Norberto Andaluz，Alberto Di Somma，Domenico Solari，Paolo Cappabianca

译者：南京医科大学附属无锡第二医院　鲁晓杰

摘要：蝶骨平台及鞍结节脑膜瘤紧邻重要的神经血管和下丘脑–垂体内分泌结构，需要我们特别关注。在过去的10多年里，这种肿瘤的外科手术治疗有了很大的进步。既往经颅开放手术已经成为常规方法，而近年，眶上锁孔入路等微创显微外科技术已成为手术治疗新的选择。另外，自下而上的扩大经鼻入路可以无脑组织牵拉、降低对视神经的损害从而改善视神经功能。因此，本章将着重介绍这两种入路，并讨论各自的优缺点。

关键词：鞍结节脑膜瘤、蝶骨平台脑膜瘤、内镜颅底外科、微创外科、眶上入路。

15.1　概述

前颅底脑膜瘤与神经血管等重要结构相邻并入路困难，所以一直具有挑战性。特别是鞍结节脑膜瘤，占所有颅内脑膜瘤的3%～10%，起源于蝶骨缘、交叉沟和鞍结节。它们通常表现出缓慢进展的视力下降和其他症状，包括癫痫发作、内分泌或行为症状，与肿瘤大小和瘤周水肿有关。因此，治疗的适应证取决于肿块大小及额叶压迫相关症状。蝶骨平台脑膜瘤加嗅沟脑膜瘤占颅内脑膜瘤的8%～18%，位于前颅底、中线、额蝶骨缝处。确诊通常由于癫痫，或者肿瘤生长到较大，出现前额叶压迫相关症状，如失用症、执行功能障碍及行为改变。较大的肿瘤也可能伴有视神经压迫[1]。

值得提醒的是，鞍结节脑膜瘤是向上及侧方推挤视交叉和视神经，而蝶骨平台和嗅沟脑膜瘤则是向后推挤，了解这一点对制订此区域脑膜瘤的手术计划是非常重要的。

鉴于这种肿瘤的良性性质，手术的目的是完全切除肿瘤、肿瘤附着的硬脑膜以及侵犯的颅底骨质。切除肿瘤主要能够解除视神经压迫并防止进一步恶化，甚至逆转损伤[2, 3]，但次全切除加放射治疗也可能是合理的，这取决于患者的年龄以及肿瘤的位置。

对于这类疾病进行开颅手术入路疗效是肯定的，而且过去几十年来，手术结果也一直在改善[4]。

近几年来，由于术中可视化技术的进步，加上精密仪器技术的改进，显微外科技术得以发展。其中，眶上经眉弓入路目前已成为前颅底病变的一种微创锁孔技术[5-10]。

眶上入路是前颅底脑膜瘤的常用手术入路。自1982年引入以来，发生了数次改良，最引人注目的包括Dandy"垂体"入路，及隐藏于发际后的皮肤切口。1975年Yasargil等[12]应用显微外科技术对Dandy的额外侧翼点入路进行了改良，并在蝶骨嵴上进行钻孔，从此翼点入路成了神经外科应用最广泛的入路。1982年，Jane对眶上入路的具有里程碑意义的描述引起了人们对其应用的日益浓厚的兴趣。自翼点入路应用以后，眶上/额下入路得到迅速的应用、改良和推广，包括从20世纪80年代Al-Mefty[13]倡导的扩大眶颅颅底显露技术到由Perneczky提出的锁孔微创技术概念的发展和推广[14, 15]。随着颅底锁孔技术经验的增加，眶上入路充分体现了微创理念，以最小的锁孔创伤，从颅底暴露，达到最大的效果。因此，后来又出现了一系列改良的入路，即眶上眉弓入路、小眶上锁孔开颅术、经睫状入路、眼睑入路和内窥镜辅助眶上入路等。近年来，扩大经鼻入路得到良好的应用和发展，自下而上切除肿瘤，可以减少脑牵拉和降低对视交叉的操作，从而改善视功能[16-37]。

尽管最初讨论到达前颅底的可能性时提及能经鼻处理这一区域的病变，但最终证明纯内镜经鼻入路（EEA）处理延伸至鞍上区及前颅窝病变是既有效又安全的[38]。

在蝶骨平台和鞍结节脑膜瘤的治疗方面，经鼻入路的优点是早期去肿瘤血管化并能切除所有受累的骨质，无脑组织牵拉，不需要从视神经和视交叉间隙中手术操作，切除肿瘤更容易。此外，提高了视神经管内侧部分的可视化。然而，主要的缺点是颅底重建困难，使脑脊液漏的风险增加，并可能导致嗅觉丧失和其他鼻部并发症。同时由于鼻内是中线通路，它可能使脑膜瘤的外侧范围受到限制[39-45]。因此，向外侧延伸到颈动脉或视神经外部的肿瘤，以及那些可能包绕血管的肿瘤经颅入路更为合适，它提供了对肿瘤外侧范围更广泛的术野。本章将集中讨论鼻内和眶上入路治疗鞍结节和蝶骨平台脑膜瘤的临床研究以及如何克服如上的限制。

15.2 术前病变特征

术前检查包括MRI和CT，并进行二维重建，以评估肿瘤与视神经和鼻旁窦的关系，检查视力和视野。为了解颈内动脉及其分支与肿瘤的关系，笔者选择采用CT血管造影。因此，术前评估肿瘤位置、范围与关键神经血管结构的关系是必需的（图

15.1）。此外，仔细评估肿瘤与视神经管的关系以及对视神经受压的方式是决定最佳入路的首要因素。

术前不推荐进行肿瘤栓塞，因为存在有视神经缺血性损伤的危险。术前必须仔细研究前颅底和鼻窦解剖。鼻旁窦的炎症、汽化程度等都影响手术入路计划及修复技术的考虑。

尤其是经鼻内入路，应评估蝶窦形态和鞍结节的构造，笔者将其命名为鞍上切迹（Suprasellar Notch），这是术前计划经鼻入路打开颅底骨进入鞍上区的关键。特别要强调的是，呈锐角的鞍上切迹（Ⅰ型，角度<118°）是内镜经鼻手术中最困难的类型[46]。最后，图像引导神经导航系统有助于以下情况时手术方式的选择，如甲介型蝶窦、大多数有蝶窦手术史的复发病例以及涉及鞍上旁的巨大病变。必须强调的是，神经导航系统对于手术计划是有益

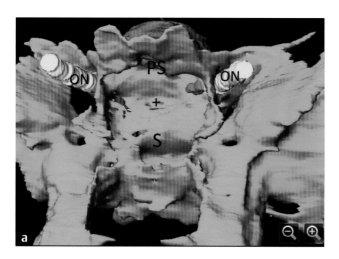
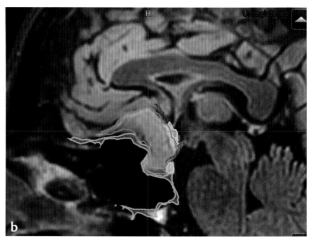
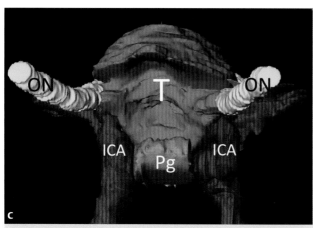
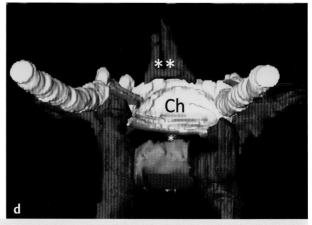

图15.1 （a）从经鼻角度看三维容积重建。（b）矢状位MRI的FLAIR扫描显示鞍结节/蝶骨平台脑膜瘤。肿瘤及其周围的主要神经血管结构以不同的颜色突出。（c）模拟经鼻入路切除蝶骨后所见肿瘤。（d）虚拟肿瘤切除后的神经血管结构也可较好地观察到。这些成像是使用BrainLAB导航系统（BrainLab Curve, Feldkirchen, Germany）获得的。ON：视神经；PS：蝶骨平台；S：蝶鞍；T：肿瘤；ICA：颈内动脉；Pg：垂体腺；Ch：视交叉；*：垂体柄；**：大脑前交通动脉复合体；+：鞍结节

的，因为它有助于确定肿瘤的位置以及肿瘤与周围关键神经血管结构的关系。

选择眶上眉弓入路时，应注意额窦的大小和范围，这决定眶上开颅的位置，额窦向外侧延伸太大就会影响眶上入路的应用，但总的来说，这只是少数。

肿瘤的位置和范围也决定了眶上入路的手术成功率和是否需要更大的开颅。应仔细研究轴位和冠状位MRI以确定病变侧方延伸程度。使用基于图像的无框架立体定向术可帮助外科医生在术前评估手术路径和手术切口。

15.3　外科适应证

对于蝶骨平台和（或）鞍结节病变，究竟是选择经颅入路还是选择从下方（即经鼻蝶窦）入路，仍然存在争议。经验丰富、技术优良的医生以及合适的患者选择可使手术达到最大程度切除并减少并发症[3, 45, 47]。理想的手术入路应提供足够的肿瘤暴露，包括肿瘤硬脑膜附着处，术中应尽可能早地切断其血供。此外，应该尽量减少对脑的牵拉和对关键神经血管结构的操作，以避免医源性损伤。最后，在选择最佳手术入路时，必须仔细考虑每个手术入路的解剖范围。

一般来说，决定采用什么入路（鼻内、眶上或其他更宽大的开颅等）应基于肿瘤的特征、范围、生长方式、大小等，最后同样重要的是手术医生的经颅和经鼻手术的经验（表15.1）。

15.3.1　内镜经鼻入路的适应证

前颅底脑膜瘤选择内镜经鼻手术的主要因素包括蝶窦和鞍结节（又称鞍上切迹）的解剖[46]，以及肿瘤鞍旁的延伸或神经血管结构的包绕。

表15.1　鞍结节和蝶骨平台脑膜瘤选择经鼻入路或眶上入路的主要影响因素

入路选择的影响因素	
眶上眉弓入路	内镜经鼻鞍结节入路
肿瘤向外侧扩展	肿瘤居中
甲介型蝶窦	鞍形蝶窦
肿瘤包绕神经血管结构	肿瘤鞍内生长

肿瘤侵犯视神经管最初虽然被认为是内镜经鼻手术的一个限制因素，但现已证实可以适当和安全地打开视神经管并切除管内部分脑膜瘤。当然，对于甲介型蝶鞍、"吻"形颈内动脉，以及在肿瘤巨大、向侧方延伸较多、包绕血管或形状不对称时采用经鼻入路是困难的。

一般情况下，最适合进行内镜经鼻治疗的是以中线为主的病变、蛛网膜面保持完整的病变、缺乏瘤周水肿表现的病变、无神经血管结构的包绕的病变。

15.3.2　眶上入路的适应证

眶上入路也可适用于蝶骨平台和鞍结节脑膜瘤。对于向蝶骨平台扩展且在冠状面上脑膜伪征较大的鞍结节脑膜瘤，选择眶上入路对肿瘤边界有更好的控制作用。相反，肿瘤如突入鞍区并向视交叉下方生长时选择经颅入路也是很困难的。然而，肿瘤向一侧或双侧视神经外侧延伸或扩展到床突上颈内动脉时，通常首选眶上入路。在视神经管减压方面，眶上入路可从两侧视神经上方减压，而经鼻入路是对视神经下方减压。因此，经鼻还是经颅哪个最适合进行有效视神经减压取决于肿瘤与视神经和视神经管的相对位置。

15.4　外科技术

15.4.1　内镜经鼻入路

内镜经鼻鞍结节蝶骨平台入路时，患者仰卧位，头部略微后仰，以利最佳到达前颅底。面部朝向术者5°~10°。全麻诱导后，如有需要，可通过CT和（或）MRI对无框神经导航进行注册。常规使用鼻黏膜制剂：用稀释的肾上腺素和利多卡因浸泡的脑棉在鼻孔处填置于中鼻甲和鼻中隔之间，约5min。此外，需准备适当的阔筋膜和（或）脐周脂肪作为颅底修补材料。

手术的鼻腔阶段先将一侧中鼻甲侧向移位，再将一侧中鼻甲和后筛一并切除，一般在同侧鼻腔内，制作Hadad-Bassagasteguy鼻中隔黏膜瓣。如在其他地方所强调的，因为在手术结束时才使用黏膜瓣[48, 49]，为减少术中的鼻出血以及避免因蒂扭曲而引起的黏膜瓣缺血，同时应增加黏膜瓣的黏附性能。黏膜瓣从鼻中隔上剥离后应立即放置在骨硬膜缺损上。然后，切除鼻中隔的后部，不要向前延伸到对侧中鼻甲的头部。完全切除蝶窦前壁和鼻中隔底部形成广泛的蝶骨切开术，同时可以有利于肿瘤切除后鼻中隔黏膜瓣在鼻中隔末端置入。蝶窦后壁采用圆形高速金刚钻磨除鞍底前上方的骨，下方达到海绵上间窦，延伸至鞍结节，外侧磨至内侧视神经颈内动脉隐窝（mOCR），再沿平台向前，直至肿瘤附着的前部。因此，除非肿瘤延伸到鞍内，否则骨切除就要最小化，不累及脑垂体。如果术前影像学证实视神经管受侵犯，则应钻开视神经管以到达管内肿瘤的前部（图15.2）。

鞍结节和蝶骨平台脑膜瘤在骨开放后对硬脑膜附着处立即予以电凝，可获得早期肿瘤去血管化。然后，肿瘤被安全地切除，最终在周围的微血管结构蛛网膜外分离肿瘤包膜，不影响或最小影响视神经结构。

蝶骨平台脑膜瘤的骨窗必须更向前方且侧方达到眶顶上方，并应分离出后筛动脉，以确定病变和脑之间的界面（图15.3）。

肿瘤切除后彻底止血，大的骨硬脑膜缺损应进行封闭。目前有各种重建方法和材料可使用。笔者更愿使用"三明治技术"，即手术腔内填充脂肪并缝合到3层硬脑膜上：前两层位于硬脑膜内，第三层位于硬脑膜和骨之间。最后，用带蒂鼻黏膜瓣覆盖颅底缺损（图15.4）。

15.4.2 眶上眉弓入路

患者通常仰卧位，头部过度伸展，向对侧旋转不超过25°。采用麻醉技术适当降低脑压（轻度过度通气，渗透疗法）。对于较年轻的患者，硬脑膜切开时，可以通过留置的腰穿放出一定量的脑脊液降低脑压。眶上入路可有几种切口：发际线后的切口，眉毛上方的切口，额部的皮纹切口，将眶顶部作为入路一部分的眼睑切口。如果选择眉弓切口，则选择眶上神经外侧和眉毛上方，以避免眶上麻木和眉毛脱落。如果选择眼睑切口，则应沿其眼轮匝肌纤维进行分离，以利于解剖愈合，同时应保留眶间隔和眶周结构。

眶上入路需要仔细规划、设计鼻旁窦的骨切除范围（图15.5）。

必须避免打开鼻旁窦，有些学者认为严重额窦炎是前额开颅的相对禁忌证。开颅手术中额窦开放时要采取措施隔离额窦，以防止术后脑脊液漏、颅

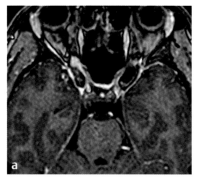
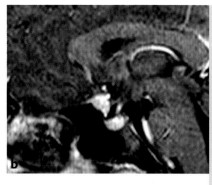
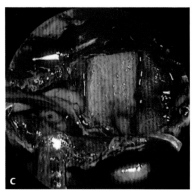
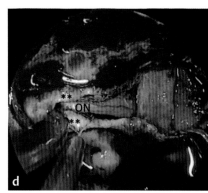

图15.2 术前MRI扫描（a）轴位及（b）矢状位，显示鞍结节脑膜瘤延伸至右侧视神经管。（c）内镜经鼻蝶骨平台鞍结节入路切除肿瘤，右侧的视神经管已经打开，可见视神经下方的肿瘤和上方的眼动脉。（d）视神经鞘已打开至Zinn环。ON：视神经；*：肿瘤；**：视神经鞘

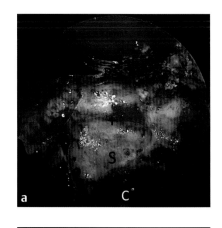

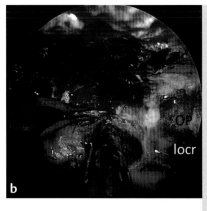

图15.3 鞍结节脑膜瘤内镜经鼻入路显示在图15.1中。（a）蝶窦后壁及主要解剖标志。（b）打开硬脑膜之前电凝肿瘤硬脑膜附着处。（c）将肿瘤与周围重要神经血管结构分离。（d）近距离观察肿瘤切除后的手术腔。A1：大脑前动脉A1段；A2：大脑前动脉A2段；AcoA：前交通动脉；C：斜坡；OP：视神经管隆起；Pg：垂体腺；Ps：垂体柄；PS：蝶骨平面；S：鞍底；T：肿瘤；+：鞍结节；*：大脑前交通动脉复合体

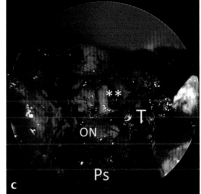

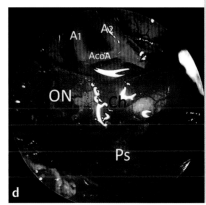

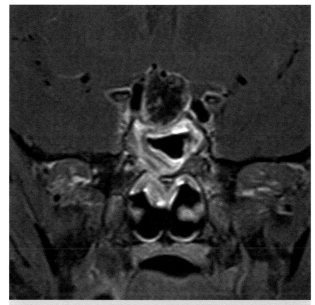

图15.4 与图15.1所示的同一病例手术后的MRI冠状位T1加权脂肪抑制扫描。术后3个月显示肿瘤全切除；术腔内充满了重建物质，主要为自体脂肪。注意带蒂鼻中隔黏膜瓣覆盖颅底缺损

腔积气或黏液囊肿。眶上切迹是显示同侧额窦外侧延伸的可靠标志。使用神经导航可以最大限度地在帮助开颅向内侧扩大的同时保留额窦腔。

一旦打开额窦，可抬高颞深筋膜，在颞上线上的额叶附着处做一个小切口，留下筋膜袖口进行重建。颞肌从颞上线分离，骨膜下向后解剖，在额蝶骨缝上留下一个小开口，以便颅骨钻孔形成Dandy锁孔。使用高速钻孔，创建一个Dandy锁孔，使其完全隐藏在颞肌下，留下足够的骨头用于颅骨板关闭时用。分离硬脑膜，通过Dandy锁孔暴露眼眶上方的前颅底。然后，使用受保护的侧切钻头小心地进行椭圆形额骨开颅术，尽量靠近前颅底而不穿透额窦。要非常小心地在保护硬脑膜的情况下掀起骨瓣，并将其保存在无菌容器的抗生素溶液中，直到关颅。

这时，采用剥离子剥离颅底硬脑膜，使用脑压板或剥离子保护额底硬脑膜，采用无防护的铣刀打开前颅底眶顶，以消除任何表面不规则的可能妨碍显露的骨质。这一步非常重要，应磨除所有突起的骨质到达眶顶点水平，留下一层软骨覆盖眶周，可以完全进入颅内表面。在这一步骤中，肿瘤基底增生附着物被磨除。另外，为肿瘤提供血液供应的

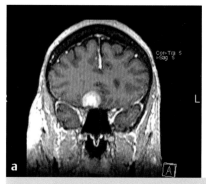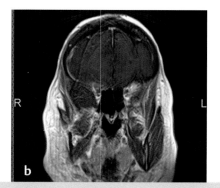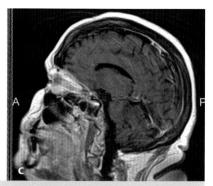

图15.5　女性，58岁，伽马刀治疗多发性脑膜瘤患者的（a）术前和（b、c）术后MRI图像。随访2年后出现癫痫，证实进行性扩大的蝶骨平台脑膜瘤。手术后6个月MRI显示大体全切除。患者在术后停止癫痫，在预防手术后仍保持无癫痫状态

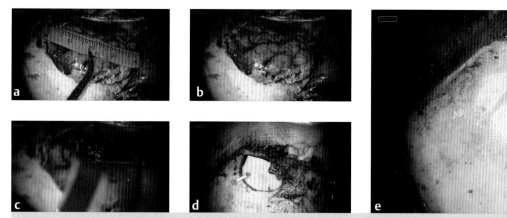

图15.6　眶上入路术中的图片显示开关颅和切除肿瘤的步骤。（a）开颅、硬脑膜打开后。（b）前颅底磨平后显微镜下采用脑压板轻微牵拉即暴露蝶骨平台肿瘤。（c）显露颅底硬脑膜和肿瘤基底。（d）用微型钛板固定颅骨。注意钻孔处微型钛板应隐藏在颞肌瓣下。（e）用羟基磷灰石水泥填塞开颅留下的骨间隙，覆盖邮票样氧化酶纤维素聚合物

筛动脉和脑膜前动脉的分支通常被双极电凝烧灼。在这个阶段，可以在硬脑膜外暴露附着侵犯颅底的肿瘤，并清除其血液供应。继续于硬脑膜外可以安全切除肿瘤基底或者肿瘤附着部。这样操作的目的是将一个复杂的颅底肿瘤转化为凸面脑膜瘤。此外，在视神经管受累的情况下，视神经减压是在持续冲洗下用金刚钻进行减压，以减少对视神经的热损伤，或使用超声骨刀。硬脑膜外切除任务完成后，瓣状打开硬脑膜，基底向眶上，缝合固定，棉片保护脑组织。排出脑脊液。然后在蛛网膜平面下显微分离切除肿瘤。超声吸引器或显微下分块切除肿瘤，以减少对脑组织的牵拉。应进行肿瘤的全切除，包括硬脑膜基底附着处。术中应注意颅底骨的完整性，防止术后脑脊液漏。在视神经的周围可以使用烧灼术。如果必要，可以完全开放视神经管和镰状韧带节段来切除视神经处肿瘤。

显微切除肿瘤完成后，水密缝合硬脑膜。骨瓣以微型钛板和螺钉采用3点固定，覆盖颞肌。骨缝间隙用羟基磷灰石骨水泥填充，以确保骨缺损完全闭合。切口是分层封闭的。对于发际线内切口的患者，可能会留置皮下引流，对于眉弓切口患者，不放置引流，使用可吸收缝线和皮肤胶进行美容缝合（图15.6）。

对前颅底脑膜瘤还经常采用改良眶上入路，包括附加眶顶切开术、眶外侧切开术和内镜辅助眶上入路。内镜辅助入路遵循上述相同的手术原则。内镜的应用可增强术野深部显露。成角内镜特别有助于显示显微镜或放大镜视野外的结构，以确保肿瘤全切除或验证周围重要结构的完整。只有鞍结节或蝶骨平台脑膜瘤延伸至颞中窝或者眶内时，才需要采用眶外侧切除。

众所周知，附加眶顶切开术，可以改善颅底暴

露，减少对脑的牵拉，并增加在手术平面上的视角。研究表明以前交通动脉中点为靶点的显露平均增加了10°，与眶上入路相比，显露的角度增加了50%以上。眶顶切开术的另一个优点是通过切除眶缘将骨窗边缘置于较低的位置，缩短了深部手术的距离（平均约10mm）。对于那些延伸至中线的肿瘤，经眶顶切开术可提高手术的可操作性并减少脑牵拉。

眶顶切除之前的步骤，就像眶上开颅手术所用的步骤一样。一旦颅骨暴露，眶缘上方的骨膜沿其外侧缘被切断。在眶隔膜相连的点上，该骨膜与眶骨膜是连续的，骨膜从眶顶向外延伸。眶上切口横向进入眶侧壁，通过额蝶骨缝。如果需要进行眶外侧切除手术，则应分离延伸至眶下裂，完成暴露后，进行McCarty钻孔，中心位于额蝶骨缝，将暴露出眶顶分隔的两部分，后上部分为前颅底硬脑膜，前下半部进入眶内。如前所述，从McCarty孔可完成眶上开颅，留下的眶顶也从McCarty孔处来切断，眶顶切除从McCarty孔处向后不要超过25mm，以降低视神经损伤的风险。如果考虑一整块取下骨板，额前及眶顶外侧切到眶上神经，使用骨刀或锯，从McCarty孔中，在保护眼眶内容物的同时，切开眶外侧壁，延伸到一定的眶外侧缘。最后，切开眶顶，即可形成一体骨瓣。麻醉师应注意牵拉眶内容物时可能会诱发三叉神经心脏反射，从而导致心动过缓。如前介绍的手术方式进行肿瘤切除，切除完成后，硬脑膜以水密缝合并完成关颅。

15.5　并发症

脑膜瘤经鼻入路或眶上入路手术切除后，可能发生一些的并发症[50-55]。在EEA手术中，每一步都可能发生不同的并发症。颈动脉损伤是内镜经鼻手术中、切除骨质时最可怕的并发症之一，显微多普勒和神经导航技术的应用帮助外科医生避免了这种情况。

在进行肿瘤包膜解剖分离时，必须防止损害视神经的血供和（或）对大脑前动脉复合体造成损伤，导致大出血和/或缺血。

另外，由于颅底重建不足导致的术后脑脊液漏也是最棘手的并发症之一。最后，垂体柄损伤、垂体后叶和垂体前叶损伤（垂体功能低下和尿崩症）可能引起内分泌并发症。对于由抗利尿激素分泌异常（SIADH）或脑性盐耗综合征导致的水电解质紊乱，要及时进行诊疗。必须尽早对一过性或永久性尿崩症进行诊断和治疗。必须强调的是，眶上入路与入路相关的并发症很少。术后早期短暂额部麻木可能因眶上神经损伤引起，但很少发生。面神经额支损伤或拉伸可在术后即出现暂时性额肌无力，但永久额瘫较少。这两种并发症都可以通过精心设计切口和细致分离软组织来避免。眶上神经很容易辨认，它在眉弓切口的内侧，由眶通过眶上切迹穿出。如果打开额窦并没有很好修补就可能发生脑脊液鼻漏。其实精细操作就可以避免这些并发症。术前仔细规划切口，避免打开额窦。一旦进入额窦，应该精心修补。对所有病例都应该仔细检查切口内侧确定有没有窦破口。如上文所述，额窦破口较小时可以用胶原海绵覆盖骨蜡修补，较大时先用脂肪或肌肉填充，再用骨膜和胶原海绵修补。

总之，由于眶上入路切口小，且切开颞肌最少，所以手术后头痛、颞肌萎缩和咀嚼困难都很少见。简单地说，通过仔细的术前研究和计划，可以避免与开颅相关的并发症，包括：难看的瘢痕、颅骨畸形、颅骨固定失效、额窦穿通、黏液囊肿、脑脊液漏、气颅、眼球内陷、复视、球后血肿等。与手术技术相关的并发症，包括失明、中风、脑出血、静脉梗死、嗅觉减退、感染、恶性脑水肿、肿瘤未完全切除。全身其他系统的并发症和癫痫发作可使术后病情更复杂。

最近发表在相关文献中的一个比较研究发现，经颅手术后癫痫发作的患者多于EEA。另一方面，EEA组最常见的并发症是脑脊液漏，而经颅入路病例很少发生蛛网膜下腔出血或脑卒中。

15.6　手术结果

15.6.1　内镜经鼻手术

脑膜瘤，尤其是鞍结节脑膜瘤，经EEA切除后约85%的病例视力得到了改善甚至恢复正常，超过80%的病例可以达到Simpson I级切除。

最常见的并发症是术后脑脊液漏，根据最近的手术病例报道，最高可达25.3%。然而，令人瞩目的是，近年来常规应用带蒂鼻中隔黏膜瓣进行颅底重建后脑脊液漏发生率明显下降。脑脊液漏后脑膜炎的总发生率为5.3%。同时有部分手术后脑积水需要脑室腹腔分流术。其他并发症包括SIADH、肺栓塞、呼吸衰竭以及垂体机能减退。

根据最近的数据显示，复发率为5.3%[44, 56]。

15.6.2 眶上入路手术

从最近的大宗病例报道来看，总切除率（Simpson Ⅰ级或Ⅱ级）为84%~100%，复发率为0~8%。并发症包括脑脊液漏1%~7%、嗅觉减退5%~6%、出血2%~10%、感染2%~4%、卒中1%~2%、血管损伤0~6%和死亡1%~3%。一过性尿崩症0~3%，无患者出现垂体前叶功能障碍。术后视力改善64%~74%，稳定16%~26%，恶化8%~12%。

目前尚没有权威标准报道，所以不能得出明确的结论。

15.7 术后早期及长期管理

对于通过EEA治疗的患者，需要加强术后观察和护理。

患者手术后当天应卧床休息，不是仰卧，而是躯干抬高30°~45°。此外，要求患者能适应体位，以防颅内压升高及颅底重建的移位。咳嗽和（或）打喷嚏时最好张嘴，尽早下床站立和行走，避免弯腰或蹲下，并防止便秘。

手术后第一天常规CT检查，以评估术后并发症和（或）气颅量。根据最近的一篇报道，额部和脑室内积气与术后脑脊液漏并不相关；相反，一种"可疑"的积气，即大脑凸面、半球间、鞍内鞍旁或脑干周围的气颅可能与术后脑脊液漏的发生显著相关，因此，这些患者需要更密切的观察[57]。

根据经验，笔者注意到患者体温在手术后第二天开始突然上升，可能暗示隐性脑脊液漏。可使用便携式鼻内镜（Karl Storz公司）在患者床边检查手术切口的状况和颅底重建的情况。

这种情况下，术后脑脊液漏较轻的患者无须再手术即可得到处理。如有必要，可在床边或门诊采用"清醒密封胶技术"：内镜引导下反复注射纤维蛋白胶[58]。

然而，在严重脑脊液漏、重建材料移位和（或）蝶窦与硬膜下存在明显沟通的情况下，需要立即经蝶窦手术。

最后，必须强调，手术后必须定期进行神经放射学评估和定期视功能评估，通过长期随访来早期发现脑膜瘤复发。对复发的患者可采用放射治疗，如压迫视神经，则需要再次手术。

眶上入路术后早期治疗包括平衡支持措施、癫痫预防、渗透治疗和预防感染。长期管理包括对后遗症患者需采取康复措施，并根据肿瘤切除程度定期进行影像学监测。对于肿瘤未能全切除的患者，应制订再次手术和辅助放射治疗的方案。

15.8 结论

鞍结节和蝶骨平台脑膜瘤因为它们生长的特殊部位、紧邻重要神经血管结构以及肿瘤质地坚韧均一的特性，所以对颅底外科医生具有挑战性。对于选择哪个手术入路来切除肿瘤最佳争论了近一个世纪。经鼻和经眶上锁孔入路都是鞍上区脑膜瘤的微创手术技术。选择理想的手术入路时，应考虑到肿瘤的解剖结构，特别要注意肿瘤的大小、侧方的延伸以及外科医生对这两种手术方法的经验。理想情况下，神经外科医生应熟悉这两种外科技术，然后根据患者的解剖和外科医生的喜好为每个患者选择理想的手术入路。随着经验的不断增长和学习曲线的加快，现在的颅底神经外科医生能够利用这两种微创技术来治疗更具挑战性的疾病。

参考文献

[1] Komotar RJ, Starke RM, Raper DM, et al. Endoscopic endonasal versus open transcranial resection of anterior midline skull base meningiomas. World Neurosurg, 2012, 77(5 - 6): 713 - 724.

[2] Clark AJ, Jahangiri A, Garcia RM, et al. Endoscopic surgery for tuberculum sellae meningiomas: a systematic review and metaanalysis. Neurosurg Rev, 2013, 36(3):349 - 359.

[3] Bander ED, Singh H, Ogilvie CB, et al. Endoscopic endonasal versus transcranial approach to tuberculum sellae and planum sphenoidale meningiomas in a similar cohort of patients. J Neurosurg, 2018, 128 (1):40 - 48.

[4] Morales-Valero SF, Van Gompel JJ, Loumiotis I, et al. Craniotomy for anterior cranial fossa meningiomas: historical overview. Neurosurg Focus, 2014, 36(4):E14.

[5] Hickmann AK, Gaida BJ, Reisch R. How I do it: The expanded trans/ supraorbital approach for large space-occupying lesions of the anterior fossa. Acta Neurochir (Wien), 2017, 159(5):881－887.

[6] Prat-Acín R, Galeano I, Evangelista R, et al. Large suprasellar craniopharyngioma surgery in adults through the trans-eyebrow supraorbital approach. Acta Neurochi (Vienna), 2017, 159(8): 1537.

[7] Banu MA, Mehta A, Ottenhausen M, et al. Endoscope-assisted endonasal versus supraorbital keyhole resection of olfactory groove meningiomas: comparison and combination of 2 minimally invasive approaches. J Neurosurg, 2016, 124(3):605－620.

[8] Dlouhy BJ, Chae MP, Teo C. The supraorbital eyebrow approach in children: clinical outcomes, cosmetic results, and complications. J Neurosurg Pediatr, 2015, 15(1):12－19.

[9] Kurbanov A, Sanders-Taylor C, Keller JT, et al. The extended transorbital craniotomy: an anatomic study. Neurosurgery, 2015, 11 Suppl 2:338－344, discussion 344.

[10] Reisch R, Marcus HJ, Kockro RA, et al. The supraorbital keyhole approach: how I do it. Acta Neurochir (Wien), 2015, 157(6):979－983.

[11] Scholz M, Parvin R, Thissen J, et al. Skull base approaches in neurosurgery. Head Neck Oncol, 2010, 2:16.

[12] Yasargil MG, Antic J, Laciga R, et al. Microsurgical pterional approach to aneurysms of the basilar bifurcation. Surg Neurol, 1976, 6(2):83－91.

[13] Al-Mefty O. Supraorbital-pterional approach to skull base lesions. Neurosurgery, 1987, 21(4):474－477.

[14] Reisch R, Perneczky A, Filippi R. Surgical technique of the supraorbital key-hole craniotomy. Surg Neurol, 2003, 59(3):223－227.

[15] Reisch R, Perneczky A. Ten-year experience with the supraorbital subfrontal approach through an eyebrow skin incision. Neurosurgery, 2005, 57(4) Suppl:242－255, discussion 242－255.

[16] Weiss MH. The transnasal transsphenoidal approach. In: Apuzzo MLJ, ed. Surgery of the Third Ventricle. Baltimore: Williams & Wilkins, 1987:476－494.

[17] Mason RB, Nieman LK, Doppman JL, et al. Selective excision of adenomas originating in or extending into the pituitary stalk with preservation of pituitary function. J Neurosurg, 1997, 87(3):343－351.

[18] Kato T, Sawamura Y, Abe H, et al.Transsphenoidaltranstubercul um sellae approach for supradiaphragmatic tumours: technical note. Acta Neurochir (Wien), 1998, 140(7):715－718, discussion 719.

[19] Kim J, Choe I, Bak K, et al. Transsphenoidal supradiaphragmatic intradural approach: technical note. Minim Invasive Neurosurg, 2000, 43(1):33－37.

[20] Kouri JG, Chen MY, Watson JC, et al. Resection of suprasellar tumors by using a modified transsphenoidal approach. Report of four cases. J Neurosurg, 2000, 92(6):1028－1035.

[21] Kitano M, Taneda M. Extended transsphenoidal approach with submucosal posterior ethmoidectomy for parasellar tumors. Technical note. J Neurosurg, 2001, 94(6):999－1004.

[22] Cook SW, Smith Z, Kelly DF. Endonasal transsphenoidal removal of tuberculum sellae meningiomas: technical note. Neurosurgery, 2004, 55(1):239－244, discussion 244－246.

[23] Couldwell WT, Weiss MH, Rabb C, et al. Variations on the standard transsphenoidal approach to the sellar region, with emphasis on the extended approaches and parasellar approaches: surgical experience in 105 cases. Neurosurgery, 2004, 55(3):539－547, discussion 547－550.

[24] Dusick JR, Esposito F, Kelly DF, et al. The extended direct endonasal transsphenoidal approach for nonadenomatous suprasellar tumors. J Neurosurg, 2005, 102(5):832－841.

[25] Laws ER, Kanter AS, Jane JA, Jr, Dumont AS. Extended transsphenoidal approach. J Neurosurg. 2005; 102(5):825－827, discussion 827－828.

[26] de Divitiis E, Esposito F, Cappabianca P, et al. Tuberculum sellae meningiomas: high route or low route? A series of 51 consecutive cases. Neurosurgery, 2008, 62(3):556－563, discussion 556－563.

[27] Ditzel Filho LF, Prevedello DM, Jamshidi AO, et al. Endoscopic Endonasal Approach for Removal of Tuberculum Sellae Meningiomas. Neurosurg Clin N Am, 2015, 26(3):349－361.

[28] Gardner PA, Kassam AB, Thomas A, et al. Endoscopic endonasal resection of anterior cranial base meningiomas. Neurosurgery, 2008, 63(1):36－52, discussion 52－54.

[29] Kasemsiri P, Carrau RL, Ditzel Filho LF, et al. Advantages and limitations of endoscopic endonasal approaches to the skull base. World Neurosurg, 2014, 82(6) Suppl:S12－S21.

[30] Prevedello DM, Ditzel Filho LF, Solari D, et al. Expanded endonasal approaches to middle cranial fossa and posterior fossa tumors. Neurosurg Clin N Am, 2010, 21(4):621－635, vi.

[31] Snyderman CH, Carrau RL, Kassam AB, et al. Endoscopic skull base surgery: principles of endonasal oncological surgery. J Surg Oncol, 2008, 97(8):658－664.

[32] Castelnuovo P, Dallan I, Battaglia P, et al. Endoscopic endonasal skull

base surgery: past, present and future. Eur Arch Otorhinolaryngol, 2010, 267(5):649 – 663.

[33] Castelnuovo P, Lepera D, Turri-Zanoni M, et al. Quality of life following endoscopic endonasal resection of anterior skull base cancers. J Neurosurg, 2013, 119(6):1401 – 1409.

[34] Frank G, Pasquini E, Mazzatenta D. Extended transsphenoidal approach. J Neurosurg, 2001, 95(5):917 – 918.

[35] Frank G, Pasquini E. Tuberculum sellae meningioma: the extended transsphenoidal approach – for the virtuoso only? World Neurosurg, 2010, 73(6):625 – 626.

[36] Frank G, Pasquini E. The transnasal versus the transcranial approach to the anterior skull base.World Neurosurg, 2013, 80(6):782 – 783.

[37] Cappabianca P, Cavallo LM, Esposito F, et al. Extended endoscopic endonasal approach to the midline skull base: the evolving role of transsphenoidal surgery. Adv Tech Stand Neurosurg, 2008, 33:151 – 199.

[38] Laufer I, Anand VK, Schwartz TH. Endoscopic, endonasal extended transsphenoidal, transplanum transtuberculum approach for resection of suprasellar lesions. J Neurosurg, 2007, 106(3):400 – 406.

[39] Dehdashti AR, Ganna A, Witterick I, et al. Expanded endoscopic endonasal approach for anterior cranial base and suprasellar lesions: indications and limitations. Neurosurgery, 2009, 64(4):677 – 687, discussion 687 – 689.

[40] Kaptain GJ, Vincent DA, Sheehan JP, et al. Transsphenoidal approaches for the extracapsular resection of midline suprasellar and anterior cranial base lesions. Neurosurgery, 2008, 62(6) Suppl 3: 1264 – 1271.

[41] Kulwin C, Schwartz TH, Cohen-Gadol AA. Endoscopic extended transsphenoidal resection of tuberculum sellae meningiomas: nuances of neurosurgical technique. Neurosurg Focus, 2013, 35(6):E6.

[42] Mascarella MA, Tewfik MA, Aldosari M, et al. A simple scoring system to predict the resectability of skull base meningiomas via an endoscopic endonasal approach. World Neurosurg, 2016, 91:582 – 591.e1.

[43] Mortazavi MM, Brito da Silva H, Ferreira M, et al. Planum sphenoidale and tuberculum sellae meningiomas: operative nuances of a modern surgical technique with outcome and proposal of a new classification system. World Neurosurg, 2016, 86: 270 – 286.

[44] Ottenhausen M, Banu MA, Placantonakis DG, et al. Endoscopic endonasal resection of suprasellar meningiomas: the importance of case selection and experience in determining extent of resection, visual improvement, and complications. World Neurosurg, 2014, 82(3 – 4):442 – 449.

[45] Schroeder HW. Indications and limitations of the endoscopic endonasal approach for anterior cranial base meningiomas. World Neurosurg, 2014, 82(6) Suppl:S81 – S85.

[46] de Notaris M, Solari D, Cavallo LM, et al. The "suprasellar notch," or the tuberculum sellae as seen from below: definition, features, and clinical implications from an endoscopic endonasal perspective. J Neurosurg, 2012, 116(3):622 – 629.

[47] Turel MK, Tsermoulas G, Yassin-Kassab A, et al. Tuberculum sellae meningiomas: a systematic review of transcranial approaches in the endoscopic era. J Neurosurg Sci, 2016.

[48] Hadad G, Bassagasteguy L, Carrau RL, et al. A novel reconstructive technique after endoscopic expanded endonasal approaches: vascular pedicle nasoseptal flap. Laryngoscope, 2006, 116(10):1882 – 1886.

[49] Kassam AB, Thomas A, Carrau RL, et al. Endoscopic reconstruction of the cranial base using a pedicled nasoseptal flap. Neurosurgery, 2008, 63(1) Suppl 1:ONS44 – ONS52, discussion ONS52 – ONS53.

[50] Black PM, Zervas NT, Candia GL. Incidence and management of complications of transsphenoidal operation for pituitary adenomas. Neurosurgery, 1987, 20(6):920 – 924.

[51] Cappabianca P, Cavallo LM, Colao A, et al. Surgical complications associated with the endoscopic endonasal transsphenoidal approach for pituitary adenomas. J Neurosurg, 2002, 97(2):293 – 298.

[52] Ciric I, Ragin A, Baumgartner C, et al. Complications of transsphenoidal surgery: results of a national survey, review of the literature, and personal experience. Neurosurgery, 1997, 40(2):225 – 236, discussion 236 – 237.

[53] Kassam AB, Prevedello DM, Carrau RL, et al. Endoscopic endonasal skull base surgery: analysis of complications in the authors' initial 800 patients. J Neurosurg, 2011, 114(6):1544 – 1568.

[54] Iacoangeli M, Nocchi N, Nasi D, et al. Minimally Invasive Supraorbital Key-hole Approach for the Treatment of Anterior Cranial Fossa Meningiomas. Neurol Med Chir (Tokyo), 2016, 56(4):180 – 185.

[55] Thaher F, Hopf N, Hickmann AK, et al. Supraorbital Keyhole Approach to the Skull Base: Evaluation of Complications Related to CSF Fistulas and Opened Frontal Sinus. J Neurol Surg A Cent Eur Neurosurg, 2015, 76(6):433 – 437.

[56] Koutourousiou M, Fernandez-Miranda JC, Stefko ST, et al.

Endoscopic endonasal surgery for suprasellar meningiomas: experience with 75 patients. J Neurosurg, 2014, 120(6):1326 - 1339.

[57] Banu MA, Szentirmai O, Mascarenhas L, et al. Pneumocephalus patterns following endonasal endoscopic skull base surgery as predictors of postoperative CSF leaks. J Neurosurg, 2014, 121(4):961 - 975.

[58] Cavallo LM, Solari D, Somma T, et al. The awake endoscope-guided sealant technique with fibrin glue in the treatment of postoperative cerebrospinal fluid leak after extended transsphenoidal surgery: technical note. World Neurosurg, 2014, 82(3 - 4):e479 - e485.

第十六章　海绵窦脑膜瘤

Antonio Bernardo，*Philip E. Stieg*
译者：扬州大学附属苏北人民医院　张恒柱　南通大学附属医院　施炜

摘要：侵袭海绵窦的脑膜瘤是颅底最具挑战性的病变之一，主要由于周围神经血管密集的特征，包括颈内动脉（ICA）、静脉丛（Plexus）、颅神经Ⅱ~Ⅵ，以及重要的静脉通路走行于该密集区域。因此，海绵窦脑膜瘤（CSM）的切除手术，因其位置深和潜在神经血管损伤的风险而变得复杂。本章对海绵窦脑膜瘤的诊断、管理和治疗进行了详尽的回顾分析，重点是显微手术切除方面，包括逐步讲解不同手术入路、可行的操作技术，以及海绵窦探查的详细描述。在对此病变的众多经验中，笔者认为最好的结果来自神经外科医生、神经肿瘤医生和放射肿瘤医生的多学科诊疗模式，他们可以评估不同治疗方式的风险和益处。

关键词：海绵窦、脑膜瘤、显微外科手术。

16.1　概述

海绵窦脑膜瘤（CSM）被归类为源于海绵窦脑膜壁的原发性肿瘤，或者继发于海绵窦外肿瘤的侵袭，通常为蝶骨小翼、眼眶、中颅窝、斜坡或岩骨脑膜瘤[1-4]。在儿童中，颅内脑膜瘤很少见，仅占中枢神经系统肿瘤的1.0%~4.2%[5]。源于海绵窦侧壁的脑膜瘤占所有颅内脑膜瘤的比例不到1%[6]。

16.2　解剖学

海绵窦是位于蝶鞍两侧的解剖学空间，位于前颅窝、中颅窝、蝶骨嵴和岩斜嵴的汇聚处（图16.1）。海绵窦中的组织结构包含在膜结构中，在下部和内侧，该膜由骨膜组成，并且与覆盖中间窝和蝶鞍的硬脑膜骨膜层邻接；在上部和外侧部分，与第Ⅲ、第Ⅳ和第Ⅴ颅神经的组织鞘相连接。海绵窦的外膜构成海绵窦的外壁，第Ⅲ、第Ⅳ和第Ⅴ颅神经位于该膜内，因此，它们也就是位于海绵窦的外侧壁内。海绵窦丰富的静脉丛与眼静脉、翼状神经丛、上下岩窦、基底静脉丛和中下脑静脉相互连接。

海绵窦可以分为3个不同的静脉空间：内侧部分是颈内动脉（ICA）与蝶鞍侧壁之间的空间，前下部分是颈内动脉前方的空间，后上部分是介于ICA与海绵窦顶壁后部形成的空间。海绵窦有4个壁：前壁、后壁、外侧壁和内侧壁，当然，还有它的顶部和底部。前壁主要对应于眶上裂（SOF），它将海绵窦与前方的眼眶分开。内侧壁对应于垂体与上部的蝶鞍和下部的蝶骨。外侧壁由颅神经Ⅲ、Ⅳ和Ⅴ形成，包括半月神经节（Gasserian），且面向颞叶的内侧面。后壁将海绵窦与后颅窝分开，对应于下方的Dorello管、横向的Gruber韧带，以及上部的岩骨床突后韧带。海绵窦的顶部面向基底池，从前床突（ACP）延伸至后床突（PCP）。

颈内动脉（ICA）及其分支伴随交感神经丛走行穿过海绵窦，与其伴行的还有走行于三叉神经眼支（V_1）下方并至眶上裂的外展神经（Ⅵ）。脑膜垂体干（MHT）通常起源于海绵窦内颈内动脉后曲段，并有3个分支：天幕支（Bernarconi-Cassinari）、脑膜背支和垂体下动脉。这些分支血管常呈现一定程度的变异。颈内动脉继续向前走行时在其外侧发出下外侧干。随后，颈内动脉从前床突水平穿出海绵窦，经过海绵窦外层膜结构，这些膜结构环绕在血管周围形成环，称为近环。

16.3　发展

海绵窦脑膜瘤可起源于海绵窦本身的硬脑膜，这是真性海绵窦脑膜瘤，或起源于蝶骨嵴、前床突或岩斜区的硬脑膜侵犯或穿透至海绵窦。不完全位于海绵窦内的海绵窦脑膜瘤可在症状出现之前生长到相当大的体积。起源于海绵窦外的脑膜瘤可以通过第Ⅲ和第Ⅳ颅神经产生的解剖学开口轻易地侵入海绵窦。

动眼神经管是很多起源于后床突、前床突、膈鞍外部、天幕缘前部、动眼神经三角和（或）鞍结节及鞍背区域的脑膜瘤最常见的海绵窦进入点。多

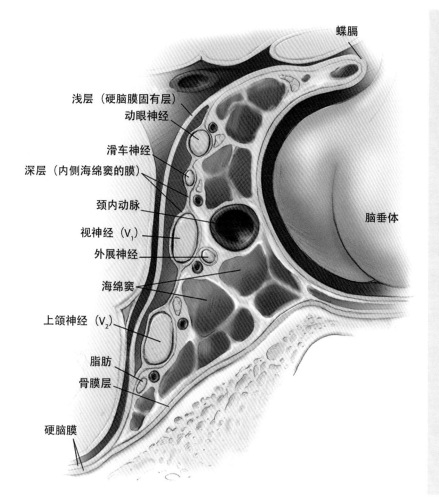

蝶腭

浅层（硬脑膜固有层）
动眼神经

滑车神经

深层（内侧海绵窦的膜）

颈内动脉

视神经（V₁）

外展神经

海绵窦

上颌神经（V₂）

脂肪

骨膜层

硬脑膜

脑垂体

图16.1　海绵窦的膜结构：海绵窦的侧壁由两层组成，即浅层和深层。浅层是颞叶的硬脑膜固有层；深层是内侧海绵窦的膜，是动眼神经、滑车和三叉神经的神经外膜的融合［引自Fukuda H，Evins AI等. 脑膜-眼眶路径为通过额颞开颅磨除前床突手术入路：显微外科解剖和手术分离膜结构］

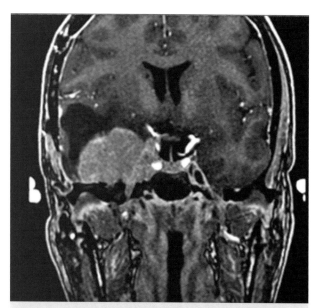

图16.2　MRI显示起源于鞍旁的脑膜瘤，通过颅神经Ⅲ和Ⅳ产生的解剖开口侵入海绵窦

数起源于鞍旁区域的脑膜瘤在向前生长时也易侵入视神经管（图16.2）。

起源于天幕缘、后床突后部沿岩骨嵴生长的脑膜瘤，以及起源于斜坡硬脑膜的脑膜瘤，可以沿着颅神经Ⅳ和Ⅴ的通路和Dorello管侵入海绵窦。这些病变可以生长变大，但肿瘤主体在后颅窝，因此，将这些病变与岩斜区脑膜瘤鉴别开来是很重要的，因为它们需要不同的手术策略（图16.3）。

起源于颅中窝的脑膜瘤也可以直接通过海绵窦的外侧壁侵入海绵窦。在症状出现之前，这些脑膜瘤也可以生长得很大并侵入蝶鞍和视神经管。

脑膜瘤可以延伸到整个海绵窦，包括上部、前部、后部和下部，直至圆孔和卵圆孔，包绕颈内动脉、展神经和脑膜垂体干，并很可能侵犯了血管的外膜（图16.4）。尽管这些病变在组织学上是良性的，但却带来了严峻的手术挑战，应把这类脑膜瘤视为恶性病变进行次全手术切除并辅助放疗。

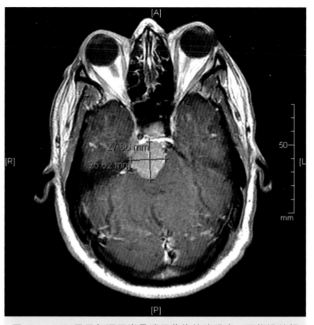

图16.3　MRI显示起源于岩骨嵴天幕缘的脑膜瘤，可能沿着颅神经IV和V以及Dorello管侵入海绵窦

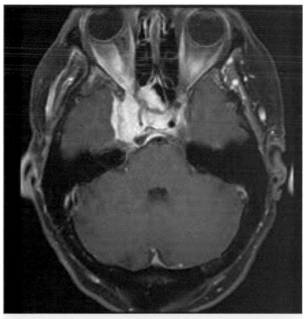

图16.4　MRI显示脑膜瘤侵袭海绵窦全部并包绕颈内动脉

16.4　症状

临床症状取决于特定的神经血管受累程度，通常包括动眼神经麻痹（眼睑下垂、复视、瞳孔不等大、眼肌痉挛），Horner综合征，眼球突出，单个或多个三叉神经分支的感觉消失或疼痛，视野缺损，和（或）颈内动脉压迫引起的缺血症状。除了三叉神经麻痹，第Ⅲ、第Ⅳ或第Ⅵ颅神经的麻痹也非常常见。垂体功能障碍很少在临床初期时出现，但也有可能发生并应予以考虑[7, 8]。小脑功能和协调性的评估可以提供肿瘤延伸至后颅窝并已压迫脑干的有用信息。鉴别诊断还应包含其他侵入海绵窦的病变，包括转移瘤、垂体腺瘤、头颈部恶性肿瘤的神经扩散、血管瘤和其他神经源性肿瘤。此外，也要考虑到非肿瘤性病变，如血栓性静脉炎、感染、血管性病变，包括ICA动脉瘤、颈动脉海绵窦瘘、硬脑膜动静脉瘘和炎性病变（Tolosa-Hunt综合征，炎性假瘤）[8]。

16.5　诊断

海绵窦脑膜瘤在影像上常呈现低信号至等信号病变，伴有海绵窦扩大，侧壁增厚，增强后呈均匀增强信号，并有非特异性硬脑膜尾征（图16.2）。钙化部分在MRI中为肿瘤内的低信号区域，而CT可很好地显示相关的钙化征象。在海绵窦脑膜瘤侵入蝶窦壁的情况下，钙化常被认为是骨质增厚而非骨质破坏的独特征象[9]。磁共振血管成像可提供肿瘤与累及血管关系的有用信息，但避免了传统血管造影的风险。对于伴有颈内动脉受累的复杂病变的患者，应考虑常规脑血管造影，并通过球囊闭塞试验评估侧支循环。侧支循环不良的患者适合脑血管搭桥手术。

16.6　治疗

在过去30年中，海绵窦脑膜瘤的治疗已经有了很大的发展。海绵窦脑膜瘤最初被认为不适合手术治疗，但是，显微神经外科技术的出现，加上解剖研究的深入和显微手术经验的提高，为外科手术"打开了一扇门"。目前，海绵窦脑膜瘤的治疗方法主要有3种：保守观察、显微手术和（或）立体定向放射外科（SRS）治疗。对无症状或症状轻微的海绵窦脑膜瘤患者可考虑保守观察[7]。然而，文献显示高达25%的保守治疗患者的肿瘤会呈现一定程度的生长。Hashimoto等报道，与非颅底脑膜瘤相比，颅底脑膜瘤的生长速度较慢，生长速度为0.67～1.2cm³/年[4, 10, 11]。不同药物治疗的尝试，包括羟基脲、米非司酮或他莫昔芬方，均未能很好地治疗脑膜瘤[7]。对于症状逐渐恶化或多次影像显示肿瘤生长的患者，需要显微手术切除或立体定向放疗的干预。一般而言，症状明显的、日益加剧的病变，或早期生长的病变，常可单独通过手术切除，部分或需联合立体定向放疗。

许多报道表明患者肿瘤术后出现明显的神经功能缺失，肿瘤难以达到全切，以及还需要进一步随访观察肿瘤复发情况。由于担心术后较高的潜在并发症发生率，许多外科医生选择采用更保守的方法，包括从海绵窦外切除肿瘤而不进入窦腔[6]。

1999年，Levine等提出了所谓的Levine-Sekhar分级系统来预测颅底脑膜瘤的可切除性和预后评估[12]，Nanda及其同事在2016年的一项研究中证实这是一个很好的判断手术切除率的预测方法，其发现颈内动脉明显包绕的肿瘤明显降低了手术全切率[1, 13]。此外，Nanda等还发现辅助立体定向放疗的患者肿瘤复发率显著降低。尽管文献资料越来越多，但对海绵窦脑膜瘤的最佳治疗策略仍未达成共识，一些研究者甚至提倡将伽马刀放射外科治疗作为一线治疗技术[14]。

笔者认为，有脑干压迫和脑积水的肿瘤主体在海绵窦外的需要外科手术干预。压迫视神经或交叉的肿瘤也应被视为手术治疗的适应证，以避免放疗引发的视神经病变的风险。根治性手术尚未被证实是海绵窦脑膜瘤的最佳治疗选择，但对于直径大于3.0cm的肿瘤，仍需要考虑手术治疗而不是选择立体定向放疗。

笔者相信，海绵窦脑膜瘤患者的最佳结果是通过神经外科医生、神经肿瘤医生和放射肿瘤医生的多学科协作模式实现的，因为他们可以评估不同治疗方式的风险和益处。

16.7 手术入路

多种不同的手术入路已被描述用于切除累及颅中窝的病变。对于从邻近区域显著延伸到海绵窦的肿瘤，可能需要在标准翼点入路基础上增加眶颧切开术以改善术野的显露，并提供颈内动脉的血管控制（图16.5）。当病变限制在海绵窦下部时，联合颧弓切除的翼点入路可足以暴露海绵窦的后部和下部空间（图16.6），但是，对更远的空间可视性较差。对于累及海绵窦、鞍旁区域、上斜坡以及相邻神经血管结构的病变，笔者倾向于采用额眶颧入路：在翼点入路的基础上再同时切除颧弓和眼眶侧壁与眶顶部，以达到术野广泛显露的效果。

16.7.1 手术前准备

建议通过适度的通气来降低二氧化碳分压，但除非另有说明，否则不应通过诱发过度的低碳酸血症来控制水肿或增加手术暴露。建议术中使用监测体感诱发电位、运动诱发电位等脑电监测设备。作为预防措施，应放置腰大池引流管，但在整个硬脑膜外手术操作时需保持腰大池处于关闭状态，而且在整个手术过程中大多数情况下腰大池引流管是根

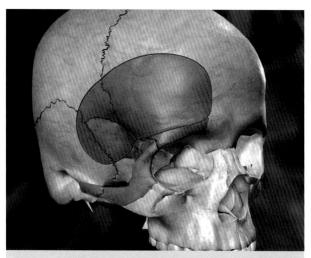

图16.5 眶颧骨截骨术。通过切除颧弓以及眼眶的侧壁和顶部来扩大翼点的开颅术

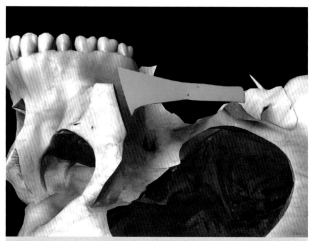

图16.6 额-颞-颧开颅术。这包括翼点入路并切除颧弓从而切除位于海绵窦下部的病变

本不需要开放的。

16.7.2 定位和切口

初始患者的体位和翼点入路使用的体位相同，其中患者头部外展，向病变部位对侧旋转25°~35°，头顶方向略微向下。弧形切口应从耳屏前方开始，位于颧弓下缘水平，直至上颞线，终止于对侧瞳孔中点线上方的发际线（图16.7）。沿着手术切口的画线部位进行备皮。在头皮切开过程中，如果预先技术需要建立颅内外血管搭桥旁路，应注意保留颞浅动脉。

在切开之后，掀开皮瓣，暴露下方的颞肌筋膜。可以沿着颞上线的边缘锐利地切开颞肌筋膜，单独地提起筋膜，进行筋膜下分离解剖。这种切开方法可以保护面神经的额支，该支位于帽状筋膜下的脂肪垫中并沿着该筋膜表面走行；接着向前继续分离以暴露眶上缘、颧骨隆突和颧弓。将颞肌单独牵开后可暴露颧骨及翼点的根部，颞肌瓣的血管蒂位于颞下窝颅骨附着部。最后将皮瓣和颞肌牵拉向前下方并固定在固定杆上（图16.8）。

16.7.3 额眶-颧骨截骨术

制作颅-眶瓣可以分为两部分施行。首先采用翼点开颅术并悬吊骨窗周围硬脑膜；使用尖锐的Penfield 1型脑膜剥离子将眶骨膜从眶骨的上方和侧方剥离，完全暴露颧骨和整个眶上及外侧的边缘（图16.9）；暴露眶上神经，使用骨凿或者金刚磨头将眶上神经从其骨管中游离出来并加以保护。

然后通过摆锯经6次截骨切割来完成额眶-颧骨截骨术（图16.10）。第1个是对颧骨根部进行截骨切断，操作中应注意避开损伤颞下颌关节囊；第2和第3个切开部位在颧骨隆起的正上方将颧骨切开；第4个切开部位将眶上缘和顶部分开；最后第5、第6两个切开部位是通过切开眶上裂和眶下裂的连接打开眶侧壁；眶下裂部位可通过直接观察及Penfield 4型脑膜剥离子探查颞下窝来进行辨别的，然后短距离切开眶下裂到颞窝处，最后切开部位是从眶上裂的侧缘开始，汇合到眶下裂的第5个切开部位。最后眶颧骨瓣可以被全部游离出来，并可以轻轻将其抬起（图16.11）。

为了减少对颞部脑组织牵开的需要，提供更大的颅底基底部位视角，增加对手术径路深部的视野，还应磨除颞底骨质使其与中颅窝齐平。

16.7.4 蝶骨嵴钻孔

钻开蝶骨嵴和剩余眶顶、去除前床突和视神经管隆起、打开视神经顶部，便可以暴露海绵窦内侧以及颈内动脉海绵窦段。首先，从前颅底和蝶骨嵴分离抬起颅底硬脑膜。使用高速钻头，将蝶骨嵴逐渐磨平，直到蝶骨小翼和前床突基部的最侧面。以类似的方式磨除眶顶部骨质。眼眶部暴露后可以将肌电极分别放置在上斜肌、上直肌和外直肌上，从而监测第Ⅲ、第Ⅳ和第Ⅵ中枢神经的功能。

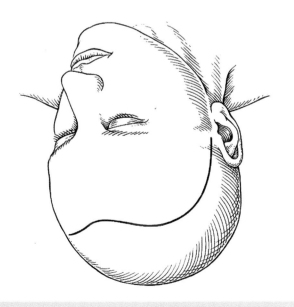

图16.7 患者体位和切口。头部伸展，向对侧旋转25°~35°，顶点略微向下倾斜。切口从耳屏延伸到对侧瞳孔内线

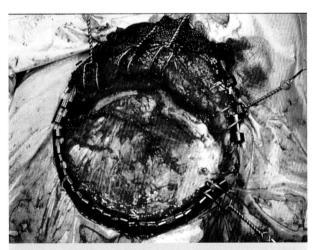

图16.8 在皮瓣和筋膜间的脂肪层分离并暴露眶缘、颧骨隆突和颧弓

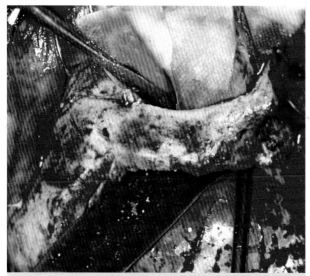

图16.9　使用Penfield 1型脑膜剥离子将骨膜从眶侧壁和上壁小心地进行分离

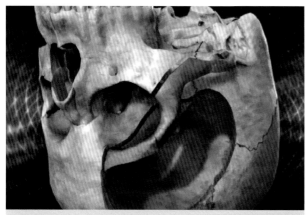

图16.11　对制作眶颧骨瓣的图示

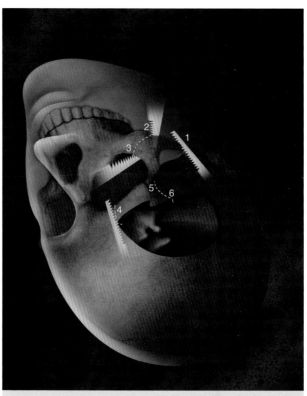

图16.10　切开眶颧骨。在翼点开颅术后，额眶-颧骨截骨术采取6个切开位置

16.7.5　脑膜眶孔系带的识别和解剖

在眶上裂外侧壁、蝶骨大翼和小翼之间，此处眼眶的骨膜与中颅窝的硬脑膜骨膜层相连续，从而形成3～4mm硬脑膜连接，称为脑膜眶孔系带（图16.12）。该系带中包含有脑膜动脉眼支，术中往往需要切开该系带以充分牵开颞极部的硬脑膜，从而增加对前床突、眶上裂和海绵窦前部的暴露。术中切除部分眶上裂侧壁后可以用显微剪或手术尖刀小心地切开外侧的硬脑膜骨膜层，从而使脑膜眶孔系带与周围完全分离，最终颞叶的硬脑膜固有层就可从海绵窦内层剥离了（图16.13）。

16.7.6　前床突切除术

切除位于眶上裂侧面和视神经管内面之间的前床突，可以使位于前床突下颈内动脉段从硬脑膜外（海绵窦外）进行暴露，这样可对颈内动脉远侧端进行控制。首先，将覆盖前床突上表面和下表面的硬脑膜从颅骨表面轻轻分离，并逐步去除前床突，注意避免对周围神经血管造成损害（图16.14）。可通过小金刚磨头从前床突中心部位开始将前床突磨空，留下周围薄层皮质骨，最后可以将前床突周围骨质咬碎成小块并解剖分离取出。操作过程中最重要的是留意前床突周围重要结构：视神经位于内侧，由硬脑膜覆盖的动眼神经则位于侧方，床突段颈内动脉位于前床突三角中，一旦前床突被完全移除，即可看见床突段颈内动脉，而视神经管在其侧方（图16.15）。

当去除前床突后，发生在床突间隙内部的出血并不常见；如果发生，也容易在术中控制。此时，需要小心地移除将前床突与蝶骨体的侧面相连接的视神经柱[15]。

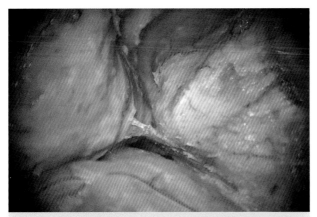

图16.12　脑膜眶孔系带位于眶上裂的侧面，在蝶骨大、小翼之间，与眶骨膜相连接

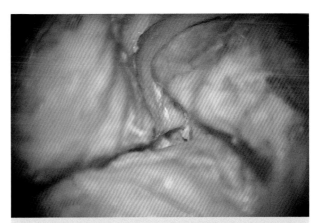

图16.13　切除脑膜眶系带后，颞极硬脑膜可从眶上裂上分离，暴露出海绵窦的最前部

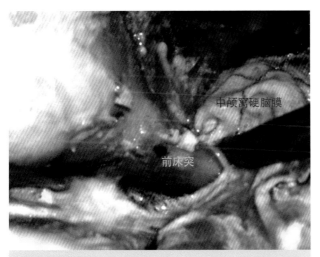

中颅窝硬脑膜

前床突

图16.14　通过分离覆盖于前床突上、下表面的硬脑膜而暴露前床突的过程

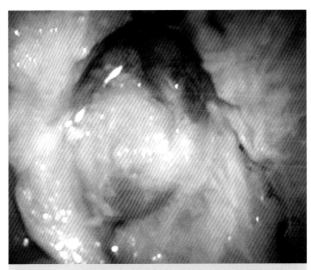

图16.15　去除前床突后，可见颈内动脉及近侧和远侧硬脑膜环

16.7.7　打开视神经管顶部

视神经管标志着床突间隙的内侧边界，这一入路可以磨除视神经管并暴露和松解视神经。为了实现这一暴露，可将硬脑膜从前颅底轻轻地向鞍结节方向分离抬起，直到视神经出视神经管部位。然后使用金刚磨钻磨除视神经管顶部，直到只残留一层薄的骨质，磨出时应注意避免打开视神经管内侧的筛窦，同时操作时应注意局部冲水降温，从而避免对下方视神经造成热损伤。此后，可以通过小剥离子将视神经顶部的薄层骨质移除，以实现对视神经进行松解（图16.16）。上述操作过程对于避免造成视神经的损伤是十分必要的，同时还可以识别颈内动脉近端和远端硬脑膜环。

16.7.8　硬脑膜外暴露海绵窦

无论是硬脑膜内外联合手术还是经硬脑膜外入路，准确的硬脑膜外海绵窦暴露是必需的。而对海绵窦壁的膜性结构全面了解有助于在暴露海绵窦侧壁时最大限度地减少麻烦的海绵窦出血（图16.17、图16.18）。颅内硬脑膜由两层构成：硬脑膜骨膜层和硬脑膜固有层。在颅神经和（或）血管出颅的骨孔或裂隙处，硬脑膜骨膜层沿颅骨反折并与神经血管一起走行形成颅骨外膜，而硬脑膜固有层仍然留在颅内，这两层通常在颅神经出入硬脑膜的骨孔处延续。在颅孔或裂隙处，某些情况下，硬脑膜固有层和颅神经的神经鞘之间充满着疏松结缔组织。当海绵窦静脉丛离开圆孔和卵圆孔，进入翼腭和颞下窝时，这些静脉丛在离开海绵窦后便附着并包绕在骨膜层内。

硬脑膜外暴露海绵窦可以从眶上裂、卵圆孔或圆孔开始。通过锐性分离，可以将两层硬脑膜分开，同时利用内网状层作为解剖面，可将硬脑膜固有层从神经鞘膜处分离（图16.17、图16.18）。这种操作是至关重要的，其有利于在开始暴露海绵窦时，使海绵窦静脉出血最小化。即使该操作中有海绵窦出血，使用止血纱和吸收性明胶海绵可轻松控制这种少量的静脉出血。分离过程中可以看到由CN Ⅲ、Ⅳ、V_1、V_2和V_3的神经鞘形成的海绵窦侧壁内层。通过尖刀片或显微剪刀锐性分离海绵窦侧壁内、外两层膜之间的松散连接，可将海绵窦侧壁内层进一步牵拉开，并抬起中颅底硬脑膜（图16.17、图16.18）。

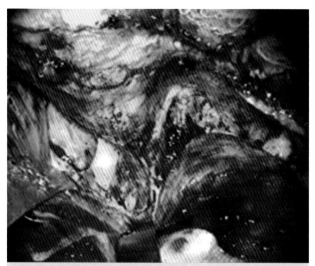

图16.16 通过冲水，用金刚磨钻小心地移除视神经管的顶部以松解游离视神经，以避免对神经造成热损伤

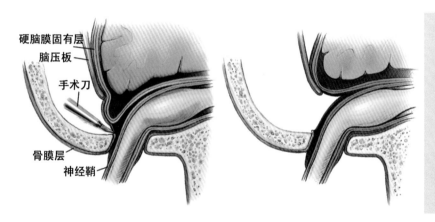

图16.17 通过锐性解剖将颞底硬脑膜固有层与中颅窝骨膜层相分开，并且以内网状层作为解剖面，游离三叉神经的神经鞘［转载自Fukuda H., Evins A. I., et al. The meningo-orbital band：microsurgicalanatomy and surgical detachment of the membranous structures through a frontotemporal craniotomy with removal of the anterior clinoid process. J Neurol Surg B Skull Base, 2014, 75（2）：125－132.］

硬脑膜固有层
脑压板
手术刀
骨膜层
神经鞘

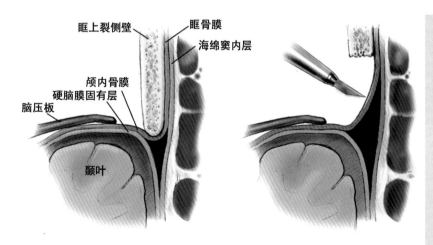

图16.18 使用15#刀片或显微剪切开硬脑膜，进一步牵开硬脑膜固有层，并将其与海绵窦内层分离［转载自Fukuda H., Evins A. I., et al. The meningo-orbital band：microsurgical anatomy and surgical detachment of the membranous structures through a frontotemporal craniotomy with removal of the anterior clinoid process. J Neurol Surg B Skull Base, 2014, 75（2）：125－132.］

眶上裂侧壁
眶骨膜
海绵窦内层
颅内骨膜
硬脑膜固有层
脑压板
颞叶

在这一入路中，中颅底硬脑膜可从中颅窝由前到后分离抬起，可观察到CN V₂和V₃及其出颅的部位（图16.19）。此后，可辨认脑膜中动脉并将其切断，并可从面神经裂孔中辨认岩浅大神经，并将其从硬脑膜中解剖出来。在由面神经裂孔、卵圆孔前缘和岩浅大神经与CN V₃之间形成的后外侧三角中可暴露颈内动脉岩内骨段（图16.20 a）。必要时可以临时阻断或者近端控制位于岩骨中的颈内动脉，在需要牺牲海绵窦颈动脉段病变的处理时，该部位颈内动脉可作为颅内血管旁路搭桥的颅内供血血管（图16.20 b）。进一步将颞底硬脑膜轻轻分离并抬起，可使海绵窦的侧壁完全暴露（图16.21）。在抬起颞底硬脑膜的同时，应切断硬脑膜与神经鞘膜之间松散的连接并将硬脑膜向各个方向均匀地分开，以避免在床突周围间隙处牵拉CN Ⅲ和Ⅳ，而导致医源性损伤。对于分离海绵窦外层导致的静脉血出血，用止血纱可以很容易控制。

16.7.9 海绵窦的解剖

一旦将海绵窦暴露，便可以通过数个被定义为

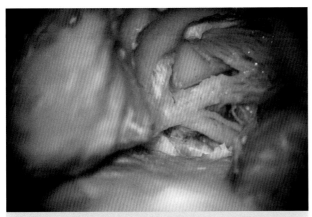

图16.19 中颅窝的硬脑膜从眶上裂和海绵窦侧壁向前后方分离，直到辨认出三叉神经第二支出圆孔

海绵窦三角的入口点进入海绵窦。海绵窦的解剖学三角被归类成10个主要的三角，它们都具有其自身的手术意义。海绵窦三角是由硬脑膜、颅骨、神经或血管组成的区域或通道，并划分为3个主要区域：蝶鞍旁（床突三角、动眼三角、滑车上三角和滑车下三角），斜坡旁（下内侧三角和下外侧三角形）和颅中窝（前外侧三角、外侧三角、后外侧三角和后内侧三角）（图16.22）。

滑车下（帕金森氏）三角主要从硬脑膜外进入海绵窦的手术窗。它在解剖学上位于CN Ⅳ和CN V₁之间，并且可以通过压低CN V₁和抬高CN V₁来扩大该三角区域。为了尽量减少脑压板使用和牵拉神经造成的潜在后续神经损伤的风险，可通过从眶上裂远端来游离CN Ⅳ，从而扩大帕金森氏三角（图16.23）。从下方移位CN V₁来暴露CN V₁（图16.24）。通过这个手术窗口可以很好地暴露静脉窦的后上方、前下方和侧方以及颈内动脉床突段和眼段的侧方（图16.25）。对于主要涉及海绵窦下间隙的较大肿瘤，可以通过暴露圆孔和卵圆孔并移开CN V₂和V₃来扩大到达海绵窦下间隙的手术径路（下内侧三角和下外侧三角）。

通常，当切除海绵窦内的脑膜瘤时，来自海绵窦的静脉出血并不是问题，因为静脉间隙已经被病变本身破坏。而当取出肿瘤时，邻近的海绵窦内静脉间隙由于减压可发生静脉出血。遇到这种情况，可以通过抬高患者的头部并用止血纱或纤维蛋白胶压迫来控制出血。

早期识别海绵窦内部的结构，特别是识别外展神经出Dorello孔处和破裂孔平面穿过颈内动脉外侧纤维环部位的交感神经纤维，对于避免海绵窦术中严重并发症都是至关重要的。

通常位于颈内动脉内侧的垂体包膜动脉被颈内动脉所遮挡，但早期识别它们以及其在颈内动脉发

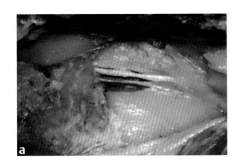

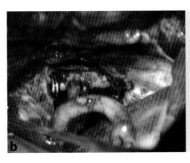

图16.20 （a）颈内动脉（ICA）岩骨段暴露在由面部裂孔、卵圆孔前缘和岩浅大神经与三叉神经第三支侧面之间形成的后外侧三角中。（b）建立右侧岩骨段和床突上段 ICA 之间的高流量血管旁路，用以绕过完全被肿瘤包裹和浸润的海绵窦段颈内动脉

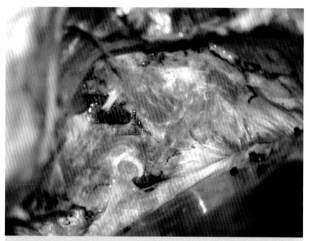

图16.21 将颞叶硬脑膜分离并抬起，完全暴露海绵窦侧壁。从三叉神经半月节抬起硬脑膜时，应注意避免牵拉第Ⅲ和第Ⅳ颅神经

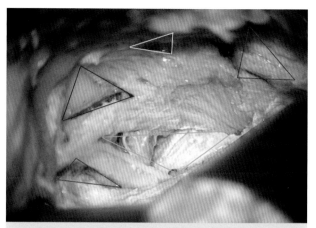

图16.22 根据海绵窦内病变的不同置位，可通过多条径路进入海绵窦的侧壁。滑车下入路是从硬脑膜外进入海绵窦的主要手术通路，其在解剖上位于第Ⅳ和V₁颅神经之间，并且可以通过压低CN Ⅵ和上抬V₁来扩大

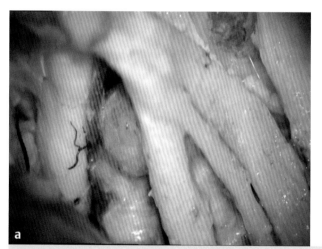

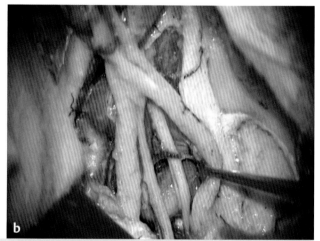

图16.23 （a、b）打开眶上裂的结构并从眶缘游离颅神经Ⅳ和V₁，这样可以扩大帕金森三角和减小脑压板牵拉

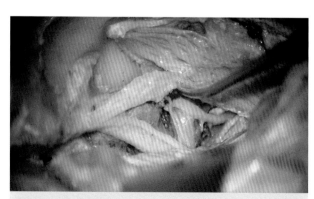

图16.24 移位颅神经V₁，可从下方暴露出CN Ⅵ和交感神经束

出部位很重要。此外，应仔细辨别CN Ⅵ，脑膜垂体干以及海绵窦内颈内动脉全程。一旦辨别出这些海绵窦内结构，就可以容易地完全切除海绵窦内肿瘤。对海绵窦内的解剖应使用显微剪刀等进行锐性分离，以避免牵拉海绵窦内的颅神经或动脉。

如果肿瘤起源于蝶鞍旁和仅涉及海绵窦上间隙，在硬脑膜内肿瘤减压后，可从CN Ⅲ侧方和颈内动脉床突上段之间的海绵窦顶部进入海绵窦。为了扩大这一手术通道，还可通过打开颈内动脉远端硬脑膜环，松解和向内侧移位颈内动脉床突上段，以及打开动眼神经孔游离动眼神经来实现（图16.26）。CN Ⅲ可被一直游离到其进入眶上裂的部位，游离并牵开动眼神经后便可通过海绵窦顶部/上

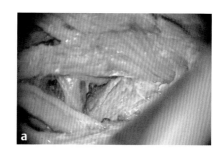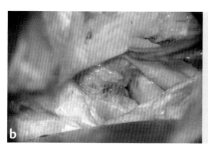

图16.25 （a）通过帕金森三角可观察海绵窦后上、前下和侧方部分的静脉间隙。（b）通过颅神经Ⅲ上方的滑车上三角和动眼神经三角可最佳地暴露颈内动脉床突旁段和眼段的侧面

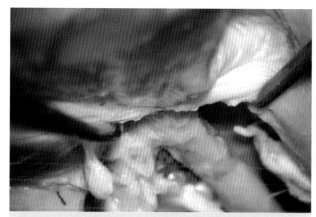

图16.26 动眼神经孔可以向前解剖并打开直至眶上裂，可游离松解出颅神经Ⅲ，并可从硬脑膜内进入海绵窦的顶部

部间隙进入海绵窦。在这些情况下，海绵窦硬膜外的暴露阶段是不必要的，可以直接通过硬脑膜下入路来切除肿瘤。

如果起源于海绵窦内的肿瘤通过眶上裂进入眼眶，手术则必须打开Zinn环（眼肌总腱环），从而安全地暴露环内结构（图16.27）。多数情况下，由于肿瘤生长方向不同，可导致总腱环内结构向内或侧方移位。当海绵窦内肿瘤被切除，可沿着 V_1 的外侧缘解剖总腱环外部结构并向内侧移位，然后可暴露并打开总腱环，进入眼眶后切除剩余的肿瘤。但必须注意的是，这一操作过程不要损伤到眼动脉（图16.27）。

如果肿瘤累及视神经管和床突旁间隙，则可通过打开颈内动脉远环，将颈内动脉向内侧蝶骨体移位来增加手术的暴露。对于起源于鞍内并由硬脑膜外延伸累及海绵窦的肿瘤，首先应经海绵窦进行瘤内充分减压，然后在磨除前床突后，于海绵窦顶部与床突旁硬脑膜之间进入蝶鞍硬脑膜外间隙以切除位于鞍内的肿瘤。

如果肿瘤涉及蝶鞍周围间隙并侵犯到整个海绵窦，联合的硬脑膜内外手术暴露是必要的。如果脑膜瘤起源于岩骨的天幕缘或鞍背部，并明显侵犯鞍旁及海绵窦，岩前入路可联合对海绵窦硬脑膜内、外的暴露，从而实现对整个病变部位的显露。

对主体位于岩斜区的大型岩斜区脑膜瘤伴有少部分海绵窦侵犯（患者有海绵窦症状）时，可以采用联合的经迷路前-颞下-小脑幕入路到达岩斜区，并通过CN Ⅴ与鞍背侧缘（Dorello孔的上内侧方）之间的间隙，经海绵窦后壁进入海绵窦。然而，如果脑膜瘤主体位于海绵窦合并有岩斜区少许侵犯，则病变切除可从海绵窦开始进行病变内减压，然后从前方打开海绵窦后壁的硬脑膜从而进入岩斜区，这一个手术径路可暴露斜坡中部，同时从后床突正下方到小脑前下动脉起源的范围都可观察。

如果脑膜瘤占据整个海绵窦并完全包绕颈内动脉，则颈内动脉壁极有可能被肿瘤侵犯浸润，因此肿瘤切除时可能因没有清晰的肿瘤血管界面，使肿瘤与血管、CN Ⅵ等的分离十分困难。在这些情况下，肿瘤全切除不可避免会造成对血管和神经的医源性损伤，因此在颈内动脉壁上留下小块肿瘤是明智的选择，可以通过术后的放疗等来治疗这些残余的肿瘤。或者，可先行颈内动脉岩骨段和床突上段之间的颅内血管搭桥旁路术（图16.20b），然后将肿瘤连同累及血管完全切除，从而降低术后神经功能障碍——这是一种海绵窦区脑膜瘤术后严重的并发症。术前已经存在的神经功能缺损症状很少能在术后得到解决或者改善，然而我们需要避免术后新发生的神经功能缺损。

额颞入路中所进行重建修复的主要目标是防止术后脑脊液漏且能获得令人满意的美容效果。任何术中无意开放的鼻旁窦都应通过填塞脂肪、筋膜和（或）纤维蛋白胶来修复。如果额窦被打开，额窦

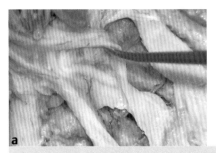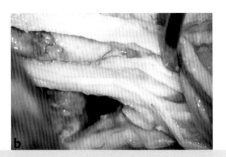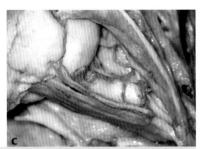

图16.27 （a）沿着颅神经Ⅴ₁的外侧缘解剖颈内动脉外环，并使其向内侧移位以暴露Zinn环。（b）Zinn环的暴露，沿着CN Ⅲ内侧打开Zinn环并进入眼眶。（c）注意避免损伤眼动脉

黏膜应完全剥离，填充脂肪，以防止脑脊液漏。此外，水密缝合硬脑膜应是首选，但无法缝合的硬脑膜可以通过自体筋膜和人工硬脑膜进行修补。将眶颧骨瓣放置于原位并用钛连接片和螺钉固定。对于任何过多的骨缺损，必须进行重建以防止术后眼球内陷等情况。骨窗周围的硬脑膜需进行悬吊以消除无效腔并减少术后硬脑膜外血肿发生的风险。颞肌需被恢复到颞窝并与骨膜进行缝合重建。手术最后将头皮进行分层闭合。

安全地对海绵窦及其内分隔进行手术探查必须遵循有目的、有次序的原则，从而避免在一些重要区域进行不必要的探索。不能将海绵窦等同于其他颅内区域，只要最小范围的暴露就足够了。细致且精心设计的硬脑膜外操作可扩大海绵窦手术的通道，并在这个非常狭窄的空间中以最小化程度牵拉脑组织。虽然海绵窦手术中出现严重的医源性损伤的可能性很大，然而开展海绵窦手术是可行的，而海绵窦手术只能由真正掌握该区域解剖并且具有一定神经外科手术技能的外科医生来进行。

16.8　手术和放射外科

既往研究表明肿瘤累及的范围与肿瘤复发或进展之间没有显著的关系[16]。此外，既往的手术或放射治疗与肿瘤是否可以手术切除无明显关系[16, 17]。2010年的一项Meta分析比较了2 065例海绵窦脑膜瘤患者的手术全切除率、次全切除和单纯立体放射定向治疗的疗效，研究发现立体放射定向治疗显著降低海绵窦脑膜瘤复发率，降低神经功能缺损率，而在全切除和次全切除之间并没有统计学上的显著差异[18]。

分割放疗也是一种可行的治疗选择，对长期控制海绵窦脑膜瘤的生长不如立体放射定向治疗，因此，这种放疗方式主要用于对立体放射定向治疗疗效不佳的巨大病变[14]。

关于海绵窦脑膜瘤的最佳干预方法和干预时间，仍然存在着争论。为了在海绵窦脑膜瘤的治疗方面形成更多的共识，有必要进行更大样本的研究。笔者相信，基于这些肿瘤丰富的经验，大多数有症状的病例或有影像学肿瘤有进展的病例都需要进行治疗干预。主要位于海绵窦内的小型（<30cm³）病变是立体放射定向治疗的理想选择。此外，对于无论是海绵窦内还是累及海绵窦外的大型脑膜瘤，都需要手术切除或部分切除后再行立体放射定向治疗，特别是针对那些术后有复发或临床症状进展的病例。

16.9　致谢

衷心感谢Alexander I. Evins博士对本章的贡献和帮助。

参考文献

[1] Nanda A, Thakur JD, Sonig A, et al. Microsurgical resectability, outcomes, and tumor control in meningiomas occupying the cavernous sinus. J Neurosurg, 2016, 125(2):378‐392.

[2] Sekhar LN, Althschuler EM. Meningiomas of the cavernous sinus. In: Al‐Mefty O, ed. Meningiomas. New York, NY: Raven Press, 1991.

[3] Oya S, Kim SH, Sade B, et al. The natural history of intracranial meningiomas. J Neurosurg, 2011, 114(5):1250‐1256.

[4] Bindal R, Goodman JM, Kawasaki A, et al. The natural history of untreated skull base meningiomas. Surg Neurol, 2003, 59 (2):87 – 92, discussion 92.

[5] Erşahin Y, Ozdamar N, Demirtaş E, et al. Meningioma of the cavernous sinus in a child. Childs Nerv Syst, 1999, 15(1):8 – 10.

[6] Klinger DR, Flores BC, Lewis JJ, et al. The treatment of cavernous sinus meningiomas: evolution of a modern approach. Neurosurg Focus, 2013, 35(6):E8.

[7] Heth JA, Al-Mefty O. Cavernous sinus meningiomas. Neurosurg Focus, 2003, 14(6):e3.

[8] Lee JH, Lee HK, Park JK, et al. Cavernous sinus syndrome: clinical features and differential diagnosis with MR imaging. AJR Am J Roentgenol, 2003, 181(2):583 – 590.

[9] Cattin F. Cavernous sinus meningioma. In: Bonneville JF, Bonneville F, Cattin F, Nagi S, eds. MRI of the Pituitary Gland. Cham, Switzerland: Springer, 2016.

[10] Walsh MT, Couldwell WT. Management options for cavernous sinus meningiomas. J Neurooncol, 2009, 92(3):307 – 316.

[11] Hashimoto N, Rabo CS, Okita Y, et al. Slower growth of skull base meningiomas compared with non-skull base meningiomas based on volumetric and biological studies. J Neurosurg, 2012, 116(3):574 – 580.

[12] Levine ZT, Buchanan RI, Sekhar LN, Rosen CL, Wright DC. Proposed grading system to predict the extent of resection and outcomes for cranial base meningiomas. Neurosurgery, 1999, 45(2):221 – 230.

[13] Spiegelmann R, Cohen ZR, Nissim O, Alezra D, Pfeffer R. Cavernous sinus meningiomas: a large LINAC radiosurgery series. J Neurooncol, 2010, 98(2):195 – 202.

[14] Nicolato A, Foroni R, Alessandrini F, Maluta S, Bricolo A, Gerosa M. The role of Gamma Knife radiosurgery in the management of cavernous sinus meningiomas. Int J Radiat Oncol Biol Phys, 2002, 53(4):992 – 1000.

[15] Fukuda H, Evins AI, Burrell JC, Iwasaki K, Stieg PE, Bernardo A. The meningo-orbital band: microsurgical anatomy and surgical detachment of the membranous structures through a frontotemporal craniotomy with removal of the anterior clinoid process. J Neurol Surg B Skull Base, 2014, 75(2):125 – 132.

[16] De Jesús O, Sekhar LN, Parikh HK, Wright DC, Wagner DP. Long-term follow-up of patients with meningiomas involving the cavernous sinus: recurrence, progression, and quality of life. Neurosurgery, 1996, 39(5):915 – 919, discussion 919 – 920.

[17] Pichierri A, Santoro A, Raco A, Paolini S, Cantore G, Delfini R. Cavernous sinus meningiomas: retrospective analysis and proposal of a treatment algorithm. Neurosurgery, 2009, 64(6):1090 – 1099, discussion 1099 – 1101.

[18] Sughrue ME, Rutkowski MJ, Aranda D, Barani IJ, McDermott MW, Parsa AT. Factors affecting outcome following treatment of patients with cavernous sinus meningiomas. J Neurosurg, 2010, 113(5):1087 – 1092.

第十七章 颅底重建

Sebastien Froelich，*Domenico Solari*，*Moujahed Labidi*，*Shunya Hanakita*，*Anne Laure Bernat*，*Philippe Herman*，*Paolo Cappabianca*
译者：同济大学附属东方医院 刘珉 钟春龙

摘要： 颅底手术代表了神经外科的一个不断发展的领域。近年来，各种创新性的颅底颌面入路，包括前侧、前外侧和后外侧入路，已被用于颅底脑膜瘤的治疗。近期技术的发展和科学的进步明显减少了这些手术入路的侵袭性，并使得进入颅底不同区域成为可能。

在这些术语中，值得注意的是，在颅底水平的任何外科手术的重建环节是这类手术最重要的步骤之一；事实上，可靠的重建材料/技术的发展贯穿了整个颅底手术的发展过程。此外，重建技术的不断完善也改善了审美效果，从而提高了患者的满意度。

一个有效的水密性的颅底重建有利于恢复自然的硬脑膜内和硬脑膜外间隔，对于防止术后脑脊液（CSF）漏具有重要意义。如果不能进行可靠的重建，可能会导致严重的并发症，如脑膜炎、脑疝和张力性气颅。

本文就颅底脑膜瘤的手术入路，针对颅底重建所用的材料以及技术细节进行介绍和讨论。

关键词： 脑脊液漏、颅底重建、硬脑膜替代物、骨及硬脑膜缺损、多层重建、带血管蒂的黏膜瓣、颅骨重建。

17.1 概述

颅底手术代表了一门高度专业化的学科，它汇集了不同专业的专家，包括耳鼻喉外科医生、神经外科医生、放射治疗师和肿瘤学家等。在过去的几十年里，由于手术技术的发展，手术适应证得到扩大，使颅底手术得以迅速发展。多年来，人们开发了各种创新的颅底颌面入路，包括前路、前外侧和后外侧入路，以抵达颅底深部病变，同时减少脑牵拉[1-17]。

最近，技术（内镜、神经导航、监测和术中成像）的进步明显减少了这些手术入路的侵袭性，并使得通过小的开颅就能获得重要神经血管结构的良好显露和控制。

与其他外科手术一样，关颅和颅底重建是颅底手术最重要的步骤之一。随着越来越多的扩大入路的应用以及更彻底的肿瘤切除，颅底重建变得更复杂、更不可或缺。同时，越来越多更可靠的重建材料和技术的研发，必定会使得相当多的经典手术入路不断更新和完善（例如，随着Hadad带血管蒂的鼻中隔黏膜瓣的普及，经鼻内镜手术通路越来越流行）[18-20]。此外，不断改进的重建技术也改善了美学效果，从而提高了患者的满意度。

颅底手术后的成功重建，应解决以下几个问题：①隔离硬脑膜内结构和腔隙。②水密性和气密性封闭颅腔，以防止脑脊液漏、气颅、上行性脑膜炎和其他颅内感染。③消灭无效腔。④覆盖硬脑膜外关键结构，避免感染。⑤促进愈合过程。⑥功能保留和康复及美容的考虑。⑦颅内压（ICP）增高危险因素的管理[21]。

因此，可以选择各种合适的自体或异体材料来进行手术入路的重建，还可以同时采用不同的方法，根据需切除的病变和选择的手术入路而进行个体化的组合[22]。在本章中，我们将就颅底脑膜瘤的手术入路，针对颅底重建所用的材料以及技术细节进行介绍和讨论。

17.2 重建技术和材料

肿瘤切除后的颅底重建应该着眼于使越界的结构和腔隙解剖学重建还原并保留功能的完整性。在入路选择和规划肿瘤切除手术时就应事先对可能的颅底缺损，以及可用于妥善重建的材料和组织做出预判。事实上，颅底缺损的重建往往在手术的开颅阶段就开始了。适合的皮肤切口、软组织的仔细分离以及神经血管蒂的保留都可以使手术最后的关颅变得简单。避免对正常组织的过度侵袭以及不必要的广泛暴露是重要的、普适性的原则。开放口越大，封闭口自然也越大。

颅底缺损可大致分为硬脑膜外缺损和跨硬脑膜的缺损，后者意味着硬脑膜内结构的越界，并且通常有蛛网膜下腔的开放。术中CSF漏的程度还可以细分为低流量脑脊液漏和高流量脑脊液漏，这取决于其是否累及多个蛛网膜池或某个脑室。

关颅阶段至少有3个层面的问题需重点关注并着手解决：硬脑膜内腔、骨质和硬脑膜缺损及颅外组织。

在修补之前，需要对重建手术部位做适当的准备，以利于植入物、黏膜瓣和（或）任何其他重建材料的融合。尤其是应事先把重建部位失活的或阻碍组织生长的鼻黏膜、坏死感染材料等彻底清除后，游离带蒂的筋膜瓣和（或）肌筋膜瓣才能更好地生长。

重建颅底时应考虑以下几个因素：

（1）骨和硬脑膜缺损的大小和位置。

（2）高流量CSF漏还是低流量CSF漏。

（3）既往有无放疗史或术后是否拟放疗。

（4）既往手术史。

（5）是否存在可能与高脑室压力相关的合并症或影像学表现：病理性肥胖、脑室扩大、空蝶鞍和视神经牵张。

目前可选的用于颅底骨质和硬脑膜重建的材料可以分为异体材料和自体材料，后者还可以再分为游离的自体植入物及带血管蒂的自体植入物。自体植入物最有价值，因为它们很容易从主要手术部位或从远处的供体部位获取。最重要的是，这些组织具有和周围生理结构发生快速融合的能力，从而加速了解剖屏障的修复，并降低了发生感染性并发症的可能性。另一方面，异体植入物和（或）其他合成材料的开发为颅底重建提供了多种替代解决方案，并有助于避免与植入物取材的手术部位相关的并发症。这些材料可以单独使用或以多层次修补的方式组合使用[21, 22]。

17.2.1 游离的自体植入物

使用自体材料是重建的理想选择：它们具有完美的生物相容性，不会引发任何免疫或炎症反应，并能够迅速与组织融合。然而，它们通常需要使用额外的切口和入路，可能出现植入物取材手术部位的相关并发症，并可能增加术后的疼痛或不适。

使用游离的自体植入物意味着需从自体供体部位获取组织，然后转移并植入受体部位。游离的自体植入物由于没有自己的血液供应，因此它们需要血供良好的受体床以促进组织融合。

最常用于神经外科重建手术的游离的自体植入物包括肌筋膜（即阔筋膜和（或）颞肌筋膜）、帽状腱膜和（或）骨膜层、软骨/骨和脂肪。

腹部脂肪通常从脐周或骨盆区域获得，可单独使用或作为其他材料的辅助材料来填充手术腔、无效腔和（或）因广泛的骨切除（例如，乳突切除、眶顶移除、额窦口开放）而产生的间隙（图17.1、图17.2）。

游离的腹部脂肪也可以作为放射性间隔物，以使重建中所使用的软组织与术后肿瘤床之间形成对比。这提高了放射肿瘤学家定位任何残留肿瘤的能力，并有助于减少对邻近器官的放射损伤的风险[21]。最近的一项研究显示，脂肪植入物会被逐渐重吸收，并发现其磁共振成像（MRI）特征的演变很容易被误诊为肿瘤残留或复发。此外，脂肪会演变成严重的瘢痕并产生纤维化，最终阻碍对神经血管结构的识别和解剖[21]。在处理具有复发倾向并且可能需要（多次）再手术的病变（如高级别脑膜瘤）时，应该考虑这一事实。阔筋膜是一种有效且多功能的硬脑膜替代植入物，由于其良好的顺应性和耐腐蚀性，可被用于各种重建手术。解剖学上，阔筋膜由覆盖大腿肌肉的深筋膜构成，形成其筋膜肌腔的外界。通常，将其最外侧加厚的部位定义为髂胫

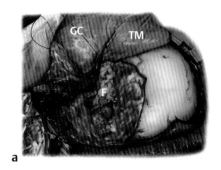
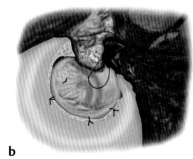

图17.1 联合经岩入路后用于填充骨及硬脑膜间隙及乳突气房的脂肪植入物。先前进行了颞骨开颅术和乳突切除术。颞肌已经翻转，并且在入路期间保留了帽状腱膜。（a）示意图。（b）术中图片。F：脂肪；GC：帽状腱膜；TM：颞肌

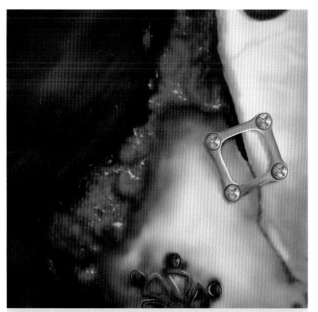

图17.2 骨瓣复位后由脂肪植入物填充的骨及硬脑膜缺损。通过螺钉和微型连接片将骨瓣固定在颅骨上

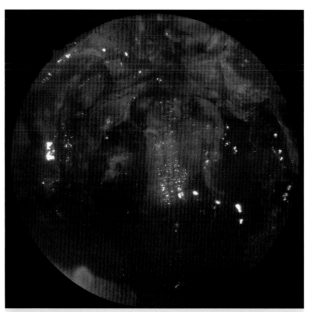

图17.3 内镜下鼻内经蝶入路后覆盖骨及硬脑膜缺损的中鼻甲黏膜软骨膜

束，这是一种通向胫骨的结构，作为肌肉附着的部位。在获取阔筋膜时应当小心，因为操作程序的错误可能导致取材供体部位的迟发性并发症。最常见的是，股外侧皮神经损伤可引起神经性疼痛，或因切除过大的筋膜而导致肌肉脱垂[23]。

对于经颅开放入路，颞肌筋膜是一种与阔筋膜相当的坚固替代物。它比颅骨膜更厚、更坚固。它可以与位于颞浅筋膜和颞深筋膜之间的脂肪一起获取。应注意保护面神经的额支。保护肌纤维和颞肌的神经支配和血管蒂不受损害。

当进行内窥镜下鼻内入路时，可以从鼻暴露期间遇到的结构中获得游离自体植入物。例如，可以从犁状骨和（或）筛骨垂直板获取软骨性或骨性的支撑物。这种坚实的支撑物与其他材料结合使用，对大范围的颅骨切除术后或ICP增高的患者（如肥胖、患有睡眠呼吸暂停症的患者）特别有用，以利于防止脑膨出或脑膜膨出。另一方面，值得记住的是：由于自体骨植入物可以发生放射性坏死，在术后预期将进行辅助放疗时不建议使用。同样，做一侧中鼻甲切除以获得该鼻孔内更多操作空间的情况下，中鼻甲的黏膜软骨膜也可用于覆盖颅底缺损（图17.3）。

17.2.2 非自体植入材料

在自体植入物不可用或与缺损不匹配的情况下，使用异体植入物或合成的非自体材料来重建颅底缺损是可行的替代方案。并且，它们具有易于取材的优点，且完全避免供体部位出现并发症的可能。理想的生物材料在传染病传播方面应该是安全的，并且具有很高的生物相容性，能够提供充足的支撑力、可塑性强、操作简便，可裁剪成任意特定的形状。此外，旨在用作硬脑膜替代品的非自体材料应该是不透水的，以确保切口的水密性封闭。大多数现代植入物不会与周围组织产生严重粘连，这有助于维持各个层面的解剖结构。

目前可获得各种不同的材料，例如胶原基质、牛和（或）猪的心包、马的肌腱，均在颅底入路后的重建中被广泛采用。它们既作为硬脑膜的替代物使用，也可以在完成硬脑膜初始修补后作为补充层使用。

在绝大多数手术中，开颅骨瓣可以放回原位，以恢复颅骨的连续性并避免因颅骨缺损而影响美观[24-28]。骨瓣固定有多种选择，包括使用不可吸收的缝线、连接片和螺钉、颅骨锁等（图17.2）。低切迹连接片系统在额部、翼点或眶颧区域较为可取。在某些情况下，当肿瘤侵入或侵蚀颅骨或在一些颅底入路后，都需要用到颅骨重建的人造材料[29-31]。颅骨替代物有很多选择，包括钛、聚醚醚酮（PEEK）、羟基磷灰石、有机玻璃（聚甲基丙烯酸甲酯，PMMA）[32-35]。某些材料的植入物可以在手术期间塑形，而其他材料则可以根据手术前1~2mm薄扫的计算机断层扫描（CT）的影像容积数据事先订制好。确定哪种植入物最合适，应考虑多种因素，包括缺损的大小、部位和形状，以及颅骨成形植入物的应用指征及费用/可获得性[29, 36-39]。

钛网是一种非常好的易于取得的材料，该材料可以在手术期间造模成型，以适合小尺寸的颅骨缺陷。在笔者的实践（Sebastien Froelich医生所在医院）中，它通常用于修补翼点区域的骨瓣，以避免在关键孔区域中产生空洞，并代偿颞肌萎缩导致的凹陷。其他的选择还包括可使用焦磷酸钙油灰或PMMA骨水泥来填充开颅线上的骨缺损。

在术前准备好的植入物可以使用不同的材料，最常见的是钛、有机玻璃、羟基磷灰石和PEEK材料[32, 33]。钛合金在颅骨成形术中易于制备和放置，因此其使用可缩短手术时间。但另一方面，钛合金植入后有可能带来更高的术后感染及植入物外露的风险。此外，它会在MRI和CT扫描仪上造成明显的伪影，应该避免在需要进行神经影像随访的肿瘤病例中使用该材料。羟基磷灰石具有很高的生物相容性和较低的感染风险。它还具有较好的骨生长引导特性，可以加速组织融合[40, 41]。然而，羟基磷灰石更昂贵，并且通常因术中需要精细调整定位而耗时较长[32]。

17.2.3 带血管蒂皮瓣

多年来，伴随着抵达颅底多个区域的不同手术通路的发展，许多局部和区域化的带血管蒂的皮瓣也不断完善，提升了外科手术重建阶段的质量。为了最佳地用好这些带血管蒂的植入物，必须对该部位肌筋膜和（或）黏膜层内含的供应血管的解剖知识有全面的了解。最近，已发现使用带蒂或游离的黏膜瓣覆盖骨硬脑膜缺损可有效降低内镜下鼻内手术后脑脊液漏的发生率[21]。实际上，鼻内带血管蒂黏膜瓣包括带蒂的鼻中隔后部黏膜瓣、反折瓣、下鼻甲黏膜瓣、中鼻甲黏膜瓣、前部基底的鼻外侧壁黏膜瓣和后部基底的鼻外侧壁黏膜瓣。其中最流行和应用最广泛的是鼻中隔黏膜瓣（NSF）（Hadad-

Bassagasteguy黏膜瓣）；它的主要特征是其蒂部由蝶腭动脉的分支形成相当长且粗大的、恒定的血供，易于获取，并且可以根据缺损的大小对黏膜表面任意裁剪[42, 43]。前文讨论的几种其他黏膜瓣通常用于增加植入物的表面积或者用于替换已经受损的鼻中隔黏膜瓣（NSF）[44]。其中包括改良的补救鼻中隔黏膜瓣、下鼻甲黏膜瓣[45, 46]、带血管蒂的中鼻甲黏膜瓣等[47-49]。另一方面，经颅手术中可用于覆盖缺损的带血管蒂的瓣包括经额骨膜瓣、经翼点颞顶筋膜瓣、枕部帽状腱膜骨膜瓣、面动脉肌黏膜（或黏膜）瓣，以及从手术入路就近取材的、裁剪的帽状腱膜薄片。在许多无法获取鼻黏膜瓣的手术病例中，新开发的多种局部带蒂的瓣（骨膜瓣、腭瓣和颞顶筋膜瓣），即使在复杂颅底重建（活动性感染、脑脊液漏、放射照射后等）的情况下也能产生良好的效果。

经额骨膜瓣是一种局域性的带蒂皮瓣，可以覆盖从额窦到蝶鞍以及从一侧眼眶到另一侧眼眶的颅底缺陷。它对前颅底的大缺损非常有用[50]。该区域骨膜由眶上和滑车上神经血管束提供强大的神经血管供应。

颞顶筋膜瓣依赖于颞浅动脉前支，也同样具有稳定可靠的血供。它可以扩展成非常大的覆盖表面。它由颞顶区域坚固的筋膜层及覆盖其上的皮下组织的纤维隔连接而成[51]。

17.3 当前的重建技术

17.3.1 经颅方法

在完成肿瘤切除和仔细止血后，即可以开始修复。重建旨在覆盖暴露的硬脑膜，防止脑脊液漏和脑组织疝出，并用健康的、带血供的组织代替手术无效腔。硬脑膜缝合应仔细、以水密性的封闭为目标。值得一提的是，在初始开颅显露阶段，就应该把颅骨膜、帽状腱膜和（或）肌肉层识别、保护和预留好，因为它们通常是用于重建最合适的组织。根据采用的手术路线，操作得当将简化手术结束阶段的组织取材过程。重要的是，在手术过程中要避免组织的干燥和过度牵拉，确保组织的活力。同样，仔细定位的骨切开和骨切除可以使关颅更容易（即放置皮瓣）。今后，我们在进行不同颅底区域最常用的手术入路的显露时，都应对术后重建做好特定的预案。

前颅底重建

重建从仔细的硬脑膜成形术开始。缝合小的硬脑膜缺损，而由硬脑膜内肿瘤累及引起的较大缺损则使用颅骨膜和（或）颞肌筋膜修补，水密性封闭是必需的，也是防止CSF漏的最佳的主要防护措施。冻干的同种异体硬脑膜或牛心包膜也可用于修复较大的缺损，但从骨瓣周围局部取得的颅骨膜是非常有效的封闭材料。使用细的5-0缝合线可降低孔针周围脑脊液漏的风险。无论缝合是否完整，在某些容易漏液的情况（脑室开放、额窦开放等）下，还可加用生物蛋白胶的方法来封闭硬脑膜。在切除侵入筛板的前颅底脑膜瘤后，也需要重建前颅窝的底部。这种情况下，可以采用以眶上动脉和滑车上动脉为血管蒂的骨膜瓣，塞入前颅底骨板和其上的硬脑膜之间，并用缝合线固定在骨板上或用生物蛋白胶固定。

如果在手术过程中额窦、筛窦或蝶窦被打开，或由于病变侵袭而被移除，就必须绝对防止鼻旁窦与硬脑膜内腔之间的连通。为此，通常采用两种主要策略：鼻窦"颅骨化"和保持足够的引流的鼻窦隔绝。两种技术的主要关注点和目标都是延缓黏液囊肿的发生，而黏液囊肿往往在鼻窦黏膜与其引流道隔断时发生。行鼻窦"颅骨化时，必须仔细彻底清除鼻窦黏膜。应使用金刚磨头磨除鼻窦骨结构的内表面，以确保所有黏膜均已被清除。当开颅手术碰到额窦开放时，别忘了应把骨瓣上附着的黏膜一并清除。鼻额管黏膜应予折叠挤压并推往鼻腔，尽量不要弄破。可以添加一片颞肌或筋膜以加固鼻额通道间的隔断。然后用脂肪和生物蛋白胶填塞额窦，并将骨膜瓣翻转盖住额窦，延展平铺至前颅窝底部的任何缺损处。行鼻窦隔绝时，必须首先探查

鼻窦的引流道并确保它没有堵塞。然后仔细分离其黏膜，继而将黏膜边缘缝合在一起或电凝以使黏膜内折闭合。另外，可以使用薄的骨蜡使窦腔隔离，但应避免窦的致密填塞。在任何情况下，鼻窦隔绝时，均应移除骨瓣侧的鼻窦黏膜。理想情况下，这些操作应在开颅及切开硬脑膜前完成，以降低颅内感染的风险。

硬脑膜封闭后，将骨瓣放回原位，通常使用低切迹连接片进行固定。颅骨钻孔处应用钛金属盖孔板或市售的孔塞。在额部区域，有时可以在皮肤下看到开颅线上的颅骨凹陷，这在审美上显然是令人不悦的。这种现象常常出现在帽状腱膜和硬脑膜之间发生粘连时，回缩时更明显。因此，鼓励外科医生小心地把骨瓣回纳到位并使用骨水泥、焦磷酸钙或任何其他不可吸收的填充剂。当因处理肿瘤所需而移除眶壁和眶顶时，可采用冻干的软骨植入物、胶原海绵或马肌腱植入物（Tachosil）进行重建（图17.4）。然而，在蝶眶脑膜瘤中，即使肿瘤切除后眶骨膜被广泛暴露，当眶骨膜完整时，我们也没有发现患者出现搏动性突眼的主诉。当眶骨膜开放或破损时，其重建是必需的，可使用细缝合线（6-0）逐渐把破损边缘重新拼接起来，并结合采用一层马肌腱植入物（Tachosil）。

除了先前曾行放射治疗及残留组织血供较差之外，在重建中通常不需要使用带血管蒂的皮瓣，而多采用颅骨膜和游离皮瓣。此外，带蒂皮瓣还可能会妨碍对早期肿瘤复发的监测。

中颅窝重建

同样，成功的重建基于充分的肿瘤切除和安全精确的止血。硬脑膜修补成形术是最主要的首选方法，尽管在本区域并不总是可行的，特别是在经岩前入路或海绵窦手术的情况下。在经岩前入路手术后，硬脑膜首先用缝合线重新拼接起来，并将颞肌

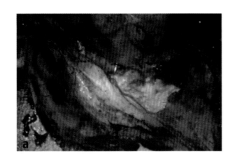
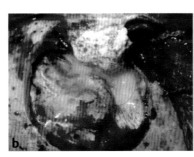

图17.4　颅眶入路后前颅底重建。（a）对颅底缺损患者使用胶原海绵作为支撑物。眼眶边缘和顶部磨除以及眶骨膜开放后可见眶周脂肪。（b）用胶原海绵覆盖眶周脂肪，而生物蛋白胶注射在硬脑膜上

筋膜的颅外层覆盖定位在缺损上并缝合到位。然后用脂肪和生物蛋白胶填塞骨切除后产生的空腔。在Kawase入路手术后，由于颞叶回落到位后有助于完成重建的原因，CSF漏很少发生。当发生CSF漏时，通常是因为中颅窝的气房未能充分封闭。这些特征（鼓室开裂、颧骨气房、大的乳突气房等）可以在术前CT中被识别，并应小心封闭。笔者的技术是首先用一层薄薄的骨蜡覆盖气房，然后用一层筋膜和生物蛋白胶覆盖。

在某些情况下，当颅底缺损使颞下窝与蝶腭窝发生连通时，尤其是当蝶窦或上颌窦开放破损时，必须进行充分的重建。可将一层阔筋膜或另一种硬脑膜替代物沿着中颅窝底从硬脑膜和骨板之间垫入，当脂肪最终被认定为不适用时（由于窦开放），还可以将带蒂的颞肌瓣植入（图17.1）。当窦的破损口很小时，可用一小片肌肉填塞破损口。这种操作手法，昵称"溜溜球"技术，在前床切除术时开放汽化的视柱病例中已有详细的描述[52]。在发生广泛颅底切除时，优选游离组织转移。游离腹直肌瓣或肌皮瓣可为复杂的颞骨缺损提供可靠的一期重建。

最后，骨瓣包括眼眶外嵴，用连接片和螺钉重新连接到颅顶，颞肌也解剖复位并沿着颞上线铆定在骨瓣上（即使颞肌部分用于中颅窝底的重建）（图17.2）。本方法可以通过把颞肌缝在骨瓣留存的肌肉条上或用缝线或螺钉直接悬吊在骨瓣上完成[53, 54]。

后颅底重建

后颅窝的硬脑膜在手术过程中经常收缩，并且在该位置CSF漏的风险更大，因此通常需要硬脑膜植入物以实现水密性封闭。当乳突气房打开时，例如，乙状窦后开颅术后，重建采用与中颅底相似的方式进行，首先是一层薄薄的骨蜡，但不填充在气房，然后是一层筋膜和生物蛋白胶。在桥脑小脑角，在打开内耳道后，一块肌肉或筋膜及生物蛋白胶有助于防止术后脑脊液通过中耳渗漏。

关于颅骨，无论采用枕骨骨瓣开颅术和（或）枕骨切除术，骨瓣可以复位和/或最终用合成化合物替代，合成化合物可事先根据缺损的尺寸和形状进行定制。头夹肌、头长肌和胸锁乳突肌也应缝合回原位。

在乳突切除术后，首先用一层薄骨蜡封闭乳突窦，然后用筋膜和生物蛋白胶覆盖。之后因钻孔所致的空腔可用自体脂肪和生物蛋白胶填塞。在某些情况下，当预期愈合不良时，可选用由顶部颅骨膜或颞肌制成的带蒂皮瓣覆盖硬脑膜。对于接受术后放射治疗的患者，当岩骨段颈内动脉（ICA）暴露时，应该用游离脂肪或者带血管蒂皮瓣进行覆盖，以避免感染及损伤。

17.3.2 内镜下鼻内入路

利用现代内镜技术和仪器，鼻内途径的可达范围已扩大覆盖至头尾轴向的所有腹侧颅底区域。许多病变，包括其中精心挑选的前颅底和后颅窝脑膜瘤病例，可以通过这个入路治疗。

通过鼻内通路切除脑膜瘤和其他颅底病变需要广泛的骨及硬脑膜切除，一些病例硬脑膜切除延伸到颅骨切除的边缘，蛛网膜池被广泛打开，和（或）有时还需打开第三脑室；于是无菌的硬脑膜内腔和有菌的鼻窦腔之间就有了大量的连通。

有效的水密性封闭是必需的，以恢复天然的硬脑膜内和硬脑膜外隔室，防止术后CSF漏。未能有效重建可能会导致严重的并发症，如脑膜炎、脑疝和张力性气颅[18]。

去除病灶后，必须根据缺损的位置和大小以及CSF通路开放的程度来定制重建。这可以用Kelly的评分进行评估，将脑脊液漏分为3级[55]。薄层脂肪和生物蛋白胶（Tisseel、Baxter、Vienna、Austria）首先安置在硬脑膜内位。然后通常用所谓的"垫圈密封"或"奶奶帽"技术来封闭硬脑膜缺损。在此类技术中，硬脑膜替代物置于硬脑膜外空间中[56, 57]，另有一层定制的、可再吸收半固体材料与其重叠在一起，用于卡嵌并固定住在硬脑膜外间隙的第一层修补材料。带血管蒂的Hadad黏膜瓣[42, 43]和最终的游离黏膜软骨瓣可覆盖在上述复合修补材料之上，并用生物蛋白胶和氧化纤维素止血纱布将修补材料保持在适当位置。

如今，在Napoli Federico Ⅱ大学神经外科，在扩大内镜下鼻内入路后，实现充分的颅底缺损骨和硬脑膜重建的最可靠技术，被称为"三明治技术"。

手术残腔内用脂肪植入物填充，而脂肪植入物又用6-0的聚丙烯缝线与由阔筋膜或硬脑膜替代物组成的3层补片缝在一起，其中最内侧的两层植入硬脑膜内腔，而最外侧的一层植于硬脑膜外腔。"三明治"修补材料在鼻腔外制作完毕，然后经鼻植入颅底。笔者根据长达30年的内镜下鼻内手术的经验开发了这项技术，在标准经鼻和扩展经鼻病例中广泛使用[57]（图17.5、图17.6）。

带血管蒂的鼻中隔黏膜瓣（NSF）用于覆盖蝶窦后壁，蝶窦充满纤维蛋白胶和氧化纤维素止血纱布，使黏膜瓣压平铺展在骨表面，有利其生根融合（图17.7）。必须进行严密的术后护理才能保障正确愈合。常规进行POD1# CT检查，以评估任何神经外科并发症和/或颅内积气的量。

患者应保持良好的术后习惯，以防止任何颅内压的增高和重建材料的移位。笔者建议患者尽早恢复行走，避免弯腰或下蹲，避免打喷嚏和吹鼻子，并建议服用大便软化剂。一般无须腰大池引流。

内镜经鼻入路（EEA）后重建的原则可归纳如下：①获得隔离颅内空间和鼻腔鼻窦间隙的水密性封闭，从而避免感染，防止气流进入颅内空间（气颅）。②提供足够强度的颅内容物支撑，从而防止脑组织疝入手术缺损区。③维持鼻窦系统的功能并尊重美观上的要求。

17.4　讨论和结论

多层重建技术根据不同病例选择带血管蒂的黏膜瓣或肌筋膜瓣，为大型的颅底缺损提供了最可靠的重建。这确保了颅内空间与外部环境的成功隔离，从而防止了诸如脑膜炎、颅内脓肿、脑膨出、CSF漏和张力性气颅等并发症。在某些情况下，使用游离或带蒂的皮瓣会很有用。特别是处理因大型颅

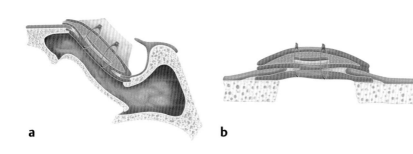

a　　　　b

图17.5　内镜下鼻内扩大入路后通过"三明治技术"修复骨及硬脑膜缺损的示意图。（a）矢状面观。（b）冠状面观

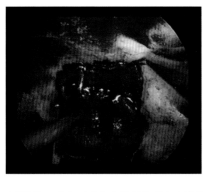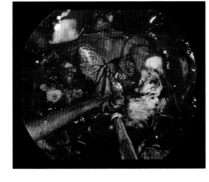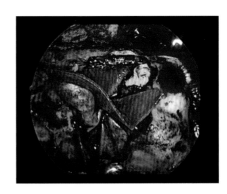

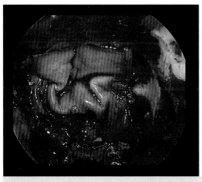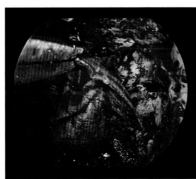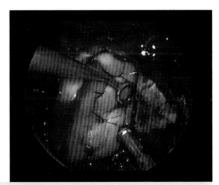

图17.6　使用"三明治技术"重建颅底的术中内镜下分步骤展示

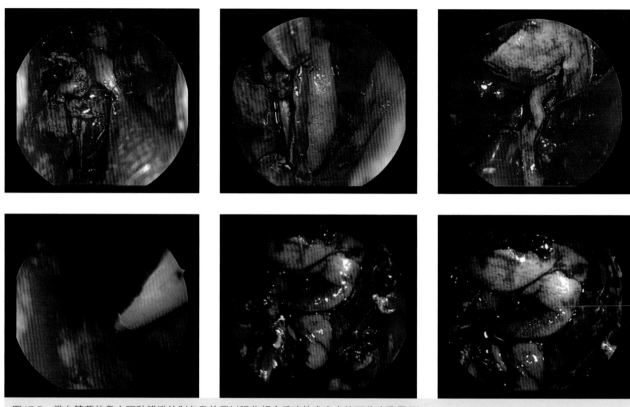

图17.7　带血管蒂的鼻中隔黏膜瓣的制备及放置以强化颅底重建的术中内镜下分步骤展示

底缺损，和（或）将接受放射治疗的患者（即受体部位血供不良）而导致的高流量CSF漏时尤其有用。

在外科手术的开颅阶段，就必须预先设计和保存好供最后重建使用的组织。另一个重要方面是，为了实现良好的骨质和硬脑膜重建，对于硬脑膜和骨平面必须做到至少部分保存。

参考文献

[1] Al-Nashar IS, Carrau RL, Herrera A, et al. Endoscopic transnasal transpterygopalatine fossa approach to the lateral recess of the sphenoid sinus. Laryngoscope, 2004, 114(3):528–532.

[2] Fahlbusch R, Schott W. Pterional surgery of meningiomas of the tuberculum sellae and planum sphenoidale: surgical results with special consideration of ophthalmological and endocrinological outcomes. J Neurosurg, 2002, 96(2):235–243.

[3] Magro F, Solari D, Cavallo LM, et al. The endoscopic endonasal approach to the lateral recess of the sphenoid sinus via the pterygopalatine fossa: comparison of endoscopic and radiological landmarks. Neurosurgery, 2006, 59(4) suppl 2:ONS237–ONS242, discussion ONS242–ONS243.

[4] Parkinson D. Extradural neural axis compartment. J Neurosurg, 2000, 92(4):585–588.

[5] Prevedello DM, Kassam AB, Snyderman C, et al. Endoscopic cranial base surgery: ready for prime time? Clin Neurosurg, 2007, 54:48–57.

[6] Solari D, Magro F, Cappabianca P, et al. Anatomical study of the pterygopalatine fossa using an endoscopic endonasal approach: spatial relations and distances between surgical landmarks. J Neurosurg, 2007, 106(1):157–163.

[7] Tschabitscher M, Galzio RJ. Endoscopic anatomy along the transnasal approach to the pituitary gland and the surrounding structures. In: de Divitiis E, Cappabianca P, eds. Endoscopic Endonasal Transsphenoidal Surgery. Vienna, New York: Springer-Verlag, 2003:21–39.

[8] Wen HT, Rhoton AL, Jr, Katsuta T, de Oliveira E. Microsurgical anatomy of the transcondylar, supracondylar, and paracondylar extensions of the far-lateral approach. J Neurosurg, 1997, 87(4):555–585.

[9] Javed T, Sekhar LN. Surgical management of clival meningiomas. Acta Neurochir Suppl (Wien), 1991, 53:171–182.

[10] Kawase T, Shiobara R, Toya S. Anterior transpetrosal–transtentorial

approach for sphenopetroclival meningiomas: surgical method and results in 10 patients. Neurosurgery, 1991, 28(6):869 – 875, discussion 875–876.

[11] Lang DA, Neil–Dwyer G, Iannotti F. The suboccipital transcondylar approach to the clivus and cranio–cervical junction for ventrally placed pathology at and above the foramen magnum. Acta Neurochir (Wien), 1993, 125(1–4):132–137.

[12] MacDonald JD, Antonelli P, Day AL. The anterior subtemporal, medial transpetrosal approach to the upper basilar artery and pontomesencephalic junction. Neurosurgery, 1998, 43(1):84–89.

[13] Miller E, Crockard HA. Transoral transclival removal of anteriorly placed meningiomas at the foramen magnum. Neurosurgery, 1987, 20(6):966–968.

[14] Nakamura M, Samii M. Surgical management of a meningioma in the retrosellar region. Acta Neurochir (Wien), 2003, 145(3):215–219, discussion 219–220.

[15] Reisch R, Bettag M, Perneczky A. Transoral transclival removal of anteriorly placed cavernous malformations of the brainstem. Surg Neurol, 2001, 56(2):106–115, discussion 115–116.

[16] Seifert V, Raabe A, Zimmermann M. Conservative (labyrinthpreserving) transpetrosal approach to the clivus and petroclival region – indications, complications, results and lessons learned. Acta Neurochir (Wien), 2003, 145(8):631–642, discussion 642.

[17] Sepehrnia A, Knopp U. The combined subtemporal–suboccipital approach: a modified surgical access to the clivus and petrous apex. Minim Invasive Neurosurg, 2002, 45(2):102–104.

[18] Cappabianca P, Solari D. Skull base osteo–dural repair: the Achilles' heel of the extended transsphenoidal skull base approaches. World Neurosurg, 2010, 73(6):627–629.

[19] Hachem RA, Elkhatib A, Beer–Furlan A, et al. Reconstructive techniques in skull base surgery after resection of malignant lesions: a wide array of choices. Curr Opin Otolaryngol Head Neck Surg, 2016, 24(2):91–97.

[20] Thorp BD, Sreenath SB, Ebert CS, et al. Endoscopic skull base reconstruction: a review and clinical case series of 152 vascularized flaps used for surgical skull base defects in the setting of intraoperative cerebrospinal fluid leak. Neurosurg Focus, 2014, 37(4):E4.

[21] Campbell RG, Patwa H, Tang IP, et al. Cranial base reconstruction after transcranial and transnasal skull base surgery for median lesions. In: Cappabianca P, Cavallo LM, de Divitiis O, Esposito F, eds. Midline Skull Base Surgery. Switzerland: Springer International Publishing, 2016:333–336.

[22] Reyes C, Mason E, Solares CA. Panorama of reconstruction of skull base defects: from traditional open to endonasal endoscopic approaches, from free grafts to microvascular flaps. Int Arch Otorhinolaryngol, 2014, 18 suppl 2:S179–S186.

[23] Amit M, Margalit N, Abergel A, et al. Fascia lata for endoscopic reconstruction of high–flow leaks: the champagne cork technique. Otolaryngol Head Neck Surg, 2013, 148(4):697–700.

[24] Afifi A, Djohan RS, Hammert W, et al. Lessons learned reconstructing complex scalp defects using free flaps and a cranioplasty in one stage. J Craniofac Surg, 2010, 21(4): 1205–1209.

[25] Baumeister S, Peek A, Friedman A, et al. Management of postneurosurgical bone flap loss caused by infection. Plast Reconstr Surg, 2008, 122(6):e–195–e–2–08.

[26] Shonka DC, Jr, Potash AE, et al. Successful reconstruction of scalp and skull defects: lessons learned from a large series. Laryngoscope, 2011, 121(11):2305–2312.

[27] Yano T, Okazaki M, Tanaka K, et al. The flap sandwich technique for a safe and aesthetic skull base reconstruction. Ann Plast Surg, 2016, 76(2):193–197.

[28] Yano T, Tanaka K, Kishimoto S, et al. Review of skull base reconstruction using locoregional flaps and free flaps in children and adolescents. Skull Base, 2011, 21(6):359–364.

[29] Archavlis E, Carvi Y Nievas M. The impact of timing of cranioplasty in patients with large cranial defects after decompressive hemicraniectomy. Acta Neurochir (Wien), 2012, 154(6): 1055–1062.

[30] Bender A, Heulin S, Röhrer S, et al. Early cranioplasty may improve outcome in neurological patients with decompressive craniectomy. Brain Inj, 2013, 27(9):1073–1079.

[31] Chang V, Hartzfeld P, Langlois M, et al. Outcomes of cranial repair after craniectomy. J Neurosurg, 2010, 112(5): 1120–1124.

[32] Lindner D, Schlothofer–Schumann K, Kern BC, et al. Cranioplasty using custom–made hydroxyapatite versus titanium: a randomized clinical trial. J Neurosurg, 2017, 126 (1):175–183.

[33] Wiggins A, Austerberry R, Morrison D, et al. Cranioplasty with custom–made titanium plates–14 years experience. Neurosurgery, 2013, 72(2):248–256, discussion 256.

[34] Ridwan–Pramana A, Marci á n P, Bor á k L, et al. Finite element analysis of 6 large PMMA skull reconstructions: a multi–criteria evaluation approach. PLoS One, 2017, 12(6):e0179325.

[35] Jaberi J, Gambrell K, Tiwana P, et al. Long–term clinical outcome analysis of poly–methyl–methacrylate cranioplasty for large skull

defects. J Oral Maxillofac Surg, 2013, 71(2):e81–e88.

[36] Huang YH, Lee TC, Yang KY, et al. Is timing of cranioplasty following posttraumatic craniectomy related to neurological outcome? Int J Surg, 2013, 11(9):886–890.

[37] Zanaty M, Chalouhi N, Starke RM, et al. Complications following cranioplasty: incidence and predictors in 348 cases. J Neurosurg, 2015, 123(1):182–188.

[38] Yano T, Okazaki M, Tanaka K, et al. A new concept for classifying skull base defects for reconstructive surgery. J Neurol Surg B Skull Base, 2012, 73(2):125–131.

[39] Archer JB, Sun H, Bonney PA, et al. Extensive traumatic anterior skull base fractures with cerebrospinal fluid leak: classification and repair techniques using combined vascularized tissue flaps. J Neurosurg, 2016, 124(3):647–656.

[40] Piitulainen JM, Kauko T, Aitasalo KM, et al. Outcomes of cranioplasty with synthetic materials and autologous bone grafts. World Neurosurg, 2015, 83(5):708–714.

[41] Staffa G, Barbanera A, Faiola A, et al. Custom made bioceramic implants in complex and large cranial reconstruction: a two–year follow–up. J Craniomaxillofac Surg, 2012, 40(3):e65–e70.

[42] Hadad G, Bassagasteguy L, Carrau RL, et al. A novel reconstructive technique after endoscopic expanded endonasal approaches: vascular pedicle nasoseptal flap. Laryngoscope, 2006, 116(10):1882– 1886.

[43] Kassam AB, Thomas A, Carrau RL, et al. Endoscopic reconstruction of the cranial base using a pedicled nasoseptal flap. Neurosurgery, 2008, 63 suppl 1:ONS44–ONS52, discussion ONS52–ONS53.

[44] Rivera–Serrano CM, Snyderman CH, Gardner P, et al. Nasoseptal "rescue" flap: a novel modification of the nasoseptal flap technique for pituitary surgery. Laryngoscope, 2011, 121(5):990–993.

[45] Harvey RJ, Sheahan PO, Schlosser RJ. Inferior turbinate pedicle flap for endoscopic skull base defect repair. Am J Rhinol Allergy, 2009, 23 (5):522–526.

[46] Yip J, Macdonald KI, Lee J, et al. The inferior turbinate flap in skull base reconstruction. J Otolaryngol Head Neck Surg, 2013, 42:6.

[47] Prevedello DM, Barges–Coll J, Fernandez–Miranda JC, et al. Middle turbinate flap for skull base reconstruction: cadaveric feasibility study. Laryngoscope, 2009, 119(11):2094–2098.

[48] Simal Julián JA, Miranda Lloret P, Cárdenas Ruiz–Valdepeñas E, et al. Middle turbinate vascularized flap for skull base reconstruction after an expanded endonasal approach. Acta Neurochir (Wien), 2011, 153(9): 1827–1832.

[49] Wang X, Zhang X, Hu F, et al. Middle turbinate mucosal flap in endoscopic skull base reconstruction. Turk Neurosurg, 2016, 26(2): 200–204.

[50] Patel MR, Shah RN, Snyderman CH, et al. Pericranial flap for endoscopic anterior skull–base reconstruction: clinical outcomes and radioanatomic analysis of preoperative planning. Neurosurgery, 2010, 66(3):506–512, discussion 512.

[51] Fortes FS, Carrau RL, Snyderman CH, et al. Transpterygoid transposition of a temporoparietal fascia flap: a new method for skull base reconstruction after endoscopic expanded endonasal approaches. Laryngoscope, 2007, 117(6):970–976.

[52] Chi JH, Sughrue M, Kunwar S, et al. The "yo–yo" technique to prevent cerebrospinal fluid rhinorrhea after anterior clinoidectomy for proximal internal carotid artery aneurysms. Neurosurgery, 2006, 59 suppl 1:ONS101–ONS107, discussion ONS101–ONS107.

[53] Arnaout O, Al–Mefty O. Combined petrosal approach for petroclival meningioma. Neurosurg Focus, 2017, 43 VideoSuppl2:V6.

[54] Abolfotoh M, Dunn IF, Al–Mefty O. Transmastoid retrosigmoid approach to the cerebellopontine angle: surgical technique. Neurosurgery, 2013, 73(1) suppl Operative:ons16–ons23, discussion ons23.

[55] Esposito F, Dusick JR, Fatemi N, et al. Graded repair of cranial base defects and cerebrospinal fluid leaks in transsphenoidal surgery. Neurosurgery, 2007, 60(4) suppl 2:295–303, discussion 303–304.

[56] Leng LZ, Brown S, Anand VK, Schwartz TH. "Gasket–seal" watertight closure in minimal–access endoscopic cranial base surgery. Neurosurgery, 2008, 62(5) suppl 2:E342–E343, discussion E343.

[57] Cavallo LM, Messina A, Esposito F, et al. Skull base reconstruction in the extended endoscopic transsphenoidal approach for suprasellar lesions. J Neurosurg, 2007, 107(4):713–720.

第十八章　复发性颅底脑膜瘤的治疗

Sheri K. Palejwala，Garni Barkhoudarian，Walavan Sivakumar，Daniel F. Kelly

译者：深圳大学附属第一医院　黄国栋

摘要：颅底脑膜瘤由于经常侵犯或包绕重要的神经血管结构，初次手术或二次切除都难以完全切除。多达1/3的颅底脑膜瘤在初次手术后会复发或进展。鉴于其复杂多变的位置和生长方式，这类脑膜瘤的治疗极具挑战。目前最好是通过手术最大可能重新切除以及立体定向放射（SRT）或立体定向放射外科（SRS）来治疗，目的是逆转神经功能缺失并减缓或阻止肿瘤进展。虽然手术全切是无复发生存最强的预测因素，与复发次数无关，SRT和SRS仍是许多复发性脑膜瘤的关键治疗选择。根据肿瘤的位置，SRS或SRT的集中放射在单独使用时显示出与手术相当的结果，并且用作辅助治疗时具有良好的肿瘤控制率，包括次全切除和完全切除时，以及对于一些高级别（非典型的）和多次复发的肿瘤。除了再次手术和放射治疗外，许多化疗和激素疗法已经过试验，有些药物疗效有限，但没有肿瘤消失或缓解的证据。颅底复发或进展的脑膜瘤最好通过团队进行治疗，提供多模式的治疗，包括传统手术和内镜锁孔手术相结合以实现最大范围安全切除，以及SRS和SRT集中放射治疗，并继续寻找基于肿瘤遗传学和生物标志物的有效靶向疗法。

关键词：间变型、非典型、化疗、内镜手术、脑膜瘤、显微外科手术、微创、放射外科、复发、颅底。

18.1　概述

脑膜瘤占所有脑肿瘤的1/3以上，是美国最常见的原发性脑肿瘤，终生患病风险约为1%。根据2016年世界卫生组织（WHO）分类指南，70%～80%的脑膜瘤是WHO Ⅰ级，20%～25%是WHO Ⅱ级，以及1%～6%是WHO Ⅲ级。脑膜瘤的发病率随年龄的增长而逐渐增加，中位年龄为65岁，女性患病可能性增加2～3倍[1]。鉴于脑膜瘤的总体患病率，并且高达30%可能是更高的分级，初次治疗后终生的复发风险是显著的。就本章而言，颅底脑膜瘤包括蝶鞍、鞍旁、嗅沟、鞍结节、蝶骨、岩骨嵴和枕骨大孔的脑膜瘤。颅底脑膜瘤比其他类型更容易复发，与重要神经血管结构的关系让治疗更具挑战性。

18.2　复发

高达20%的良性脑膜瘤和70%的非典型脑膜瘤在初次手术全切后复发[1, 2]。复发取决于一些因素，特别是首次切除的程度，颅内位置，初次的肿瘤组织病理学和分子遗传学特征，前期（复发或治疗失败前）辅助治疗的使用，以及与放射或遗传综合征相关的脑膜瘤的特殊情况。颅底脑膜瘤占所有脑膜瘤的20%～30%，特别容易进展和复发，因为这类脑膜瘤侵犯包绕颅底重要的神经血管结构，使完全切除不太可行[3]。

18.2.1　临床表现

大多数复发性颅底脑膜瘤通过随访的MRI或CT诊断，因为长期影像学随访远程监测复发已成为常见做法[1, 4]。然而，一些患者因神经血管结构的压迫而表现出局部的神经功能缺失，当肿瘤位于颅底或引起占位效应时尤其如此。若肿瘤生长迅速，使得周围结构没有足够的时间来代偿相对活跃的生长速度，这种表现更可能发生。

18.2.2　切除程度

自1957年Simpson首次提出以来，切除程度一直被认为是脑膜瘤复发和无复发生存期最重要的指标（表18.1）。最大可能预防复发是肿瘤首次全切或Simpson Ⅰ-Ⅱ级切除[5-7]。但颅底脑膜瘤由于侵犯重要的神经血管结构导致常常无法Ⅰ级切除。

尽管如此，Ⅱ级或Ⅲ级切除也与复发率降低和无复发生存率增加有关[6-8]。因此，与肿瘤复发相比，完整的、根治性的切除最有可能在初次切除时实现。另外，即使多次复发，也应尽可能手术切除。然而，在许多复发性颅底脑膜瘤中，根治性切除并不是一个合理的目标，最佳的治疗选择是骨性减压和通过辅助放疗或放射外科进行安全有效的减瘤[9-12]。

18.2.3 位置

颅内脑膜瘤通常分为颅底脑膜瘤和凸面脑膜瘤。不论肿瘤分级如何，颅底脑膜瘤比凸面脑膜瘤更容易复发，因为大多数非典型和间变型脑膜瘤生长在颅脑凸面。颅底脑膜瘤的复发率较高主要缘自周围神经血管结构对肿瘤切除的挑战[5, 6, 13]。矢状窦旁脑膜瘤应与凸面脑膜瘤相区分，因为上矢状窦的受累或明显侵犯会产生与颅神经受累相似的手术限制，对感觉运动皮层附近的大脑镰和镰旁脑膜瘤尤其如此[15]。在这种情况下，尤其考虑到病变的良性特征，手术完全切除并不可取。根据定义，Simpson Ⅰ级切除不能保证无显著致残率甚至死亡率。因此，颅底和矢状窦旁脑膜瘤的再生率、复发率显著增加以及总生存率降低[1, 2, 5, 6, 13]。

18.2.4 组织病理学

世界卫生组织（WHO）将脑膜瘤分为15种亚型，并分为3组：WHO Ⅰ级、WHO Ⅱ级（非典型）和WHO Ⅲ级（间变性）脑膜瘤。3组复发率和侵袭程度逐渐增加。根据2016年分级标准，非典型WHO Ⅱ级脑膜瘤已从占所有脑膜瘤的6%～10%升至20%～25%，而WHO Ⅰ级脑膜瘤的结果得到改善，反映出其良性病变的特征[1, 6]。肿瘤组织学对肿瘤复发起重要作用。尽管WHO Ⅲ级脑膜瘤远没有那么常见，但它们与WHO Ⅰ级和Ⅱ级相比更容易在短时间内复发。WHO Ⅲ级脑膜瘤更具侵袭性和局部侵犯，在晚期阶段甚至出现颅外转移。

表18.2总结了脑膜瘤的发病率、生存率和复发率，按WHO分级进行分层。根据几项大型研究，颅底脑膜瘤与其他位置的脑膜瘤相比没有更高比例的Ⅱ级或Ⅲ级脑膜瘤[1, 13, 14]。

激素受体

雌激素受体，尽管在脑膜瘤中很少表达，更可能出现在WHO Ⅰ级脑膜瘤中。黄体酮受体与Ⅰ级脑膜瘤密切相关，并且在非典型脑膜瘤中几乎不存在。然而，黄体酮受体并未显示出是良好结局的独立预测因子[1]。一些研究显示，孕激素受体阴性脑膜瘤的Ki-67指数更高，但这不能表明受体状态与肿瘤侵袭性之间的因果关系，因为受体状态与许多混杂变量相关，其中最显著的是组织学分级[15]。

18.2.5 辐射诱发的脑膜瘤

辐射是脑膜瘤唯一已知的环境危险因素，辐射引起的脑膜瘤是最常见的脑肿瘤[1, 16]。辐射诱发的脑膜瘤表现出多样性的可能增加约6倍，在5%～19%的病例中发生。此外，辐射诱发的脑膜瘤更可能是非典型的或间变型的，核异型性、多型性、细胞性、坏死、局部侵袭和有丝分裂的发生率更高[16, 17]。与高级别脑膜瘤类似，在比较了所有亚型、WHO分级和不同切除程度后，辐射诱发的脑

表 18.1	脑膜瘤切除范围的Simpson分级[7]
Simpson 分级	**切除范围**
Ⅰ	肿瘤全切除并切除肿瘤累及的硬脑膜和颅骨
Ⅱ	肿瘤全切除并切除肿瘤累及的硬脑膜
Ⅲ	肿瘤全切除，对肿瘤累及的硬脑膜和颅骨没有任何处理
Ⅳ	肿瘤部分切除
Ⅴ	仅活检

表18.2 基于WHO分级的脑膜瘤发病率、无进展生存率、总生存率和复发率

WHO分级	发病率（%）	无进展生存率（%）		总生存率（%）		复发率*（%）
		5年	10年	5年	10年	
Ⅰ	70～80	97.5	87.5	92	81	7～25
Ⅱ	20～25	48.4	22.6	78.4	53.3	<70
Ⅲ	1～6	8.4	0	44.0	14.2	50～94

*全切除后（Simpson Ⅰ-Ⅱ级）

膜瘤复发率为25.6%，显著高于散发性脑膜瘤11.4%的复发率。在所有治疗过的辐射诱发的脑膜瘤中，11.6%会多次复发[16-18]。辐射诱发的脑膜瘤的治疗与其他遗传学特征的或散发的脑膜瘤一样，都是采取手术全切。然而，其局部侵袭性和多样性带来了额外的挑战。在考虑手术切除时，不仅要考虑先前的辐射暴露，还要考虑去血管化的、受辐射过的头皮和软组织[16]。在这些情况下，微创和内镜辅助技术可以在尽可能减小手术创伤、促进切口愈合和加速康复方面发挥重要作用。鉴于辐射诱发的脑膜瘤可能级别更高以及局部侵袭性，建议尽可能地对广泛的硬脑膜和骨边缘进行手术切除。据估计，位于颅底和大脑镰旁的辐射诱导的脑膜瘤复发率高于凸面脑膜瘤，因为解剖的关系限制了更广泛的切除[16, 17]。矛盾的是，放疗或放射外科也可作为这类脑膜瘤重要的辅助治疗手段，并且经常成功地用作辅助治疗或作为唯一的治疗手段[16, 18]。

18.2.6　脑膜瘤的辅助治疗

某些研究主张在没有复发或再生征象的情况下，对WHO Ⅰ级脑膜瘤、非典型和高级别脑膜瘤初次手术次全切后使用前期辅助放射外科治疗。在肿瘤侵犯海绵窦或颅底的其他重要神经血管结构的情况下，可以分阶段进行治疗，目的是切除可安全到达的部分并使用辅助放射外科治疗更具侵入性且手术不易到达的部分[19]。

除了完全切除的WHO Ⅰ级脑膜瘤以外，这种放射辅助治疗的复发或残余生长率为4%～8%，少数病例有短暂的生长期[20]。反对这种做法的一个论点是过早地使用了治疗复发脑膜瘤的一个主要治疗手段。若过早使用放射外科用于残余肿瘤的控制或放疗高级别肿瘤瘤床，当以后需再次放疗时可能会让大脑更容易受到辐射的不利影响。

18.2.7　多次复发

多次复发在非典型脑膜瘤中更为常见，平均复发3～4次。首次复发（1～3次）与切除范围密切相关，而随后的复发（>4次）与首次治疗（手术vs.放疗或放射外科）以及切除范围、放射剂量无关。此外，首次复发更可能是局部复发，而随后的复发逐渐向外周扩展并远离原来的位置[13]。

对有≥3个脑膜瘤患者的遗传分析显示，存在

X染色体相同拷贝的失活或相同的NF2突变。这支持多发脑膜瘤是克隆性的并且通过硬脑膜扩散的假说[1]。同样，病理研究证实在瘤周甚至远隔部位的硬脑膜存在脑膜细胞巢[21]。如前所述，多次复发在具有种系突变和辐射诱导背景的肿瘤相关的家族性综合征中更常见，特别是高级别脑膜瘤。肿瘤复发的频率表明了肿瘤的侵袭性，也增加了未来复发的可能性，并且复发之间的间隔会逐渐缩短。

18.3　治疗

对外科医生和其团队以及患者来说，复发或进展性颅底脑膜瘤最开始的治疗选择是：观察、通过相同或不同的入路再次手术切除、立体定向放射（SRT）治疗或立体定向放射外科（SRS）、辅助疗法，或者在很多情况下综合治疗。决策过程应根据患者的年龄、并发症、复发位置、肿瘤组织学以及之前的手术和非手术治疗进行个体化选择。例如，侵犯颅神经或血管的脑膜瘤，先前已行手术切除而没有接受过SRT或SRS治疗，现肿瘤复发，可以行SRS或SRT治疗（病例1）。然而，随着新的脑干压缩，若是先前手术的鞍旁脑膜瘤（侧方入路）复发并出现新的脑干压迫，可以经鼻经斜坡进行骨减压和肿瘤切除，通过影像检查随访或SRT治疗（病例3）。多种并发症且具有侵袭性的颅底脑膜瘤患者，已行手术切除和SRS／SRT治疗，可以考虑更多未经证实的疗法，如化疗或激素疗法（例如使用米非司酮）。患者必须明白手术切除和SRS或SRT治疗是治疗颅底脑膜瘤的标准且被证实有效的治疗方法，其他如化疗和激素疗法等则被认为是试验性的。

18.3.1　观察

通过连续的医学影像随访观察是一个可行的选择，特别是对于小的复发肿瘤、低级别肿瘤、无症状肿瘤、高风险患者、靠近重要结构和不易到达的肿瘤。在复发的早期阶段尤其如此，因为很难将肿瘤复发与术后或放疗后的改变区分开来。值得注意的是，虽然WHO Ⅱ-Ⅲ级脑膜瘤复发的比例更高，但大多数脑膜瘤都是WHO Ⅰ级，这类肿瘤生长缓慢，通常可以安全地通过连续MRI随访，特别是对于老年患者或有严重并发症的患者。对于大多数无症状的、肿瘤生长缓慢的患者（特别是老年患者），可以每6个月

行MRI随访，如果出现症状或占位效应，可考虑再次手术切除、SRS/SRT或其他辅助治疗。

18.3.2 手术切除

大多数有症状的复发颅底脑膜瘤患者需要再次手术切除，那些没有症状但连续影像随访观察到肿瘤进展和占位效应的患者也是如此。许多患者（但不是大多数）也将在随后的SRS或SRT治疗中受益，因为肿瘤通常不能被完全切除，特别是包绕血管或颅神经的侵袭性颅底脑膜瘤。因此，在再次手术前应进行充分评估，患者可能需要多模式治疗。

与首次切除一样，防止再次复发以及改善无复发生存率和总生存率的最重要因素是切除范围[13]。虽然有人建议，因为多次复发与不良预后相关，即使有颅神经麻痹或脑脊液（CSF）漏等短暂并发症的风险，也应行根治性切除[5]。包括笔者在内的多数学者，则主张再次手术以最大范围安全切除，首要目标是保护神经、恢复或维持生活质量[12]。

手术目标

复发性颅底脑膜瘤的手术目标可以是最大范围切除或仅仅对重要神经血管结构减压。早期根治性切除已被证明对复发的患者有生存获益。此外，Simpson Ⅰ-Ⅱ级的根治性切除特别适用手术入路可到达的肿瘤和有症状的患者[13]。值得注意的是，根治性再切除不如首次完全切除有效，但仍然是无病生存最大的预测因素[5]。然而，再次手术过度切除会明显降低患者的生活质量，伴随严重的并发症且无生存优势。同样，手术目标应该基于对根治性切除可行性的实际考虑，权衡手术可能引发的神经功能缺失和其他并发症。

手术入路

复发性颅底脑膜瘤的最佳手术方法主要取决于肿瘤位置、先前使用的手术入路、复发肿瘤的生长方式、瘤周颅神经和血管导致的解剖限制，以及患者先前是否接受过SRS或SRT治疗。鉴于许多复发性颅底脑膜瘤出现在中线或中线附近，通常采用的手术入路包括传统的侧颅底入路、乙状窦后入路以及结合内镜和眶上眉弓入路的新型锁孔手术、小翼点入路和内镜经鼻入路[11—13, 22, 23]。

手术入路选择的目的是确保到达肿瘤位置、充分保护血管、对重要结构进行减压，以及在可能的情况下对硬脑膜边缘进行广泛切除，避免对重要的神经血管结构不必要的操作。

原手术入路

局部复发且不超过原来范围的脑膜瘤，再次手术时可采用与首次切除相同的手术入路。然而，因为术野局限导致的肿瘤残余再次手术切除时可能也会受到阻碍，此时使用内镜可能有帮助。另外，再次切除时会增加先前手术操作或放疗过的重要神经血管结构损伤的风险。纤维化和瘢痕增生会模糊解剖标志，增加颅神经麻痹和血管损伤的可能性。最后，多次手术和放疗对切口愈合也会造成影响，特别是辐射诱发的脑膜瘤复发，因为可能需要组织移植物封闭头皮[16]。经鼻入路的颅底重建可能特别有挑战性，因为一些自体的组织移植物如鼻中隔黏膜可能不可用，并且有脑脊液漏的风险，尤其是先前接受过放疗的患者，风险会更高。

不同的手术入路

对于远处复发或残余肿瘤再生，若原来的手术入路无法到达，需要采取不同的手术入路，其优点主要是可避开瘢痕组织、清晰辨认解剖标志、准确识别重要结构以及降低并发症发生率。许多颅底脑膜瘤可能需要多种手术入路，包括经颅和内镜经鼻入路。例如，通过额下或内镜扩大入路切除的前颅底或嗅沟脑膜瘤，肿瘤复发的部位可能处于先前手术暴露的极限，需要其他手术入路切除，或者为避开瘢痕组织而采用替代手术入路。

类似地，鞍上脑膜瘤可用经蝶或经颅（翼点/眶-额）入路切除。对鞍上空间的眶上开颅是一种未充分利用的入路，可提供直达肿瘤的路径，很大程度上避免先前手术入路的瘢痕组织，并且可对视神经进行减压。传统的显微手术结合内镜，可在更小创伤的情况下最大范围安全切除肿瘤（图18.1）。采用眉弓切口，组织受放疗影响小，可最大限度减少术后切口并发症和脑脊液漏。McLaughlin等报道了7例眶上入路结合内镜切除复发或迟发进展脑膜瘤，肿瘤均被充分切除，2/3患者视力有改善[24]。

微创和锁孔手术，特别是内镜经鼻入路，对切除复发性颅底脑膜瘤很重要，手术的目标通常是根治性切除。在这些情况下，如果没有明显的发病

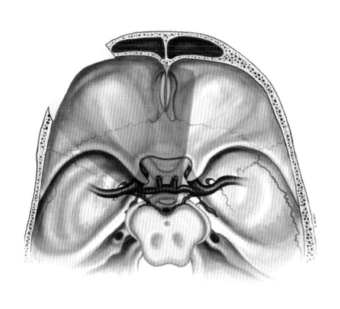

图18.1　眶上眉弓开颅结合内镜可到达的范围

率，完全切除肿瘤而没有并发症几乎不可能，因此需多模式治疗。手术入路，特别是内镜入路，可用于重要神经血管结构的骨性减压。比如视神经或垂体，与肿瘤充分分离，以保护这些结构受到放射影响；若存在与肿瘤或放射相关的水肿，还可避免骨质陷入。通过选择性肿瘤切除进行手术减压比单独放疗能更有效地缓解颅神经麻痹症状，因此即使完全切除不可能也应该尝试[10]。除了减压关键结构，手术次全切可改善放疗安全性以及缓解临床症状，还可以帮助不易切除的肿瘤残余去血管化。

　　肿瘤治疗的第二阶段是放疗或分割放疗，以便控制肿瘤。这对侵犯海绵窦的鞍旁脑膜瘤是一种有效方法，因为垂体、视交叉和颈动脉可得到减压，而肿瘤侵犯海绵窦或Meckel腔的部分可以更安全地放疗[19]。类似的方法可用于岩斜、蝶骨翼或枕骨大孔脑膜瘤，在最大范围安全切除的同时进行减压，并在放射敏感的重要组织结构和残余肿瘤之间制造安

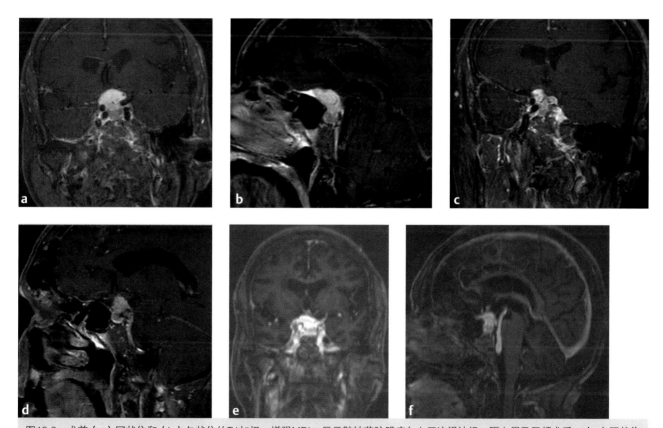

图18.2　术前（a）冠状位和（b）矢状位的T1加权、增强MRI，显示鞍结节脑膜瘤向上压迫视神经。眶上眉弓开颅术后，（c）冠状位和（d）矢状位T1加权、增强MRI，显示右侧视神经下方少量贴壁残余肿瘤。（e）冠状位和（f）矢状位T1加权、增强MRI，显示手术切除8个月后肿瘤复发

全边缘（>2mm）。在这种情况下，内镜、锁孔及其他微创技术对敏感的神经血管结构可做到最小的干扰，并减少对脑组织的操作，减少手术影响，促进患者的恢复。

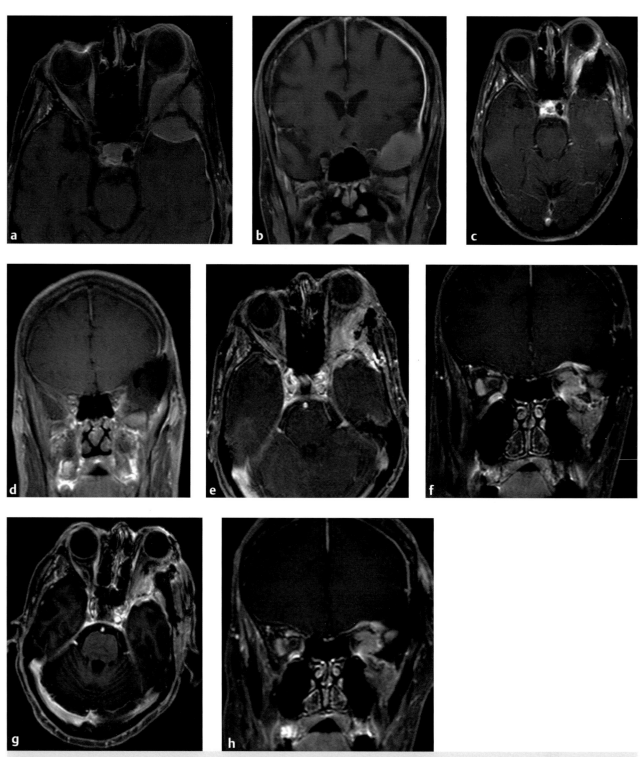

图18.3　术前（a）轴位和（b）冠状位T1加权、增强MRI，显示左侧蝶骨翼脑膜瘤，累及眼眶、颅中窝和颞下窝。经小翼点入路切除脑膜瘤，术后（c）轴位和（d）冠状位T1加权、增强MRI。（e）轴位和（f）冠状位T1加权、增强MRI，提示肿瘤复发。经小翼点入路再次切除脑膜瘤，术后（g）轴位和（h）冠状位T1加权、增强MRI

联合手术入路

根据复发的特点，可采用联合手术入路完全切除肿瘤，例如经颅和内镜入路，经眶和经颅入路等。手术可以同时进行或分阶段进行，能极大地促进最大范围安全切除甚至完全切除。同样，任何残余的脑膜瘤都可以分阶段手术辅助术后放疗。

案例

病例1：伴视神经受累的复发性鞍结节脑膜瘤行眶上入路切除辅助术后放疗。

一名70岁女性患者行右侧眶上眉弓开颅术，切除伴视神经移位的结节性蝶鞍脑膜瘤（图18.2 a、b），同侧视神经下方有少量贴壁残余肿瘤（图18.2 c、d）。随后连续影像学随访，术后8个月发现残余肿瘤再生（图18.2 e、f），没有任何视力改变或其他症状。接着立体定向放射（SRT）治疗，剂量30Gy，

在随后的影像随访中肿瘤没有继续生长。

病例2：复发性蝶骨翼脑膜瘤，先前用小翼点入路切除，再次手术采取相同的手术入路。

一名80岁女性患者表现为单眼视力减退、进行性眼睑下垂和眼球突出。MRI显示侵袭性的蝶骨-眶脑膜瘤，同时侵犯颞下窝（图18.3 a、b），采用小翼点入路，Simpson Ⅳ级切除和眼眶减压、眼科协作同时行眶内入路切除肿瘤（图18.3 c、d）。病理学证实为WHO Ⅰ级脑膜瘤，Ki-67指数为1%。患者术后视力、突眼和头痛都有改善。直到2年后患者出现亚急性视力丧失，MRI显示肿瘤体积略有增加（图18.3 e、f）。随后，采用相同的手术入路重新切除肿瘤的眶内部分，并行眶尖减压（图18.3 g、h）。病理学再次证实为WHO Ⅰ级，术后患者视力轻度改善。在最初6个月的早期MRI随访中未见肿瘤复发征象，但预计将来可能需要放疗。

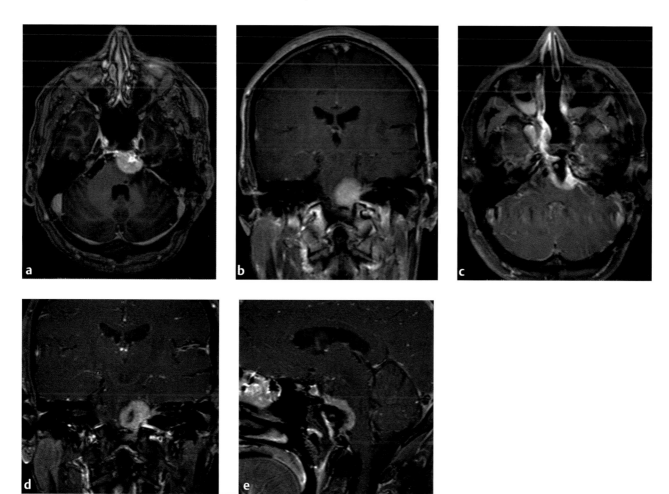

图18.4 此前经岩骨入路部分切除肿瘤，再次手术前的（a）轴位和（b）冠状位T1加权、增强MRI，提示复发的岩斜区脑膜瘤并压迫脑干，大小12mm×22mm×22mm。内镜经鼻扩大入路切除肿瘤，术后（c）轴位、（d）冠状位和（e）矢状位T1加权、增强MRI，显示肿瘤中心部分切除，脑干周围肿瘤残余

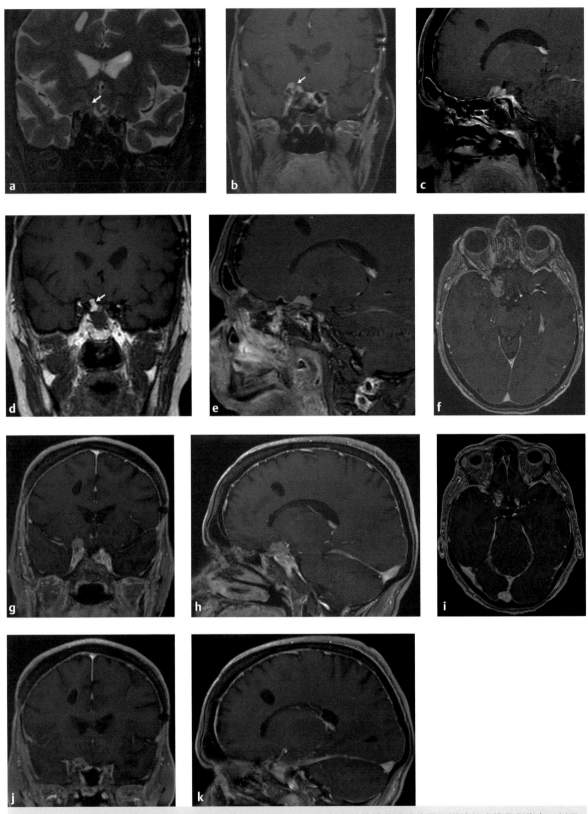

图18.5 （a）冠状位和（b）矢状位T1和T2加权、增强MRI，显示复发性鞍结节脑膜瘤累及视神经（箭号所指），以及（c）矢状位T1加权、增强MRI。内镜经鼻经蝶骨平台入路行右侧视神经减压和肿瘤减压，术后（d）冠状位T1加权MRI，显示视神经部分减压（箭号），以及（e）矢状位T1加权、增强MRI。（f）轴位、（g）冠状位和（h）矢状位T1加权、增强MRI，显示右侧视神经周围肿瘤复发，距离上次手术切除3个月。右侧眶上眉弓开颅切除肿瘤以及减压视神经，术后（i）轴位、（j）冠状位和（k）矢状位T1加权、增强MRI

病例3：复发性岩斜脑膜瘤，先前行侧颅底入路，再次手术时采用经鼻经斜坡入路。

一名38岁男性患者最初出现头痛和复视，MRI显示岩斜区脑膜瘤。在外院行左侧经岩骨颅底开颅切除肿瘤，为WHO Ⅰ级脑膜瘤，手术切除了60%~65%。术后出现外展神经麻痹和面部麻木加重。术后10个月，患者接受了6周的质子束治疗。首次手术8年后，患者因左侧面部感觉异常加重来医院就诊。MRI显示岩斜区脑膜瘤，最大直径为16mm×26mm，伴有脑干水肿（图18.4 a、b）。采用分期手术，行内镜经鼻经岩斜扩大入路减瘤切除，以及用自体脂肪和鼻中隔皮瓣行颅底重建，仅剩少量与脑干粘连的肿瘤残留。

病例4：多次复发和放疗过的鞍结节脑膜瘤，行经鼻经蝶经鞍结节平台入路视神经管减压，然后经眶上入路行鞍上肿瘤切除。

一名64岁女性患者，多次复发的左侧蝶骨翼、鞍旁脑膜瘤，WHO Ⅰ级，初次诊断时40岁，并在其他地方接受治疗。最开始行左额颞开颅术（Simpson

Ⅳ级切除），3年后采用相同的手术入路再次切除复发肿瘤，并切断左侧视神经。再次切除后的第4年，MRI显示肿瘤进展，行经蝶入路减瘤切除，辅助30次的分割立体定向放射（SRT）治疗。13年后（初次诊断后20年），患者肿瘤再次进展，接受了低分割CyberKnife（Accuray、Sunnyvale、California）治疗。随后4年残余肿瘤保持稳定，直到患者出现右眼视力丧失，来笔者所在医院就诊，距离初次诊断24年（图18.5 a~c）。鉴于肿瘤多次复发以及接受过放疗，且在唯一功能正常的右侧视神经周围进行性生长，通过右眼视神经减压来保留视力，通过内镜经鼻经蝶经鞍结节平台入路进行减瘤切除。在中线和右侧鞍上间隙沿着右侧视神经进行骨性视神经管减压和硬脑膜内肿瘤切除，并采用鼻中隔黏膜瓣行颅底重建（图18.5 d、e）。病理学证实为WHOⅠ级、黄体酮受体阳性、雌激素受体阴性脑膜瘤，Ki-67指数为1%~2%。术后，患者右眼视力得到改善，从术前20/40到术后20/20。患者视力在术后3个月内改善，并在随后的6个月内有所波动（图18.5

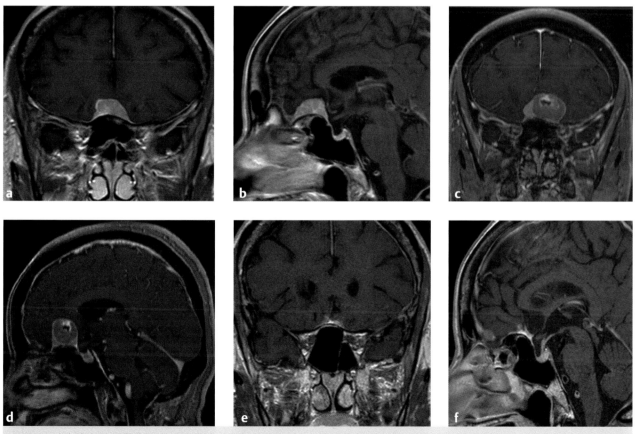

图18.6　治疗前（a）冠状位和（b）矢状位T1加权、增强MRI。肿瘤复发后、再次手术前（c）冠状位和（d）矢状位T1加权、增强MRI。经眶上眉弓入路切除脑膜瘤，术后（e）冠状位和（f）矢状位T1加权、增强MRI

f~h）；然而9个月后，患者肿瘤明显进展，再次行右侧眶上眉弓开颅进一步切除肿瘤和视神经减压（图18.5 i~k）。虽然肿瘤近全切除，但患者视力没有改善。患者接受了广泛的咨询和建议，接受了米非司酮、奥曲肽、依维莫司和纳武利尤单抗进行药物治疗，但现在拒绝。距离初次治疗过去了26年，继续通过连续的MRI随访患者，在过去6个月内没有发现早期复发的征象。

病例5：复发性蝶骨半台脑膜瘤，立体定向放射外科（SRS）治疗后行眶上入路切除。

一名有乳腺癌病史的60岁女性患者，患有蝶骨平台脑膜瘤，最初接受30次的放疗，剂量54Gy（图18.6 a、b）。治疗5年后，连续MR1显示肿瘤间歇性生长，随后保守随访了几年，直至患者开始出现瘤周水肿和占位效应（图18.6 c、d）。初始治疗8年后，对患者采用眶上开颅经眉弓入路辅助内镜进行肿瘤大体全切（图18.6 e、f）。病理学证实为WHO Ⅱ脑膜瘤，有少量黄体酮受体表达。3个月后MRI显示新的小强化灶，7个月后复查MRI肿瘤保持稳定。考虑到肿瘤有复发的可能，经讨论后患者也接受了靶向治疗和激素治疗。

病例6：枕骨大孔脑膜瘤，行枕下开颅减瘤切除辅助术后立体定向放射（SRT）治疗。

一名患有多发性脑膜瘤的65岁男性患者，出现新的抽搐发作和左侧额部大脑镰旁WHO Ⅱ非典型脑膜瘤，手术全切，辅助术后立体定向放射外科治疗预防复发。3年半后，术后MRI随访发现左腹外侧枕骨大孔脑膜瘤（图18.7 a~c）。然后，患者接受了枕下正中开颅和C1椎板切除，肿瘤与脑干、椎动脉和第Ⅺ–Ⅻ颅神经粘连，与这些关键结构粘连的肿瘤有少量残余（图18.7 d~f）。病理学证实为WHO Ⅰ级脑膜瘤（Ki-67指数为3%，部分有丝分裂活性增加Ki-67指数为10%）。术后4个月，残余的枕骨大孔脑膜瘤出现进展（图18.7 g~i），他接受了超过30次的立体定向放射（SRT）治疗，剂量54Gy。随后4年连续的MRI随访发现肿瘤保持稳定。

18.3.3 放疗

手术切除是脑膜瘤治疗的标准，然而，辅助放疗显示可以改善无进展和无复发生存期的脑膜瘤。对于有症状的患者，手术减压比单独放疗更有可能缓解症状和占位效应。放疗通常用于无明显症状、不易切除、残留、高级或复发的肿瘤[25]。

放射外科和放疗

大多数研究者认为显微手术切除是复发性脑膜瘤治疗的主要方法。但是，若二次手术切除不现实，可采用补救性的SRS和SRT治疗[20]。SRS适用于中小型肿瘤，尤其是作为显微外科手术的辅助或分期治疗[19]。

在脑膜瘤复发的情况下，单独的SRS治疗，不进行手术再次切除，已显示出90%~100%的控制率，颅脑并发症发生率<8%[26]。此外，5年总生存率超过90%[27]。低分割放射外科有类似的控制率，这是一种常用于保护颅神经以及适用大型肿瘤治疗的技术[26]。放射外科通常用作重复或二次手术切除后的辅助治疗[13]。在这些情况下，最大范围安全切除复发肿瘤，然后对瘤床以及任何残余的肿瘤进行放疗。单纯SRS治疗与辅助放疗比较，可在复发性脑膜瘤观察到类似的结果，然而，手术切除的优势是可重新对肿瘤取样，减瘤以便进行更有效的放射外科治疗，以及对重要结构减压以改善症状，减少占位效应和与放射相关的颅脑病变、血管损伤和脑水肿的发生率。

当单剂量或低分割伽马刀放射外科用于初次手术切除后的脑膜瘤复发时，报道的失败率为6.5%。然而，放射外科作为复发的一线治疗，失败率较低（3%）[20]。这是可以理解的，因为后一种情况是初始治疗后的首次复发，而前者是再次复发。对单独放射外科治疗后复发的脑膜瘤可以进行手术切除或再次放疗。这类肿瘤可以表现出侵袭性和快速的再生长率，具有数月至数十年的广泛潜伏期[19]。

由于复发率高度取决于肿瘤组织特征，因此在讨论肿瘤控制率时区分肿瘤分级很重要。评估复发性高级脑膜瘤SRS疗效的研究稀少且缺乏一致性[26]。在5年随访中，初次辅助放射外科治疗对良性、非典型性和间变型脑膜瘤的无进展生存率分别为93%、68%和0[19]。若只关注复发时，良性脑膜5年随访的无进展生存率为93%~100%，而非典型脑膜瘤3年随访的无复发生存率为60%~90%，恶性脑膜瘤3年内仅有30%~40%的局部肿瘤控制率[26]。尽管报道中复发率变化很大，随访时间也不一样，但很明显，在经过初次辅助和二次辅助治疗以及二次SRS或者SRT治疗后，更高级别的肿瘤复发更频繁且时间间隔更短。

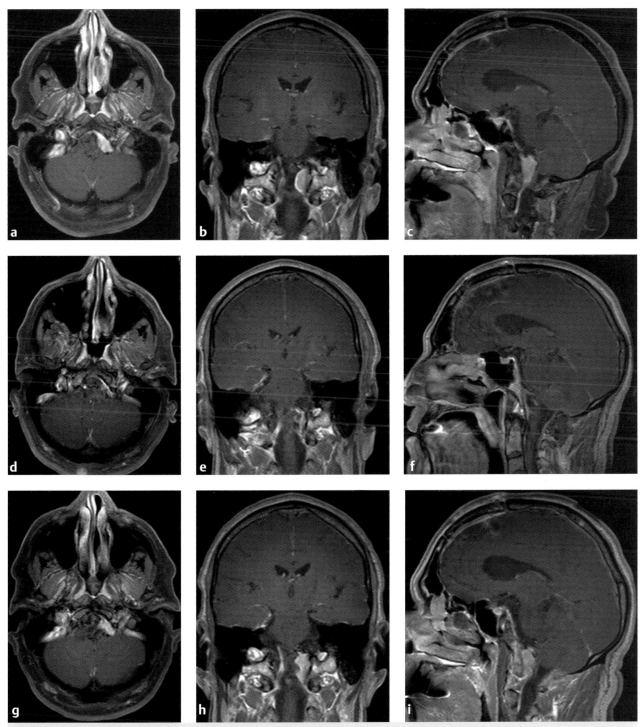

图18.7 术前（a）轴位、（b）冠状位和（c）矢状位T1加权、增强MRI，显示9mm×25mm×25mm的左腹外侧枕骨大孔脑膜瘤。经枕下开颅和CI椎板切除行脑膜瘤次全切除，术后（d）轴位、（e）冠状位和（f）矢状状T1加权、增强MRI。4个月后，（g）轴位、（h）冠状位和（i）矢状位T1加权、增强MRI，显示复发的枕骨巨大脑膜瘤，大小13mm×17mm×23mm

再次放疗

对于包括脑膜瘤在内的复发性肿瘤，再次放疗可作为手术和SRS / SRT治疗复发失败后的补救措施。虽然多次放疗并不是理想的选择，且会增加诸如放射性坏死等放射副作用的风险，但仍然是治疗某些复发肿瘤的可行选择。几项大型研究表明，在所有脑膜瘤的治疗中，再次放疗的发生率为3%～4%[20, 25]。再次放疗可以是全脑放疗、完全分割SRT、低分割SRS和靶向SRS等形式。

再次放疗的适应证可能是非常主观的。大多数研究主张对于再次手术切除容易到达的病变，并在大型肿瘤和局部快速复发的情况下避免重复使用放射外科治疗[20]。对弥漫性病变和软脑膜播散或同时多个复发的病变，可选择全脑放疗来治疗局部侵袭性的复发脑膜瘤[20]。众所周知，全脑放疗会引起广泛的认知衰退，与局部放射（例如SRS）相比会显著降低生活质量，因此即使在多个局部病灶的情况下也应尽可能使用SRS。尽管如此，二次放疗已经证实随访3～5年的肿瘤控制率为80%～95%，随着更长期的随访，控制率降至50%～60%[20, 27]。一项研究关注各种形式的再次放疗[25]，另一项研究特别侧重重复的SRS治疗[20]，两者均显示WHO Ⅰ级脑膜瘤的控制率令人满意，而WHO Ⅱ-Ⅲ级脑膜瘤没有更高的控制率，组织学分级是无进展生存期降低唯一显著的预测因素。

Kim等报道了一组病例，5例患者的脑膜瘤在同一部位复发，接受了3次放射外科治疗，和预期一样，控制率低于较少次放疗成功的脑膜瘤，但优于两次复发脑膜瘤的自然转归[20]。

近距离放射治疗

近距离放射治疗是一种补救治疗方法，通过植入碘125（^{125}I）放射源来控制复发，以0.05～0.25Gy/h的速度持续释放射线2年以上，总剂量100～500Gy[28, 29]。尽管不是一线方案，也不被经常使用，但近距离放射治疗可以作为经过一次或多次手术切除和放疗患者的选择。与自然转归相比，这种治疗具有较小的无复发生存优势，特别是当重复的外部SRT不是可选项时。由于显著的颅神经毒性发病率，颅底放射源的植入受到限制。此外，高达1/3的患者接受近距离放射治疗后存在并发症，包括放射性坏死和切口破裂等[30]。这进一步限制了近距离放

射治疗在复发性颅底脑膜瘤的应用，因为与典型的凸面或矢状窦旁脑膜瘤相比，颅底重建会更脆弱[28]。

粒子疗法

多项研究显示，质子束和碳离子放疗对复发性脑膜瘤具有良好的肿瘤控制率，特别是在多次其他干预后。这些结果与光子放疗相当[31, 32]。此外，非典型和间变型脑膜瘤对质子放疗有相对抵抗性，而碳离子放疗已被证实足够有效[20, 31]。当前证据仅显示与质子放疗相当的结果，未来的研究需进一步评估粒子疗法对早期脑膜瘤患者的治疗作用[32]。

18.3.4 化疗

辅助化疗在治疗复发脑膜瘤中的作用尚不明确。多种不同的药物和疗法已被用于治疗脑膜瘤，特别是高级别侵袭性的复发肿瘤。虽然已经证明几种化学疗法可让肿瘤生长停滞或轻微缩小，但没有单一药物显示出可重复地、持续性地缩小肿瘤的效果[33]。当治疗脑膜瘤时，化疗可作为补救性或姑息治疗用于侵袭性复发肿瘤。

羟基脲

羟基脲是一种核糖核苷酸还原酶抑制剂，可让细胞保持在对放射敏感的状态并阻止受损细胞的DNA修复[33]。Schrell等1997年首次报道了羟基脲用于临床治疗复发性颅底脑膜瘤，WHO Ⅰ级脑膜瘤中度缩小，而1例恶性脑膜瘤出现生长停滞，与自然转归相比，获益虽小却明显[34]。随后的研究已经表明，即使成功案例较少，羟基已显示出抗肿瘤效果，可让肿瘤生长停滞和延迟进展，但不能使肿瘤缩小[33, 35]。此外，最新的美国国立综合癌症网络（NCCN）指南未建议使用羟基脲治疗脑膜瘤[36]。

贝伐单抗

贝伐单抗是针对血管内皮生长因子（VEGF）的单克隆抗体。已被证明治疗复发性胶质母细胞瘤和脑放射性坏死有效。大量证据阐明了复发性脑膜瘤中的血管生成由VEGF介导，特别是在更高级别（WHO Ⅱ级和Ⅲ级）的肿瘤中[37]。这类肿瘤的微血管密度以及VEGF和VEGF受体（VEGFR）的密度均增加，但VEGF密度与WHO Ⅰ级脑膜瘤之间没有相关性[37, 38]。

VEGF和VEGFR水平也与瘤周脑水肿有关，尽管在这些区域的组织活检时可找到VEGF蛋白，但没有VEGF mRNA，提示VEGF可能由肿瘤分泌并渗透到邻近的脑组织[37, 39]。贝伐单抗可减少这些瘤周水肿，并帮助减少类固醇依赖[33]。当然也有助于降低使用皮质类固醇的副作用（高血压、糖尿病、体重增加、"库欣"体征）。

最终，对反复接受手术切除、SRT和SRS治疗的脑膜瘤患者，添加贝伐单抗作为补救治疗，无进展生存期与靶向治疗、奥曲肽、干扰素 α（IFN-α）、补救性化疗和激素治疗的结果相当。也就是说，贝伐单抗可让脑膜瘤暂时性生长停滞以及让复发性脑膜瘤进展延迟[37]。

生长抑素类似物

某些细胞增殖研究表明，生长抑素受体被阻断时DNA合成显著受损。大约88%的脑膜瘤表达生长抑素受体的一种亚型，其中一些作用于VEGF介导的信号通路。一个案例报道显示，从WHO Ⅰ级分化为WHO Ⅲ级恶性脑膜瘤患者，给予奥曲肽（生长抑素类似物）后，MRI显示肿瘤没有缩小，但生长停滞[40]。类似地，一项小型研究评估了奥曲肽LAR（奥曲肽的长效制剂），显示肿瘤虽然没有缩小，但长期缓解且稳定[41]。

激素疗法

散发性脑膜瘤在女性中的发病率是男性的2～3倍，尤其是孕龄期女性发病率高。大多数低级别脑膜瘤表达孕激素受体（PR）。米非司酮（RU-486）是一种口服黄体酮拮抗剂，对糖皮质激素受体具有中度的亲和力，已被用于治疗复发的低级别和高级别脑膜瘤[42, 43]。几项根据患者受体状态和WHO分级的米非司酮临床试验显示，少数肿瘤有短暂的轻微缩小，大多数肿瘤保持稳定，40%的肿瘤出现进展。大多数出现缩小或保持稳定的肿瘤，仅在积极治疗期间有进展延迟[42]。评估米非司酮对PR阳性脑膜瘤治疗效果的报道很少。一组病例报道显示，其中3名患脑膜瘤的绝经女性经过米非司酮治疗后，临床和影像学均有长期的改善。尽管受体状态很大程度上未知，但大多数女性患者和脑膜瘤患者都表达高密度的孕激素受体，这可能是肿瘤缩小的原因[43]。由于WHO Ⅱ-Ⅲ级脑膜瘤的PR表达率逐渐降低，因此预

计对米非司酮的敏感性较低。此外，PR的两种主要亚型在疾病和非疾病状态以及对米非司酮的不同反应方面有不同的作用。需要更多有关米非司酮的临床试验，分析组织学证实的PR亚型B阳性脑膜瘤患者的疗效[42]。

靶向治疗

血小板衍生生长因子（PDGF）及其受体（PDGFR）在脑膜瘤中经常表达，可成为另一种潜在的治疗靶点。甲磺酸伊马替尼（Gleevec）是一种PDGFR抑制剂，在Ⅱ期试验中作为单一疗法，对所有级别的脑膜瘤进展都没有效果，没有任何完全或部分缓解的结果[44]。其他研究，用伊马替尼和羟基脲联合治疗复发性脑膜瘤，也未能证明可延缓肿瘤进展或复发[45, 46]。同样，另一项用吉非替尼和厄洛替尼（抗表皮生长因子受体）进行分子靶向治疗的Ⅱ期临床试验显示，只有1/3的复发性脑膜瘤保持稳定，与组织病理学分级无关[47]。

其他化疗药物

高级别脑膜瘤已经显示通过口服酪氨酸激酶抑制剂（存在抗VEGF和PDGFR活性）可部分缓解[37]。另一项研究用IFN-α治疗高级别的复发脑膜瘤，影像学显示无效，却有中度的毒副作用。到目前为止，许多靶向分子已被证实对肿瘤缓解或无进展生存期没有显著或持续的益处。但鉴于侵袭性脑膜瘤的高发病率和死亡率，我们应继续寻找新的化疗药物。

18.4　结论

复发或进展的颅底脑膜瘤仍然是神经外科医生的所面临的挑战。目前主要治疗方法仍然是重复手术切除和SRS或SRT治疗。考虑再次切除时，原来的手术入路通常是最好的选择。但是，微创锁孔手术和内镜入路可减少对脑组织的操作损伤，应该在颅底外科医生的选择之中。

羟基脲、生长抑素类似物和米非司酮等化疗药物效果有限，可让肿瘤暂时生长停滞和延迟复发。需要进一步研究来增加复发性脑膜瘤的化疗和分子靶向治疗选择。为更好地治疗这些患者，需采用多学科诊疗模式，包括神经外科、放射肿瘤科、耳鼻

喉科、神经肿瘤科，以及转化神经科学专家的共同参与。

参考文献

[1] Perry A, Louis DN, Budka H, et al. Meningioma. In: Louis DN, Ohgaki H, Wiestler OD, Cavenee WK, eds. WHO Classification of Tumors of the Central Nervous System. Revised 4 t. Herndon, VA: IARC: Lyon, 2016:232 – 245.

[2] Nanda A, Bir SC, Konar S, et al. Outcome of resection of WHO Grade II meningioma and correlation of pathological and radiological predictive factors for recurrence. J Clin Neurosci, 2016, 31:112 – 121.

[3] Nanda A, Vannemreddy P. Recurrence and outcome in skull base meningiomas: do they differ from other intracranial meningiomas? Skull Base, 2008, 18(4):243 – 252.

[4] Jääskeläinen J. Seemingly complete removal of histologically benign intracranial meningioma: late recurrence rate and factors predicting recurrence in 657 patients. A multivariate analysis. Surg Neurol, 1986, 26(5):461 – 469.

[5] da Silva CE, Peixoto de Freitas PE. Recurrence of skull base meningiomas: the role of aggressive removal in surgical treatment. J Neurol Surg B Skull Base, 2016, 77(3):219 – 225.

[6] Gallagher MJ, Jenkinson MD, Brodbelt AR, et al. WHO grade 1 meningioma recurrence: are location and Simpson grade still relevant? Clin Neurol Neurosurg, 2016, 141:117 – 121.

[7] Simpson D. The recurrence of intracranial meningiomas after surgical treatment. J Neurol Neurosurg Psychiatry, 1957, 20(1):22 – 39.

[8] Oya S, Kawai K, Nakatomi H, et al. Significance of Simpson grading system in modern meningioma surgery: integration of the grade with MIB-1 labeling index as a key to predict the recurrence of WHO Grade I meningiomas. J Neurosurg, 2012, 117(1):121 – 128.

[9] DeMonte F, Smith HK, Al-Mefty O. Outcome of aggressive removal of cavernous sinus meningiomas. J Neurosurg, 1994, 81(2):245 – 251.

[10] Kano H, Park KJ, Kondziolka D, et al. Does prior microsurgery improve or worsen the outcomes of stereotactic radiosurgery for cavernous sinus meningiomas? Neurosurgery, 2013, 73(3):401 – 410.

[11] Lobo B, Zhang X, Barkhoudarian G, et al. Endonasal endoscopic management of parasellar and cavernous sinus meningiomas. Neurosurg Clin N Am, 2015, 26(3):389 – 401.

[12] Sivakumar W, Lobo B, Zhang X, et al. Endonasal Endoscopic Bony Decompression, Limited Tumor Removal and Stereotactic Radiation Therapy in Invasive Parasellar Meningiomas to Improve Cranial Neuropathy and Endocrinopathy. J Neurol Surg B Skull Base, 2017, 78:S1 – S156.

[13] Talacchi A, Muggiolu F, De Carlo A, et al. Recurrent atypical meningiomas: combining surgery and radiosurgery in one effective multimodal treatment. World Neurosurg, 2016, 87:565 – 572.

[14] Clark VE, Erson-Omay EZ, Serin A, et al. Genomic analysis of non-NF2 meningiomas reveals mutations in TRAF7, KLF4, AKT1, and SMO. Science, 2013, 339(6123):1077 – 1080.

[15] Mukherjee S, Ghosh SN, Chatterjee U, et al. Detection of progesterone receptor and the correlation with Ki-67 labeling index in meningiomas. Neurol India, 2011, 59(6):817 – 822.

[16] Umansky F, Shoshan Y, Rosenthal G, et al. Radiationinduced meningioma. Neurosurg Focus, 2008, 24(5):E7.

[17] Sadetzki S, Flint-Richter P, Ben-Tal T, et al. Radiation-induced meningioma: a descriptive study of 253 cases. J Neurosurg, 2002, 97 (5):1078 – 1082.

[18] Kondziolka D, Kano H, Kanaan H, et al. Stereotactic radiosurgery for radiation-induced meningiomas. Neurosurgery, 2009, 64(3):463 – 469, discussion 469 – 470.

[19] Couldwell WT, Cole CD, Al-Mefty O. Patterns of skull base meningioma progression after failed radiosurgery. J Neurosurg, 2007, 106(1):30 – 35.

[20] Kim M, Cho YH, Kim JH, et al. Analysis the causes of radiosurgical failure in intracranial meningiomas treated with radiosurgery. Clin Neurol Neurosurg, 2017, 154:51 – 58.

[21] Borovich B, Doron Y. Recurrence of intracranial meningiomas: the role played by regional multicentricity. J Neurosurg, 1986, 64(1):58 – 63.

[22] Fatemi N, Dusick JR, de Paiva Neto MA, et al. Endonasal versus supraorbital keyhole removal of craniopharyngiomas and tuberculum sellae meningiomas. Neurosurgery, 2009, 64(5) Suppl 2:269 – 284, discussion 284 – 286.

[23] McLaughlin N, Prevedello D, Kelly D, et al. Endoscopic approaches to skull base lesions, ventricular tumors, and cysts. In: Ellenbogen R, Abdulrauf SI, Sekhar L, eds. Principles of Neurological Surgery. 3rd ed. Philadelphia, PA: Elsevier, 2012:681 – 694.

[24] McLaughlin N, Ditzel Filho LFS, Shahlaie K, et al. The supraorbital approach for recurrent or residual suprasellar tumors. Minim Invasive Neurosurg, 2011, 54(4):155 – 161.

[25] Wojcieszynski AP, Ohri N, Andrews DW, et al. Reirradiation of recurrent meningioma. J Clin Neurosci, 2012, 19(9):1261‐1264.

[26] Krengli M, Apicella G, Deantonio L, et al. Stereotactic radiation therapy for skull base recurrences: Is a salvage approach still possible? Rep Pract Oncol Radiother, 2015, 20(6):430‐439.

[27] Flannery TJ, Kano H, Lunsford LD, et al. Long‐term control of petroclival meningiomas through radiosurgery. J Neurosurg, 2010, 112(5):957‐964.

[28] Kumar PP, Patil AA, Syh HW, et al. Role of brachytherapy in the management of the skull base meningioma. Treatment of skull base meningiomas. Cancer, 1993, 71(11):3726‐3731.

[29] Abou Al‐Shaar H, Almefty KK, Abolfotoh M, et al. Brachytherapy in the treatment of recurrent aggressive falcine meningiomas. J Neurooncol, 2015, 124(3):515‐522.

[30] Ware ML, Larson DA, Sneed PK, et al. Surgical resection and permanent brachytherapy for recurrent atypical andmalignantmeningioma. Neurosurgery, 2004, 54(1):55‐63, discussion 63‐64.

[31] Combs SE, Hartmann C, Nikoghosyan A, et al. Carbon ion radiation therapy for high‐risk meningiomas. Radiother Oncol, 2010, 95(1):54‐59.

[32] Combs SE, Welzel T, Habermehl D, et al. Prospective evaluation of early treatment outcome in patients with meningiomas treated with particle therapy based on target volume definition with MRI and 68Ga‐DOTATOC‐PET. Acta Oncol, 2013, 52(3):514‐520.

[33] Newton HB. Hydroxyurea chemotherapy in the treatment of meningiomas. Neurosurg Focus, 2007, 23(4):E11.

[34] Schrell UM, Rittig MG, Anders M, et al. Hydroxyurea for treatment of unresectable and recurrent meningiomas. II. Decrease in the size of meningiomas in patients treated with hydroxyurea. J Neurosurg, 1997, 86(5):840‐844.

[35] Mason WP, Gentili F, Macdonald DR, et al. Stabilization of disease progression by hydroxyurea in patients with recurrent or unresectable meningioma. J Neurosurg, 2002, 97(2):341‐346.

[36] National Comprehensive Cancer Network. Central Nervous System Cancers. NCCN Clin Pract Guidel Oncol, 2017, 2017(1):MENI 1‐2.

[37] Lou E, Sumrall AL, Turner S, et al. Bevacizumab therapy for adults with recurrent/progressive meningioma: a retrospective series. J Neurooncol, 2012, 109(1):63‐70.

[38] Maiuri F, De Caro MB, Esposito F, et al. Recurrences of meningiomas: predictive value of pathological features and hormonal and growth factors. J Neurooncol, 2007, 82(1):63‐68.

[39] Ding Y‐S, Wang H‐D, Tang K, et al. Expression of vascular endothelial growth factor in human meningiomas and peritumoral brain areas. Ann Clin Lab Sci, 2008, 38(4):344‐351.

[40] Rammo R, Rock A, Transou A, et al. Anaplastic meningioma: octreotide therapy for a case of recurrent and progressive intracranial disease. J Neurosurg, 2016, 124(2):496‐500.

[41] Schulz C, Mathieu R, Kunz U, et al. Treatment of unresectable skull base meningiomas with somatostatin analogs. Neurosurg Focus, 2011, 30(5):E11.

[42] Cossu G, Levivier M, Daniel RT, et al. The role of mifepristone in meningiomas management: A systematic review of the literature. BioMed Res Int, 2015, 2015:267831.

[43] Touat M, Lombardi G, Farina P, et al. Successful treatment of multiple intracranial meningiomas with the antiprogesterone receptor agent mifepristone (RU486). Acta Neurochir (Wien), 2014, 156(10):1831‐1835.

[44] Wen PY, Yung WKA, Lamborn KR, et al. Phase II study of imatinib mesylate for recurrent meningiomas (North American Brain Tumor Consortium study 01‐08). Neuro‐oncol, 2009, 11(6):853‐860.

[45] Mazza E, Reni M, Lombardi G, et al. A randomized phase II trial of hydroxyurea + imatinib in the treatment of recurrent or progressive meningiomas. Eur J Cancer, 2013, 49:S791.

[46] Reardon DA, Desjardins A, Vredenburgh JJ, et al. Phase II study of Gleevec plus hydroxyurea in adults with progressive or recurrent low‐grade glioma. Cancer, 2012, 118(19):4759‐4767.

[47] Norden AD, Raizer JJ, Abrey LE, et al. Phase II trials of erlotinib or gefitinib in patients with recurrent meningioma. J Neurooncol, 2010, 96(2):211‐217.

第十九章　脑膜瘤的自然病史与辅助治疗方式

Peter F. Morgenstern，*Jonathan Forbes*，*Theodore H. Schwartz*
译者：上海交通大学附属第一医院　楼美清

摘要：脑膜瘤的随访和辅助治疗方式差异很大。其潜在的生物学和预期自然病史与肿瘤的分级有关，按世界卫生组织（WHO）标准，Ⅰ级是良性、惰性程度最高的病变，而WHO Ⅲ级肿瘤表现出最强的侵袭性。对脑膜瘤辅助治疗方式的需求和选择不是标准化的，但遵循一些基本的指导原则：在考虑实现长期肿瘤控制的同时最大限度地减少神经损伤。立体定向放射外科治疗或近距离放射疗法作为放射治疗的常规形式已经被成功地运用。最近，许多针对更具侵袭性病变医学疗法的试验得出了许多有前景的成果，但它们尚未被定为治疗的准则。

关键词：脑膜瘤、随访、辅助治疗、放疗、放射外科、化疗。

19.1　概述

在过去的30年里，脑膜瘤的辅助治疗方式有了很大进步。脑膜瘤潜在的不同生物学性质引起的侵袭性认识已经催生了许多关于在外科手术切除以外的放射治疗和其他医学辅助治疗的研究，这些疗法在某些方面已经被单独运用。在本章中，我们将回顾世界卫生组织（WHO）Ⅰ级、Ⅱ级和Ⅲ级脑膜瘤的自然病史和复发率，以及现有可及的辅助治疗方案的证据。

19.2　自然病史

脑膜瘤的长期管理在很大程度上取决于肿瘤的自然病史，而肿瘤的自然病史又因肿瘤分级和生物学行为以及所应用的治疗方式而有很大差异。手术仍然是大多数脑膜瘤的一线治疗方法，并且通过Simpson分级量表评估切除范围被认定是一种预测肿瘤复发的可靠方法（表19.1）[1]。该量表制定于现代显微外科技术发展之前，因为它不能解释肿瘤生物学特性，外科医生对其持有不同意见，但它仍然很有效地预测Ⅰ级脑膜瘤复发率[2-4]。然而，值得认真考虑的一点是：肿瘤生长的位置常严重影响其

表 19.1　Simpson分级量表通过脑膜瘤切除程度预测术后复发或疾病进展情况

分级	切除程度	复发率/进展率 (%)
Ⅰ	肿瘤全切除并切除肿瘤累及的硬脑膜和颅骨	8.9
Ⅱ	肿瘤全切除并用激光或电灼肿瘤附着的硬脑膜	15.8
Ⅲ	硬脑膜内肿瘤全切除，未处理肿瘤附着的硬脑膜	29.2
Ⅳ	肿瘤部分切除	39.2
Ⅴ	单纯肿瘤减压或活检	88.9

可切除的范围。举例来说，比起生长在海绵窦中的肿瘤，我们相对更容易对凸面脑膜瘤完成一次大范围的完全切除。因此，将外科手术的切除范围与清晰理解肿瘤的生物学行为、部位，及采用辅助治疗方式等相结合，可以完整地评估患者的长期预后和预期结果，从而对选择适当的辅助治疗方式和随访时间给出指导性意见。

脑膜瘤肿瘤的生长位置已被列为观测其生物学行为的一项指标，但结果存在争议。有些学者提出颅底脑膜瘤可能比先前认为的更有惰性[5, 6]，但其他学者发现许多颅底病变是侵袭性的，当无法完全切除时，复发率很高[7]。这些研究结果表明，关注不可切除肿瘤的治疗方法的进展，并采取多管齐下的治疗方法，对于改善这些患者的长期预后至关重要。此外，许多颅底病变常与脑功能区相关，特别是岩斜区脑膜瘤，限制了外科医生在不显著增加手术后遗症发生率的情况下实现全切除术。尽管全切除术可以更好地提高总生存率，但尝试采用次全切除术加辅助治疗是一种更谨慎的做法，这种方法已被证明可以产生很高的局部控制率，同时最大限度地减少手术后遗症发生率并提高患者生活质量[8-12]。

一些可以预测肿瘤复发率的指标决定了影像学随访的频率和术后加用的辅助治疗方案。这些指标中最有意义的是Simpson[1]定义的切除范围、是否有脑部侵袭的出现和通过组织学上观察MIB-1（细胞增殖标记）指数得出的增殖速率。然而，其他因素诸如皮质动脉血供情况、较大的肿瘤尺寸、术前MRI上存在水肿，手术时缺乏脑肿瘤界面（脑侵袭的替代物）和骨质溶解[13]，也已经被确认可在观察数据中作为潜在额外数据来预测复发率，并促使医生开展更频繁的随访或加用辅助治疗。

19.2.1　WHO Ⅰ级

分类为WHO Ⅰ级的肿瘤占据了脑膜瘤诊断的绝大多数（81%）。这些肿瘤被认为是良性的，复发率较低（5年复发率为12%）[14]。它们在颅内复发时可能继续表现出良性的临床和组织学行为，但有些会在复发时更具有侵袭性。有学者提出，凸面脑膜瘤相比颅底的种类会更频繁地表现出这种性质，尽管这一结论的证据仅限于回顾性观察[6]。尽管它们具有良性临床行为，但与这些肿瘤相关的临床过程并非完全惰性。最近的证据表明，与年龄匹配的对照组相比，WHO Ⅰ级脑膜瘤患者在手术切除后常常会有长期神经认知受损的结果。这些患者的癫痫发病率较高，并且在语言记忆、功能执行、信息处理能力、精神运动速度和工作记忆方面表现出明显的损伤。肿瘤生长在左侧的患者也往往在语言记忆方面有更高的概率产生缺陷[15]。以上这些因素都直接影响患者的生活质量，也是在医患沟通和治疗中至关重要的部分。

手术切除通常被认为是低级别脑膜瘤的主要治疗方式。Simpson Ⅰ级切除具有最高的长期无进展生存率（PFS），始终是手术治疗的目标。然而，最近的证据已经质疑广泛切除的重要性，有部分数据表明，Simpson Ⅰ级、Ⅱ级、Ⅲ级甚至Ⅳ级切除术之间的差异并不显著，并且对于Ⅰ期肿瘤，在现代研究中可能没有临床相关性。立体定向放射外科（SRS）或立体定向放射（SRT）治疗被用作次全切除术的辅助治疗，它们的相关出色控制率支持上述的观点[16]。这个问题需要进行进一步的前瞻性研究以澄清，但治疗指南的关键仍然是在肿瘤切除后对患者的神经功能的保留，给予他们辅助放射治疗以获得较高的局部控制率。

作为手术治疗的替代方案，一些学者已经提出针对尺寸较小、无症状、难以切除，特别是老年患者的病变，使用单独放疗。尽管必须注意频繁的影像学随访以确保肿瘤在没有组织学诊断的情况下表现出良性行为，但这种治疗方法已经获得了高达90%的长期无进展生存率（PFS）[17]。

19.2.2　WHO Ⅱ级

与良性脑膜瘤相比，Ⅱ级或非典型脑膜瘤预示着更棘手的病程。它们占所有脑膜瘤约15%，并且具有35%~41%的5年复发率[14, 18]。如此的高复发率和相对更高的发病率使得外科医生们进行广泛的研究并采取一系列治疗方法来改善患者的总体存活率。

采用了次全切除的术式、患者高龄以及MIB-1指数超过8%都是导致非典型脑膜瘤复发或进展的因素[19, 20]。最近，研究的注意力集中在影响复发风险的分子和遗传标记上，其中一组被发现，较高的拷贝数改变率与完全切除的非典型脑膜瘤的复发率相关[21]。该亚型的其他分子标记物和驱动途径正在研究中，但目前未发现其与存活率或复发风险有明显相关性。

对于这些肿瘤，许多学者建议无论切除范围如何都要辅助放射治疗，以降低复发率，在最佳情况下，总体切除与辅助放射治疗相结合的治疗方案已显示出可以获得很高的局部控制率[19, 22]。然而，最近，关于辅助放射治疗对完全切除Ⅱ级肿瘤瘤床的作用存在一些争议。一些学者建议立即进行术后治疗，而另一些则主张延迟治疗，仅在复发时进行放射治疗以减轻辐射带来的身体负担。最有效的方法尚不清楚，但大多数人都认为如果存在肿瘤残余，则需要辅助放射治疗。

现有一种基于切除范围制定的很有潜力的治疗模式：对那些接受非典型脑膜瘤完全切除的患者进行年度随访，包括第一年每3个月进行1次颅脑MRI检查，随后每6个月进行1次随访检查。这种方法的支持者主张实施放射外科或切除术应具体取决于复发的性质（位置、大小和生长速度）。不能完全切除但可以进行放射外科手术的肿瘤能够通过这种辅助方法获得最好的治疗，而没有放射外科手术靶目标的肿瘤可以使用适形放射治疗或期待治疗。然而一些患者术后的残留病灶通常需要预期管理，例如，放射治疗高风险（切口愈合不良，既往辐射史，肿瘤具有遗传倾向）患者、复发部位很容易切除的患者或接受放射外科手术治疗的患者（即功能区中枢凸面肿瘤患者）[23]。

19.2.3　WHO Ⅲ级

WHO Ⅲ级肿瘤是最具侵袭性的脑膜瘤，占总数的1%~4%，并且具有56%的5年复发率[14, 24]。这种分型的数量很少使针对它们的大型研究具有挑战性，并且结果数据主要限于病例队列分析研究[18]。然而，根据现有的数据，这些肿瘤的预后非常差，5年死亡率为40%~83%，10年死亡率为40%~100%，中位生存期为1.5年[24-28]。完全手术切除对这种疾病的好处是显而易见的，最近的数据显示那些接受全切或几乎全切的患者具有64.5%的5年生存率，而接受次全切的患者仅有41.1%[20, 24]。有组织学分析显示，较高的有丝分裂计数、增殖指数和脑部侵袭的存在会提示该分级脑膜瘤的预后较差，其他分级也是如此[29]。较年轻（<60岁）的患者相比老年患者似乎预后会更好[28]。

由于其侵袭性较强且早期复发率高，对这些患者必须经常进行放射治疗和临床随访。大多数学者

认为，立体定向放射外科（SRS）或立体定向放射（SRT）治疗形式的辅助放射是临床路径的重要组成部分[25, 27, 28, 30]。虽然支持这种路径的数据本质上是回顾性的，但与历史对照相比，接受放射治疗与否产生的存活率差异很大，达到了40%∶0%[24, 25, 28]。反复手术切除或不使用放射治疗常导致复发。针对多次复发的患者，通常根据调查结果制订适用的治疗方案[27]。

19.3　辅助治疗方式

19.3.1　放射治疗

当无法进行根治性切除或通过病理学确定肿瘤更具侵袭性时，脑膜瘤管理越来越多地采用包括放射治疗在内的辅助治疗方案。这种方案可以应对各种情况，例如肿瘤生长在语言中枢的位置，更具有侵袭性，或者是一些复发的病例。尽管存在许多放射方式和治疗方案，但在已发表的关于脑膜瘤治疗的文献中最常讨论的是立体定向放射外科（SRS）、适形外照射放疗（EBRT）和近距离放射治疗。

适形外照射放疗

适形外照射放疗（EBRT）用于治疗脑膜血管瘤，它的意义主要在于延迟或阻止肿瘤生长，而非削减肿瘤的尺寸。有报道显示有些肿瘤对治疗有显著反应，并且会通过这种治疗方式缓慢地收缩，但这并不典型[17, 31-33]。以上使得它可以有效地预防或减缓已经部分收缩的肿瘤复发，尤其是那些与放射敏感结构相邻的肿瘤，也因此并不适用于放射外科手术。这种治疗方法也可能对由于合并症不适合手术的患者适用。

针对脑膜瘤的放射治疗的剂量和分割次数是可变的，但剂量通常在50~60Gy范围内，分为约30次照射结束[32]。术后放疗已经被尝试用在所有分级的脑膜瘤中，但是只在不完全切除的Ⅱ级和Ⅲ级肿瘤的患者中观察到最明显的益处。在这些患者中，放射治疗已被证明可以改善局部控制情况和提高生存率[34-36]。辐射源，特别是粒子（质子或碳）和光子的治疗效率已经在Ⅱ级和Ⅲ级脑膜瘤尤其是部分切除和复发的病例中得到评估。已经证明两者都可以相比单独的手术获得更高的局部控制率。一些

小型系列研究表明质子束治疗或质子和光子束的组合治疗可能比单独的光子束更有效，尽管支持这一结论的证据仍然有限。虽然质子束可以更精确地定位，但两种辐射都被证明具有良好的耐受性，并且产生放射性坏死和其他并发症的可能性都很低[31, 33, 35, 37, 38]。粒子疗法的主要好处是可能降低继发性恶性肿瘤的发生率。然而这很难证明，因为它需要长期的随访，而这些正在进行中[39]。

肿瘤分级较低的患者也可以从分次放射治疗中受益。例如，对于一系列病理学提示复发率较高的肿瘤，例如乳头状脑膜瘤，甚至其他Ⅰ级肿瘤，已经被证明在第一次切除时而不是复发时进行放射治疗，可以有效提高整体生存率[40, 41]。通过增加放射治疗，在不同手术部位复发的低度恶性肿瘤也得到了更高的局部控制率（5年时为93%，10年时为86%～91%）[39, 41]。

通过对于关键结构的仔细规划，适形放射治疗的并发症并不常见。但在颅底病变患者的现代研究中，0～19%的患者确实发生了包括颅神经尤其是视神经病变和健康脑组织放射性坏死在内的延迟性神经并发症。患有凸面脑膜瘤的患者出现并发症的概率较低[32]。

立体定向放射外科

立体定向放射外科（SRS）已被广泛研究用于所有等级的脑膜瘤，既可作为独立治疗，也可作为手术的辅助治疗。最初，这种方式应用于不可切除或不完全切除的颅底病变，使用伽马刀或基于线性加速器的技术，肿瘤控制率为85%～100%[42-45]。立体定向放射外科（SRS）手术对脑膜瘤的剂量范围通常为12～18Gy[9, 43, 46, 47]。

根据肿瘤体积和位置，可以使用这种治疗方式时，其作为辅助治疗或二线治疗的作用已经具有很多强有力的支持数据。与无辐射相比，立体定向放射外科（SRS）手术使较高分级的肿瘤控制率得到改善，并且对于不完全切除的Ⅰ级病变也实现了很高的控制率[46, 48]。

随着技术的进步，立体定向放射外科（SRS）手术在脑膜瘤治疗中的运用已经得到了广泛推广，并且已经证明了在得到一定的控制率同时有较低的神经毒性。对于手术难以施行或尚不明显的肿瘤，特别是岩骨斜坡来源的病变，立体定向放射外

科（SRS）手术已经被证实是一种很有意义的前期治疗手段。虽然这些研究不可避免地因为缺乏确认肿瘤分级的组织学数据而混淆，但它们确实提供了一些证据，即烧蚀剂量的聚焦辐射可以提供长期肿瘤控制率而无须手术。预测肿瘤体积小且无既往辐射史的患者预后较好。此外，制订和实施细致的立体定向放射外科（SRS）手术治疗计划已被证明可以在肿瘤体积较小时很好地保留颅神经功能[46, 49-51]。因此，对于因位置而难以通过手术安全切除的小病灶，立体定向放射外科（SRS）手术可能是实现肿瘤较好控制的有效治疗手段。

大分割立体定向放射外科治疗也已经得到了部分的研究来评估效果，这是一种对于颅底病变患者的潜在的有效辅助治疗手段，它不能用单一部分消融的辐射剂量安全地靶向照射。根据病变的形态和与敏感结构的接近程度，大分割治疗计划在剂量和分割次数中变化很大[52]。这种方法似乎是安全且耐受性良好的，并且可能对肿瘤有一定程度的控制，但需要进一步调查以证实这一说法[53]。

关于立体定向放射外科（SRS）手术的开放性问题包括其与手术相比作为前期治疗的作用，以及其在针对更多侵袭性病变的多学科治疗中的地位。对低分级的肿瘤，适形外照射放疗（EBRT）和立体定向放射外科（SRS）手术可以得到相似的控制率；而对于分级较高的肿瘤，立体定向放射外科（SRS）手术的控制率似乎较适形外照射放疗（EBRT）稍好（表19.2）。

然而，这个结论的意义是有限的，因为它是基于单独发表的队列研究而不是随机试验的比较。有一项已经发表的关于海绵窦脑膜瘤患者的适形外照射放疗（EBRT）和立体定向放射外科（SRS）手术

表19.2 对不完全切除脑膜瘤患者采取放射性辅助治疗后的5年局部控制率

脑膜瘤等级	适形外照射放疗 (%)	立体定向放射外科 (%)
WHO Ⅰ 级	85～100[32, 33, 55]	86.2～98.5[46, 56]
WHO Ⅱ/Ⅲ级	38～61[35, 37]	40～74（3年）[57, 58]

比较的非随机队列研究显示出两者具有相似的肿瘤控制率，但立体定向放射外科（SRS）手术组具有优异的放射学反应。现在仍然没有一个确定的共识，但这些学者都认为，当肿瘤体积小（<3cm）并且与放射敏感的功能区结构（如感光组织）充分分离时，因为放射线反应的益处和只对患者的单一部位治疗的便利性，立体定向放射外科（SRS）手术是首选[54]。继续针对各级脑膜瘤进行适形外照射放疗（EBRT）和立体定向放射外科（SRS）手术的长期随访大型随机研究将有助于回答哪种治疗方式更具优势的问题。

19.3.2　近距离放射治疗

局部放射源植入或近距离放射治疗已被用于治疗许多全身性肿瘤，并且已经针对各种脑肿瘤（原发性和转移性）进行了研究[59, 60]。这种辅助治疗首先尝试用于复发性颅底脑膜瘤和恶性或非典型脑膜瘤的治疗，目的是增加适形外照射放疗（EBRT）提供的辐射剂量。虽然在初步研究中很有前景，但该方法受到需要手术广泛暴露肿瘤以便有效地植入放射源、高比例（27%）的放射性坏死率以及切口并发症的限制[61, 62]。

通过对脑膜瘤进行广泛手术暴露以进行近距离放射治疗、尝试立体定位植入I放射性粒子的初步研究，^{125}I研究证明近距离放射治疗提高了局部控制率，降低了并发症发生率，这为更高分级的复发性肿瘤提供了可行的辅助治疗方案[63]。迄今为止相关的最大型长期研究发表于2017年，回顾性地检查了在最大限度地安全切除非典型或间变性脑膜瘤时I放射性粒子的植入位置。^{125}I研究证实，与历史队列相比，近距离放射治疗的局部控制率较高，但同样受到高放射性坏死率和切口并发症可能需要再次手术的限制[64]。虽然近距离放射治疗和通过开放式手术立体定向植入粒子在过去的20～30年间显示出令人印象深刻的局部控制率，但外部高剂量辐射技术的改善限制了这种辅助模式的效用，并且近距离放射治疗尚未成为主流治疗选择。但近距离放射治疗仍然被保留作为针对先前切除的、通常是先前放射治疗过的复发肿瘤的治疗选择。

19.3.3　药物治疗

用药方面的各种治疗选择代表了脑膜瘤管理的

前沿研究领域，特别是对于侵袭性更强的分级和复发的肿瘤。虽然手术是绝大多数快速生长的或有症状的脑膜瘤的主要治疗方法，但有时尽管多次尝试手术和（或）放射治疗，这些肿瘤仍会复发。对于这些复发脑膜瘤患者中不再适合进行额外的手术和（或）放射治疗的，有时药物治疗会被视为一种抢救治疗方法[65]，研究人员试图发挥现有的传统化疗药物、激素以及靶向治疗的优势。虽然有许多现今研究正涉及的实验室模型可能会在未来产生新的药物，但接下来的讨论仅限于在临床试验中被评估的、被用于手术和放射治疗无反应的复发脑膜瘤的药物。

复发性脑膜瘤的用药疗法可采取以下类别之一：细胞毒性药物，激素治疗，分子靶向治疗（包括血管生成抑制剂），免疫调节剂。

细胞毒性药物

细胞毒性药物优先针对快速分裂的细胞。替莫唑胺、伊立替康和羟基脲这样的传统化疗药物，已经过研究被正式用于脑膜瘤的治疗。

替莫唑胺是一种烷化剂，对胶质母细胞瘤的治疗有极大的效果[66]。然而，在一项Ⅱ期试验中，给予不适用手术和放射治疗的脑膜瘤患者替莫唑胺治疗，对16名患者均未产生任何疗效[67]。伊立替康是一种拓扑异构酶-1抑制剂，之前已被证明在恶性脑膜瘤的实验模型中具有抑制作用[68]。在一项针对16例不适用手术和放射治疗的脑膜瘤患者的Ⅱ期临床试验中，因患者在6个月时无一表现出无进展生存时间上的益处，导致研究被早早停止[65]。在最初的报道中，羟基脲作为一种核糖核苷酸还原酶抑制剂，可阻止细胞周期进入S期并诱导细胞凋亡，它与复发性或不可切除的脑膜瘤患者的临床结果有显著关联[69, 70]。然而，许多报道药物效果的初步研究受到其本身设计不良的限制[71]。Chamberlain等对随后进行的60例患者的回顾性研究显示，仅有10%的患者无进展生存时间达到6个月。没有患者表现出放射学衰退[72]。Chamberlain等还报道了35名Ⅱ级和Ⅲ级复发性脑膜瘤患者使用羟基脲治疗的结果，在这项研究中，我们可以注意到仅有3%的患者无进展生存时间达到6个月[73]。最近一项关于羟基脲和伊马替尼（一种Bcr-Abl酪氨酸激酶抑制剂）的试验表明，67%的患者无进展生存时间达到6个月，具有适度的抗肿瘤药性[74]。总的来说，这些研究使许多研究得出结论，细胞毒性药物并不能有效地控制复发性脑膜瘤的生长[71, 75]。

激素治疗

随着复发性脑膜瘤细胞中的激素受体的高表达被发现，许多研究者产生了使用激素疗法治疗复发性脑膜瘤的兴趣。以前的报道分别指出76%和19%的脑膜瘤中存在黄体酮和雌激素受体[76]。许多针对黄体酮拮抗剂治疗复发性脑膜瘤时效率的研究被开展起来。在一项小型前瞻性临床试验中，甲地孕酮未显示出任何显著的抗肿瘤活性[76]。尽管在初始试验中取得了一些期望的结果，但另一种口服避孕药（米非司酮）的Ⅲ期临床试验也未能证明任何显著的临床益处[77]。后来研究者猜想这是因为随着脑膜瘤分级的进展，黄体酮受体表达逐渐减少[78]。一项针对19名患者进行的雌激素受体拮抗剂（他莫昔芬）在Ⅱ期试验中也显示出极低的药效[79]。

在激素药物中，生长抑素可能受到了最多的关注。研究已发现脑膜瘤表达高密度的生长抑素受体，特别是sst2A亚型[80]。在一项使用了单光子发射计算机断层成像术（SPECT）[111]进行的针对16名具有肿瘤相关的生长激素受体患者的研究中，经过生长抑素类似物（善宁LA）治疗数月后，31%的患者表现出部分放射学反应，并在接受治疗的患者中44%的人无进展生存时间达到6个月[80]。在其他报道中，该算法与奥曲肽治疗后的阳性结果相关[75]。对34名患者进行Ⅱ期临床试验后，帕西瑞肽（一种长效生长抑素类似物，对生长抑素受体谱具有更广泛的效果）的最初乐观消退，证实无进展生存时间达到6个月的患者数量有限。然而，这项研究确实注意到表达生长抑素受体3的肿瘤中无进展生存时间的增加，这表明可能需要对这部分脑膜瘤进行进一步的研究[81]。

分子靶向治疗

分子靶向治疗是当今研究最为活跃的第三个领域，随着我们对脑膜瘤的肿瘤机制理解的持续增长而愈发受到关注。小分子抑制剂的靶标通常是驱动肿瘤生长途径中的生长因子受体或下游信号分子[71]。血小板衍生生长因子（PDGF）和表皮生长因子（EGF）就是两种这样的小分子，它们已被确定

为脑膜瘤生长中的抗凋亡因子[82]。Wen等在23例患者的Ⅱ期临床试验中，评估了血小板衍生生长因子（PDGF）受体途径抑制剂伊马替尼，并发现它具有良好的耐受性，但对肿瘤控制的影响极小。在该研究中，可以注意到非典型和恶性脑膜瘤组6个月无进展生存率（PFS）为0[78]。在随后的伊马替尼和羟基脲试验中，没有患者产生放射学反应，尽管62%的患者的放射学无进展生存时间达到了6个月。血小板衍生生长因子（PDGF）和血管内皮生长因子（VEGF）受体（VEGFR）的两种组合拮抗剂已经证明了Ⅱ期临床试验中关于临床疗效的一些证据[74]。在给予组合拮抗剂——瓦他拉尼的25例患者中，1例患者显示出部分放射学反应，15例患者在6个月评估时保持稳定[83]。最近的Ⅱ期试验数据还发现舒尼替尼是治疗复发性脑膜瘤的潜在药物，一些患者表现出显著的放射学反应。舒尼替尼治疗后中位无进展生存时间为5.2个月，并且还可以注意到VEGFR2阳性患者的存活率显著较高[84, 85]。贝伐单抗单抗是一种单克隆抗体，可与VEGF结合并直接抑制VEGF，抑制血管生成。在一项对15例间变型和非典型脑膜瘤患者进行的回顾性研究中，43.8%的患者获得6个月的无进展生存时间，与该药物的药效是相关的[86]。最后，还在脑膜瘤的发生机制中研究了表皮生长因子（EGF）受体[87]。然而，在两个单独的Ⅱ期试验中，表皮生长因子（EGF）拮抗剂——吉非替尼或厄洛替尼均没有显示出对于生存率的益处[71]。

免疫调节剂

免疫调节剂是针对复发性脑膜瘤治疗的最后一类药物。在Ⅱ期试验中仅评估了一种免疫调节剂干扰素-α2B。在这项研究中，35例患有复发性Ⅰ级脑膜瘤的患者均未出现完全或部分放射学反应。这项研究报告中54%的患者的无进展生存时间达到6个月[88]。

2011年，美国国立综合癌症网络（NCCN）发布了指南，其中提倡使用3种药物（羟基脲、干扰素-α和生长抑素）治疗复发性脑膜瘤。表19.3中的数据支持在治疗复发性脑膜瘤中使用生长抑素和干扰素-α。然而，支持羟基脲的Ⅱ期临床数据不那么引人注目。除了美国国立综合癌症网络（NCCN）报告中提到的药剂之外，最近评估血小板衍生生长因子（PDGF）和（或）血管内皮生长因子（VEGF）的

表19.3 评估复发性脑膜瘤的药物治疗的研究综述

研究者，年份	阶段	药物	病例数	分级Ⅰ	分级Ⅱ	分级Ⅲ	RR	6-m PFS	总结
Chamberlain，2004[67]	Ⅱ	替莫唑胺	16	NS	NS	NS	0	0%	没有显示出临床疗效
Chamberlain，2006[65]	Ⅱ	伊立替康	16	100%	0%	0%	0	6%	没有显示出临床疗效
Chamberlain，2011[72]	N/A	羟基脲	60	100%	0%	0%	0	10%	显示出最低的临床疗效
Chamberlain，2012[73]	N/A	羟基脲	35	0%	63%	37%	0	3%	显示出最低的临床疗效
Ji，2015[77]	Ⅲ	米非司酮	80	NS*	NS	NS	1.4%	NS	没有显示生存率益处
Chamberlain，2007[80]	Pilot	生长抑素	16	NS	NS	NS	31%	44%	显示出一些临床疗效
Wen，2009[78]	Ⅱ	伊马替尼	23	57%	22%	22%	0	29%	显示出一些临床疗效
Raizer，2011[83]	Ⅱ	瓦他拉尼	21	0	67%	33%	5%	38%	显示出一些临床疗效
Kaley，2015[85]	Ⅱ	舒尼替尼	36	0%	83%	17%	6%	42%	显示出一些临床疗效
Chamberlain，2008[88]	Ⅱ	IFN-α 2B	35	100%	0%	0%	0%	54%	显示出一些临床疗效

*研究纳入米非司酮组80例，安慰剂组84例。报告提到米非司酮组有8例非典型脑膜瘤，安慰剂组有9例。
6-m PFS：6个月无进展生存率；IFN：干扰素；NS：未标明；RR：放射图像反应（例如，药物治疗导致肿瘤体积显著减小的患者百分比)

靶向分子拮抗剂的试验似乎显示出有意义的结果。尽管尚未确定用于脑膜瘤治疗的理想药物，但在对复发性或侵袭性疾病的药剂的研究中已经取得了实质性进展，并且关于如何选择这些肿瘤管理方案的观点随着时间的推移也在不断变化。

19.4 总结

脑膜瘤的长期治疗由肿瘤分级决定，因为WHOⅠ级、Ⅱ级和Ⅲ级肿瘤代表了完全不同的疾病。低级别脑膜瘤更接近一种慢性疾病：无痛和潜在的复发，能够随着时间的推移影响生存和生活质量。高级别脑膜瘤是一种侵袭性肿瘤，长期存活率较低。这种简单的认识有助于指导随访的频率和辅助治疗的选择。我们还可以额外通过细胞增殖情况、脑

部情况侵袭、辛普森分级定义的切除范围等因素，来计算复发风险。当需要时，外部放射治疗是脑膜瘤辅助治疗的主要方式，可以是适形外照射放疗（EBRT）或立体定向放射外科（SRS）。近距离放射治疗仍是一种试验性选择，目前正在研究的各种医学疗法也是如此。对联合治疗和分子靶向治疗领域的进一步研究有望重塑用于治疗脑膜瘤的治疗模式。

参考文献

[1] Simpson D. The recurrence of intracranial meningiomas after surgical treatment. J Neurol Neurosurg Psychiatry, 1957, 20(1): 22-39.

[2] Winther TL, Torp SH. Significance of the extent of resection in

modern neurosurgical practice of World Health Organization grade I meningiomas.World Neurosurg, 2017, 99:104 – 110.

[3] Gousias K, Schramm J, Simon M. The Simpson grading revisited: aggressive surgery and its place in modern meningioma management. J Neurosurg, 2016, 125(3):551 – 560.

[4] Gallagher MJ, Jenkinson MD, Brodbelt AR, et al. WHO grade I meningioma recurrence: are location and Simpson grade still relevant? Clin Neurol Neurosurg, 2016, 141:117 – 121.

[5] Bindal R, Goodman JM, Kawasaki A, et al. The natural history of untreated skull base meningiomas. Surg Neurol, 2003, 59(2):87 – 92, discussion 92.

[6] McGovern SL, Aldape KD, Munsell MF, et al. A comparison of World Health Organization tumor grades at recurrence in patients with non-skull base and skull base meningiomas. J Neurosurg, 2010, 112(5):925 – 933.

[7] Mathiesen T, Lindquist C, Kihlström L, et al. Recurrence of cranial base meningiomas. Neurosurgery, 1996, 39(1):2 – 7, discussion 8 – 9.

[8] Li D, Tang J, Ren C, et al. Surgical management of medium and large petroclivalmeningiomas: a single institution's experience of 199 cases with long-term follow-up. Acta Neurochir (Wien), 2016, 158(3):409 – 425, discussion 425.

[9] Nanda A, Thakur JD, Sonig A, et al. Microsurgical resectability, outcomes, and tumor control in meningiomas occupying the cavernous sinus. J Neurosurg, 2016, 125(2):378 – 392.

[10] Ohba S, Kobayashi M, Horiguchi T, et al. Long-term surgical outcome and biological prognostic factors in patients with skull base meningiomas. J Neurosurg, 2011, 114(5):1278 – 1287.

[11] Ichinose T, Goto T, Ishibashi K, et al. The role of radical microsurgical resection in multimodal treatment for skull base meningioma. J Neurosurg, 2010, 113(5):1072 – 1078.

[12] Natarajan SK, Sekhar LN, Schessel D, et al. Petroclivalmeningiomas: multimodality treatment and outcomes at long-term follow-up. Neurosurgery, 2007, 60(6):965 – 979, discussion 979 – 981.

[13] Ildan F, Erman T, Göçer AI, et al. Predicting the probability of meningioma recurrence in the preoperative and early postoperative period: a multivariate analysis in the midterm follow-up. Skull Base, 2007, 17(3):157 – 171.

[14] Perry A, Stafford SL, Scheithauer BW, et al. Meningioma grading: an analysis of histologic parameters. Am J Surg Pathol, 1997, 21(12):1455 – 1465.

[15] Dijkstra M, van Nieuwenhuizen D, Stalpers LJA, et al. Late neurocognitive sequelae in patients with WHO grade I meningioma. J Neurol Neurosurg Psychiatry, 2009, 80(8):910 – 915.

[16] Sughrue ME, Kane AJ, Shangari G, et al. The relevance of Simpson Grade I and II resection in modern neurosurgical treatment of World Health Organization Grade I meningiomas. J Neurosurg, 2010, 113(5):1029 – 1035.

[17] Mendenhall WM, Morris CG, Amdur RJ, et al. Radiotherapy alone or after subtotal resection for benign skull base meningiomas. Cancer, 2003, 98(7):1473 – 1482.

[18] Chohan MO, Ryan CT, Singh R, et al. Predictors of treatment response and survival outcomes in meningioma recurrence with atypical or anaplastic histology. Neurosurgery, 2017(June).

[19] Wang Y-C, Chuang C-C, Wei K-C, et al. Skull base atypical meningioma: long term surgical outcome and prognostic factors. Clin Neurol Neurosurg, 2015, 128:112 – 116.

[20] Aizer AA, Bi WL, Kandola MS, et al. Extent of resection and overall survival for patients with atypical and malignant meningioma. Cancer, 2015, 121(24):4376 – 4381.

[21] Aizer AA, Abedalthagafi M, Bi WL, et al. A prognostic cytogenetic scoring system to guide the adjuvant management of patients with atypical meningioma. Neuro-oncol, 2016, 18(2):269 – 274.

[22] Aizer AA, Arvold ND, Catalano P, et al. Adjuvant radiation therapy, local recurrence, and the need for salvage therapy in atypical meningioma. Neuro-oncol, 2014, 16(11):1547 – 1553.

[23] Pearson BE, Markert JM, Fisher WS, et al. Hitting a moving target: evolution of a treatment paradigm for atypical meningiomas amid changing diagnostic criteria. Neurosurg Focus, 2008, 24(5):E3.

[24] Sughrue ME, Sanai N, Shangari G, Parsa AT, Berger MS, McDermott MW. Outcome and survival following primary and repeat surgery for World Health Organization Grade III meningiomas. J Neurosurg, 2010, 113(2):202 – 209.

[25] Perry A, Scheithauer BW, Stafford SL, et al. "Malignancy" in meningiomas: a clinicopathologic study of 116 patients, with grading implications. Cancer, 1999, 85(9):2046 – 2056.

[26] de Almeida AN, Pereira BJA, Pires Aguiar PH, et al. Clinical outcome, tumor recurrence, and causes of death: A long-term follow-up of surgically treated meningiomas. World Neurosurg, 2017, 102: 139 – 143.

[27] Balasubramanian SK, Sharma M, Silva D, et al. Longitudinal experience with WHO Grade III (anaplastic) meningiomas at a single institution. J Neurooncol, 2017, 131(3):555 – 563.

[28] Durand A, Labrousse F, Jouvet A, et al. WHO grade II and III

meningiomas: a study of prognostic factors. J Neurooncol, 2009, 95(3):367 – 375.

[29] Vranic A, Popovic M, Cör A, et al. Mitotic count, brain invasion, and location are independent predictors of recurrence–free survival in primary atypical and malignant meningiomas: a study of 86 patients. Neurosurgery, 2010, 67(4):1124 – 1132.

[30] Chohan MO, Levin AM, Singh R, et al. Three–dimensional volumetric measurements in defining endoscope–guided giant adenoma surgery outcomes. Pituitary, 2016, 19(3):311 – 321.

[31] Noel G, Gondi V. Proton therapy for tumors of the base of the skull. Linchuang Zhongliuxue Zazhi, 2016, 5(4):51 .

[32] Minniti G, Amichetti M, Enrici RM. Radiotherapy and radiosurgery for benign skull base meningiomas. Radiat Oncol, 2009, 4(1):42.

[33] Wenkel E, Thornton AF, Finkelstein D, et al. Benign meningioma: partially resected, biopsied, and recurrent intracranial tumors treated with combined proton and photon radiotherapy. Int J Radiat Oncol Biol Phys, 2000, 48(5):1363 – 1370.

[34] Choi Y, Lim DH, Jo K, Nam DH, Seol H–J, Lee J–I. Efficacy of postoperative radiotherapy for high grade meningiomas. J Neurooncol, 2014, 119(2):405 – 412.

[35] Hug EB, Devries A, Thornton AF, et al. Management of atypical and malignant meningiomas: role of high–dose, 3D–conformal radiation therapy. J Neurooncol, 2000, 48(2):151 – 160.

[36] Talacchi A, Muggiolu F, De Carlo A, Nicolato A, Locatelli F, Meglio M. Recurrent atypical meningiomas: combining surgery and radiosurgery in one effective multimodal treatment. World Neurosurg, 2016, 87:565 – 572.

[37] Boskos C, Feuvret L, Noel G, et al. Combined proton and photon conformal radiotherapy for intracranial atypical and malignant meningioma. Int J Radiat Oncol Biol Phys, 2009, 75(2):399 – 406.

[38] Noël G, Habrand J–L, Mammar H, et al. Highly conformal therapy using proton component in the management of meningiomas. Preliminary experience of the Centre de Protonthérapie d'Orsay. Strahlenther Onkol, 2002, 178(9):480 – 485.

[39] Combs SE, Kessel K, Habermehl D, Haberer T, Jäkel O, Debus J. Proton and carbon ion radiotherapy for primary brain tumors and tumors of the skull base. Acta Oncol, 2013, 52(7):1504 – 1509.

[40] Fong C, Nagasawa DT, Chung LK, et al. Systematic analysis of outcomes for surgical resection and radiotherapy in patients with papillary meningioma. J Neurol Surg B Skull Base, 2015, 76(4):252 – 256.

[41] Soldà F, Wharram B, De Ieso PB, Bonner J, Ashley S, Brada M. Long–term efficacy of fractionated radiotherapy for benign meningiomas. Radiother Oncol, 2013, 109(2):330 – 334.

[42] Zachenhofer I, Wolfsberger S, Aichholzer M, et al. Gamma Knife radiosurgery for cranial base meningiomas: experience of tumor control, clinical course, and morbidity in a follow–up of more than 8 years. Neurosurgery, 2006, 58(1):28 – 36, discussion 28 – 36.

[43] Igaki H, Maruyama K, Koga T, et al. Stereotactic radiosurgery for skull base meningioma. Neurol Med Chir (Tokyo), 2009, 49(10): 456 – 461.

[44] Kreil W, Luggin J, Fuchs I, Weigl V, Eustacchio S, Papaefthymiou G. Long term experience of gamma knife radiosurgery for benign skull base meningiomas. J Neurol Neurosurg Psychiatry, 2005, 76(10): 1425 – 1430.

[45] Chuang C–C, Chang C–N, Tsang N–M, et al. Linear accelerator– based radiosurgery in the management of skull base meningiomas. J Neurooncol, 2004, 66(1 – 2):241 – 249.

[46] Sheehan JP, Williams BJ, Yen CP. Stereotactic radiosurgery for WHO grade I meningiomas. J Neurooncol, 2010, 99(3):407 – 416.

[47] Han JH, Kim DG, Chung H–T, et al. Gamma knife radiosurgery for skull base meningiomas: long–term radiologic and clinical outcome. Int J Radiat Oncol Biol Phys, 2008, 72(5):1324 – 1332.

[48] Santacroce A, Walier M, Régis J, et al. Long–term tumor control of benign intracranial meningiomas after radiosurgery in a series of 4565 patients. Neurosurgery, 2012, 70(1):32 – 39, discussion 39.

[49] Starke R, Kano H, Ding D, et al. Stereotactic radiosurgery of petroclivalmeningiomas: a multicenter study. J Neurooncol, 2014, 119(1):169 – 176.

[50] Flannery TJ, Kano H, Lunsford LD, et al. Long–term control of petroclivalmeningiomas through radiosurgery. J Neurosurg, 2010, 112(5):957 – 964.

[51] Starke RM, Nguyen JH, Rainey J, et al. Gamma Knife surgery of meningiomas located in the posterior fossa: factors predictive of outcome and remission. J Neurosurg, 2011, 114(5):1399 – 1409.

[52] Gorman L, Ruben J, Myers R, Dally M. Role of hypofractionated stereotactic radiotherapy in treatment of skull base meningiomas. J Clin Neurosci, 2008, 15(8):856 – 862.

[53] Navarria P, Pessina F, Cozzi L, et al. Hypofractionated stereotactic radiation therapy in skull base meningiomas. J Neurooncol, 2015, 124(2):283 – 289.

[54] Metellus P, Régis J, Muracciole X, et al. Evaluation of fractionated radiotherapy and gamma knife radiosurgery in cavernous sinus meningiomas: treatment strategy. Neurosurgery, 2005, 57(5):873 –

886, discussion 873 – 886.

[55] Noël G, Bollet MA, Calugaru V, et al. Functional outcome of patients with benign meningioma treated by 3D conformal irradiation with a combination of photons and protons. Int J Radiat Oncol Biol Phys, 2005, 62(5):1412 – 1422.

[56] Pinzi V, Biagioli E, Roberto A, et al. Radiosurgery for intracranial meningiomas: A systematic review and meta–analysis. Crit Rev Oncol Hematol, 2017, 113:122 – 134.

[57] Aboukais R, Zairi F, Lejeune J–P, et al. Grade 2 meningioma and radiosurgery. J Neurosurg, 2015, 122(5):1157 – 1162.

[58] Choi CYH, Soltys SG, Gibbs IC, et al. Cyberknife stereotactic radiosurgery for treatment of atypical (WHO grade II) cranial meningiomas. Neurosurgery, 2010, 67(5):1180 – 1188.

[59] Kumar PP, Good RR, Jones EO, et al. A new method for treatment of unresectable, recurrent brain tumors with single permanent highactivity 125iodine brachytherapy. Radiat Med, 1986, 4(1):12 – 20.

[60] Bernstein M, Gutin PH. Interstitial irradiation of skull base tumours. Can J NeurolSci, 1985, 12(4):366 – 370.

[61] Gutin PH, Leibel SA, Hosobuchi Y, et al. Brachytherapy of recurrent tumors of the skull base and spine with iodine–125 sources. Neurosurgery, 1987, 20(6):938 – 945.

[62] Ware ML, Larson DA, Sneed PK, Wara WW, McDermott MW. Surgical resection and permanent brachytherapy for recurrent atypical and malignant meningioma. Neurosurgery, 2004, 54(1):55 – 63, discussion 63 – 64.

[63] Kumar PP, Patil AA, Syh HW, Chu WK, Reeves MA. Role of brachytherapy in the management of the skull base meningioma. Treatment of skull base meningiomas. Cancer, 1993, 71(11):3726 – 3731.

[64] Magill ST, Lau D, Raleigh DR, Sneed PK, Fogh SE, McDermott MW. Surgical resection and interstitial Iodine–125 brachytherapy for highgrade meningiomas: A 25–year series. Neurosurgery, 2017, 80(3):409 – 416.

[65] Chamberlain MC, Tsao–Wei DD, Groshen S. Salvage chemotherapy with CPT–11 for recurrent meningioma. J Neurooncol, 2006, 78(3):271 – 276.

[66] Dresemann G. Temozolomide in malignant glioma. Onco Targets Ther, 2010, 3:139 – 146.

[67] Chamberlain MC, Tsao–Wei DD, Groshen S. Temozolomide for treatment–resistant recurrent meningioma. Neurology, 2004, 62(7):1210 – 1212.

[68] Gupta V, Su YS, Samuelson CG, et al. Irinotecan: a potential new chemotherapeutic agent for atypical or malignant meningiomas. J Neurosurg, 2007, 106(3):455 – 462.

[69] Schrell UM, Rittig MG, Anders M, et al. Hydroxyurea for treatment of unresectable and recurrent meningiomas. II. Decrease in the size of meningiomas in patients treated with hydroxyurea. J Neurosurg, 1997, 86(5):840 – 844.

[70] Mason WP, Gentili F, Macdonald DR, Hariharan S, Cruz CR, Abrey LE. Stabilization of disease progression by hydroxyurea in patients with recurrent or unresectable meningioma. J Neurosurg, 2002, 97(2):341 – 346.

[71] Moazzam AA, Wagle N, Zada G. Recent developments in chemotherapy for meningiomas: a review. Neurosurg Focus, 2013, 35(6):E18.

[72] Chamberlain MC, Johnston SK. Hydroxyurea for recurrent surgery and radiation refractory meningioma: a retrospective case series. J Neurooncol, 2011, 104(3):765 – 771.

[73] Chamberlain MC. Hydroxyurea for recurrent surgery and radiation refractory high–grade meningioma. J Neurooncol, 2012, 107(2):315 – 321.

[74] Reardon DA, Norden AD, Desjardins A, et al. Phase II study of Gleevec® plus hydroxyurea (HU) in adults with progressive or recurrent meningioma. J Neurooncol, 2012, 106(2):409 – 415.

[75] Rammo R, Rock A, Transou A, Raghunathan A, Rock J. Anaplastic meningioma: octreotide therapy for a case of recurrent and progressive intracranial disease. J Neurosurg, 2016, 124(2):496 – 500.

[76] Grunberg SM, Weiss MH. Lack of efficacy of megestrol acetate in the treatment of unresectable meningioma. J Neurooncol, 1990, 8(1):61 – 65.

[77] Ji Y, Rankin C, Grunberg S, et al. Double–blind phase III randomized trial of the antiprogestin agent mifepristone in the treatment of unresectable meningioma: SWOG S9005. J Clin Oncol, 2015, 33(34): 4093 – 4098.

[78] Wen PY, Yung WKA, Lamborn KR, et al. Phase II study of imatinibmesylate for recurrent meningiomas (North American Brain Tumor Consortium study 01 – 08). Neuro–oncol, 2009, 11(6):853 – 860.

[79] Goodwin JW, Crowley J, Eyre HJ, et al. A phase II evaluation of tamoxifen in unresectable or refractory meningiomas: a Southwest Oncology Group study. J Neurooncol, 1993, 15(1):75 – 77.

[80] Chamberlain MC, Glantz MJ, Fadul CE. Recurrent meningioma:

salvage therapy with long-acting somatostatin analogue. Neurology, 2007, 69(10):969-973.

[81] Norden AD, Ligon KL, Hammond SN, et al. Phase II study of monthly pasireotide LAR (SOM230C) for recurrent or progressive meningioma. Neurology, 2015, 84(3):280-286.

[82] Sherman WJ, Raizer JJ. Chemotherapy: What is its role in meningioma? Expert Rev Neurother, 2012, 12(10):1189-1195, quiz 1196.

[83] Raizer JJ, Grimm SA, Rademaker A, et al. A phase II trial of PTK787/ ZK 222584 in recurrent or progressive radiation and surgery refractory meningiomas. J Neurooncol, 2014, 117(1):93-101.

[84] Raheja A, Colman H, Palmer CA, et al. Dramatic radiographic response resulting in cerebrospinal fluid rhinorrhea associated with sunitinib therapy in recurrent atypical meningioma: case report. J Neurosurg, 2016(December):1-6.

[85] Kaley TJ, Wen P, Schiff D, et al. Phase II trial of sunitinib for recurrent and progressive atypical and anaplastic meningioma. Neuro-oncol, 2015, 17(1):116-121.

[86] Nayak L, Iwamoto FM, Rudnick JD, et al. Atypical and anaplastic meningiomas treated with bevacizumab. J Neurooncol, 2012, 109(1): 187-193.

[87] Carroll RS, Black PM, Zhang J, et al. Expression and activation of epidermal growth factor receptors in meningiomas. J Neurosurg, 1997, 87(2):315-323.

[88] Chamberlain MC, Glantz MJ. Interferon-alpha for recurrent World Health Organization grade 1 intracranial meningiomas. Cancer, 2008, 113(8):2146-2151.

第二十章 颅底脑膜瘤并发症

Deopujari C.E.，Vikram S. Karmarkar
译者：南通大学附属医院 陈建 南京医科大学附属无锡第二医院 王清

摘要：颅底脑膜瘤对神经外科医生而言是一个不可规避的挑战。有人研究并归纳了20世纪神经外科技术在颅底脑膜瘤处置中的进步历程；本书前面的不少章节也从多方面讨论了颅底脑膜瘤；这里，笔者将从手术并发症防治的角度作一个相对全面的总结，这些并发症多源自特定的肿瘤部位及手术入路。

关键词：颅底、脑膜瘤、并发症、不良事件、经颅入路、经鼻内镜入路、脑脊液漏、颅底重建。

20.1 概述

掌握规避术中和术后问题的艺术是手术成功和结果优化的关键。——Michael L. J. Apuzzo[1]

任何疾病，无论是其自身或者针对其所做的任何处置都有发生并发症的可能。并发症可称作是疾病诊治过程中的副作用或不良效应。对于并发症的组成有多种看法，比如分为药源性或是手术所致，是次要或主要的，或者根据严重程度分级[1]。这有助于评估预后、对比不同技术或治疗方法的优缺。最近，IbanezL等[2]针对神经外科手术并发症进行了详细的分级研究。

脑膜瘤在神经外科医生的心目中始终占有特殊的分量。虽然早在1885年，Durante F.首次成功切除了嗅沟脑膜瘤[3]，不过，直到Cushing时代，有关脑膜瘤的一些概念才得以明确。1992年，Cushing在Cavendish的演讲中指出："今天，在手术领域，没有什么比成功切除脑膜瘤从而使患者获得功能恢复更令人欣慰；如果术前能正确诊断，那更是美不胜收。困难无疑巨大，有时难以逾越，失望也时有发生，但毋庸置疑的是，这些困难在下一代的神经外科人的手中，绝大多数将会得到克服[4]。"

现代影像学的发展，使绝大多数脑膜瘤（由Cushing命名）在术前即获得了明确诊断。数代神经外科人不懈努力，借助神经外科技术（止血、磨除、显露、显微、内镜等）的进步，努力克服Cushing当年的挑战，并取得了长足的进步，使得死亡率和致残率显著下降。不过，尽管术中、术后的并发症获得了大幅减少，但新技术的运用带来了新挑战。本章节旨在分析阐述颅底脑膜瘤与部位及手术入路相关的并发症，以及可能的预防、处置方法。

手术目的在于全切除肿瘤，包括受累及的硬脑膜和颅骨，同时随访监测肿瘤的残留或复发，如有发生，需要再次手术或辅助治疗。为此，目前存在数种分类方法来判断手术切除程度并预测复发风险，其中最常用的是Simpsons分级法[5]；而Levine-Sekhar分类及其改良则有助于预测颅底脑膜瘤可切除性[6]。对此类病变，大多数神经外科医生有自己的观点，有的趋于激进，有的偏向谨慎[7]。如何保护颅底的神经和血管、如何重建颅底是处理颅底肿瘤时最大的挑战。

20.2 术前并发症预测

20.2.1 临床影像学因素

颅底脑膜瘤前可起自嗅沟，下可达枕骨大孔。如果肿瘤引起局灶症状、抽搐或脑叶（通常是额叶）功能障碍，容易引起临床关注；可是，在不少地方，一些早期症状，如头痛、眶后疼痛，由于没有特异性，易于被患者忽视，因此，当这些患者就诊时，病灶可能已经很大并且累及多个颅内腔室。

较大的病变可引起颅内压升高，表现为广泛头痛、视力障碍和视盘水肿。局灶性头痛在凸面脑膜瘤中常见，但在颅底病变中罕有发现；不过，鞍区/鞍旁脑膜瘤可由硬脑膜牵张引起局部和眶后疼痛。有时，一些亚临床的颅底病变也会因为其他原因行影像学检查时被偶然发现，如头部外伤时进行CT检查、因颈椎问题行磁共振成像（MRI）检查。这里的难点在于决定是否需要治疗。如果干预，选择哪种入路、采取何种策略，方能降低并发症，同时获得良好的结果。Nakamura等研究了47例偶然发现的脑膜瘤（大多数位于颅底）的自然病程，发现其生长缓慢[8]，多数可以影像学随访。较年轻的患者和长T2信号是较快生长速度的预测因素，而钙化和短T2信号则提示生长速度较慢。有研究者建议对无症状病灶只需观察，手术仅适用于65岁以下的、在随访阶段肿瘤增大或出现症状的患者。对大于65岁的症状性肿瘤患者，如病灶<3cm，倾向于采用立体定向放射外科治疗；如病灶>3cm，通常选择手术，必要时辅助放疗[9]。通常，对65岁以上、肿瘤位置刁钻的无症状患者，笔者采取随访观察。

影像学评估不可或缺，为预测可能的并发症，众多的影像学因素需要考虑。瘤周水肿提示高级别病损、围手术期有抽搐风险。"狮鬃征"是指前颅底脑膜瘤合并双额叶水肿，它的出现提示术后住院时间的延长（图20.1），也与围手术期额叶功能障碍相关[10]。"脑袖征"是指前颅底脑膜瘤周围的脑水肿带或胶质边缘，一些学者认为"脑袖征"的出现提示病变更具挑战性，尤其是采用经鼻入路时[11, 12]。不过，最近Schwartz等[13]的一项Meta分析发现，此观点并不具备普遍适用性。

对于神经管受累，尤其是床突部、鞍结节、鞍内和鞍旁病变时的视神经管受累，必须仔细观察。其他可能受影响的孔道包括圆孔、卵圆孔、内耳道、颈静脉孔和舌下神经管。

源自海绵窦的肿瘤或延伸进入海绵窦的肿瘤需要仔细的评估，因为激进的手术切除易于损伤血管和神经。位于颈内动脉内侧的肿瘤，适合经鼻内镜下切除，而颈动脉外侧的肿瘤则需要更充分的经颅颅底入路。

在颅底脑膜瘤中，CT可以揭示骨质增生情况，需要磨除这些增生，方可能获得更完全的病灶切除或更充分的减压。CT同时也可以揭示骨质侵蚀的程度，尤其是岩斜或蝶斜脑膜瘤中受累的岩骨，这对手术过程中避免颈内动脉（Internal Carotid Artery，ICA）岩骨段与岩浅大神经的损伤意义重大。

通过非侵袭性血管成像技术，CT血管造影（CT Angiography，CTA）或磁共振血管成像（MR Angiography，MRA），可以观察肿瘤对主要动脉及其分支的包绕、推挤，这对手术策略意义重大。同时，仔细分析ICA外膜受累情况，有助于预防灾难性出血。对于枕骨大孔前方脑膜瘤，辨认主次地位椎动脉有助于选择相对安全的手术通道（图20.2）。

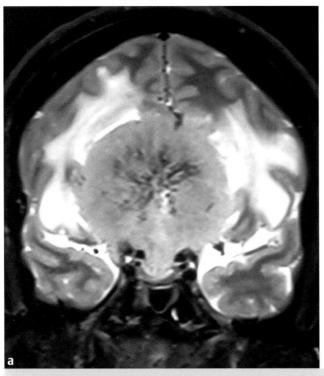
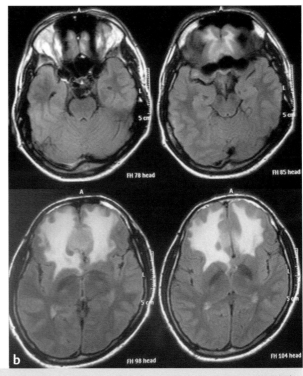

图.20.1 （a）1例嗅沟脑膜瘤，MR脑冠状位T2像显示瘤周水肿（狮鬃征）。（b）1例鞍结节小脑膜瘤，MR轴位FLAIR像显示瘤周中度水肿

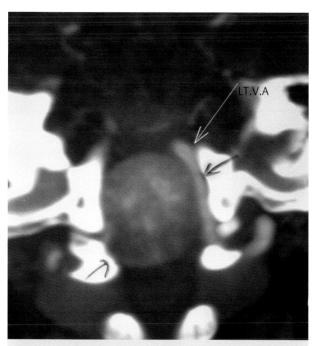

图20.2　枕骨大孔区脑膜瘤，CT血管造影显示右侧椎动脉发育不良，左侧受压移位

总之，为避免颅底脑膜瘤手术中的并发症，术前应仔细评估肿瘤包绕或侵犯动脉情况、海绵窦侵犯程度、与颅神经的关系、肿瘤是否累及眼眶及硬脑膜和脑组织、其他硬脑膜窦受累情况，这些影像学参数对手术通道的选择以及术中、术后并发症的预防，都非常有益。

针对颅底脑膜瘤，不少医院常规进行术前数字减影血管造影（Digital Subtraction Angiography，DSA）检查和肿瘤栓塞治疗。在2000年以前，笔者所在科室也常采取这种策略，不过，现在只有当肿瘤栓塞必需并且可行或计划牺牲颈内动脉时，才做DSA检查。现在笔者的策略是早期从颅底分离肿瘤，减少主要的供血。颈外动脉（External Carotid Artery，ECA）通常是最适合栓塞的；不过，需要警惕的是，有时ECA和ICA之间存在"危险吻合"，栓塞可能导致灾难性后果，须小心识别，以防颅神经功能缺损[14]。

20.2.2　多学科合作

颅底脑膜瘤的处理强调多学科协作。具备充分经验的多学科协作中心是这类疾病的最理想场所。对一些大型的侵袭性肿瘤，需要耳鼻咽喉科、放射科、介入科/血管内外科、肿瘤科、立体定向放射科、颅面外科等密切合作。

20.2.3　外科医生因素

许多颅底脑膜瘤同时适用于内镜颅底入路和经颅途径，此时，外科医生的喜好和经验在入路选择中作用关键。术中导航、多普勒微探头、电生理监测有助于提高手术安全度，获得更彻底的切除。可惜笔者还没有术中MR和（或）CT影像，此二者有助于术中评估手术切除程度。

20.2.4　患者因素

明显的合并症、先前的放射治疗或手术史，是安全彻底切除颅底脑膜瘤的重大障碍。

20.3　围手术期并发症及预防

20.3.1　麻醉方面

需要警惕和采取合适的措施避免麻醉相关的并发症。术前正确评估心肺功能、肝肾功能、血液学参数，并将其调整至最佳状态，十分重要。合适的体位及着力点的保护可以预防位置相关的压迫性神经功能受损。在仰卧位，膝关节轻微的弯曲可预防膝关节过伸和交锁；肘关节下衬垫可防止尺神经损伤，踝关节/跟腱下方的衬垫对预防压伤不可或缺。如果不用头钉，通常使用颅骨夹固定或软凝胶枕支撑头部。俯卧位时，胸、骨盆、膝部、足背需要妥善垫好，如果不用颅骨夹固定，头部同样休憩于软凝胶枕；当使用U形简易头架或软凝胶枕时，需要特别小心避免眼球受压，确保视力不因此受损[15]。侧卧位时，下方承力部分，尤其上臂、臂丛和腓神经，需要特殊注意。坐位时，必须避免颈部过度屈曲，这偶尔会导致术后四肢瘫[16]；坐姿可能出现的其他并发症包括低血压、空气栓塞、颅内积气、硬脑膜下出血的发生率增加。

由于不少患者已经耗用了颅内压代偿机制，因此麻醉诱导力求平稳。颅底脑膜瘤手术，尤其在内镜扩大经颅底手术时，腰大池引流扮演相当重要的角色；此时，在肿瘤切除之前，应避免过度引流脑脊液（Cerebrospinal Fluid，CSF），否则，在大型肿瘤切除之前，可能会导致脑组织移位和脑疝症状。脑室外引流时同此理。

呼气终末二氧化碳浓度（End Tidal Carbon

Dioxide，ET CO$_2$）监测、氧分压（Oxygenation，SpO$_2$）和血压维持是保证脑灌注的关键。术中神经电生理监测有助于调整吸入剂和静脉麻醉药物的用量，维持适宜麻醉水平，避免过度麻醉。

20.3.2　术中并发症

脑肿胀

对于经颅入路，如果在MRI上发现明显的脑水肿，则可在术前开始使用类固醇。在这种情况下，为避免脑肿胀，开颅时可快速滴注20%甘露醇，或同时联合应用呋塞米。骨窗完成后，打开硬脑膜时，如果脑肿胀持续存在，采用以下策略：

· 调整患者体位

头颈部过度扭曲或不适会阻碍静脉回流，并可能导致全脑肿胀。头位最好高于心脏水平30°左右，同时避免颈部过度扭曲。

· 麻醉深度调整和过度通气

麻醉充分有助于大脑减张，避免脑肿胀。各种监测设备和指标，如脑电双频探测器，可以对麻醉深度进行量化。维持合适二氧化碳张力也有助于大脑松弛。

· 扩大骨窗

如果脑肿胀持续存在，有时需要进行更多的骨切除，以显露肿瘤。例如治疗前颅底脑膜瘤中眶颧打开、眶盖切除时等。

· 释放脑脊液

早期自脑池或侧裂释放脑脊液可减轻脑肿胀。腰大池引流或脑室外引流效果相似。

· 预防静脉窦损伤

精心策划，小心开颅，避免损伤静脉窦和主要引流静脉。对岩后脑膜瘤行乙状窦后入路时，注意对横窦和乙状窦的保护；颞下和眶颧入路时，Labbe和Sylvian静脉、蝶顶窦易被误伤。

· 脑牵开

通过这些操作使脑组织松弛后，脑牵开器可以提供清晰的手术通道[17]。

如果上述努力都归于失败，有时需要切除部分脑组织，以换取清晰的手术通道，即颞极或额极切除或小脑外侧1/3切除；由于麻醉药物的进步和监测手段的提高，目前，这些操作罕需应用。有些人认为遇到此类情况，宁愿放弃，留待下次重新尝试。

经鼻入路时，颅底脑膜瘤通常正对颅底骨窗和硬脑膜开口处，可逐步分块切除减压。因此，脑肿胀不是问题。但较大的肿瘤通常不适于经鼻切除。

出血

术前对出血风险的准确预判是处理术中出血的最佳方法，应根据肿瘤放射学特征做好备血准备。对部分病例应考虑术前栓塞治疗。对病灶有序的电凝和离断，常可使颅底脑膜瘤完全去血管化，不过，仍有时可见小软膜分支血管寄生瘤内。电凝离断＋瘤内分块切除减压是最常用的切除技术。仔细从软脑膜界面进行解剖分离可以预防损伤正常血管。保持软脑膜–蛛网膜界面是保护过路血管和穿支血管的关键。

神经血管结构的损伤

位于颅底的脑膜瘤与脑基底面或脑干、颅内血管、颅神经密切接触。蛛网膜是最好的天然界面。分离肿瘤–脑干或肿瘤–颅神经间隙时，需要保留软脑膜+蛛网膜层。处理后颅窝颅底脑膜瘤时，需要特别小心后颅窝的颅神经；有时，肿瘤部分与主要血管外膜粘连致密，为了预防神经/血管损伤，残留一些肿瘤是明智之举（图20.3）。术中监测对识别脑神经和预防医源性损伤作用非凡。

脑脊液漏

脑脊液漏是最常见的并发症，尤其在经鼻术后最为常见，经颅入路中如果打开气房也可发生。合适的入路和精心重建是避免此并发症的最佳方法。一旦发生，早期多采用保守治疗：体位调节、腰大池引流、床位调整。如果保守治疗失败，或有高流量漏存在，需重新探查修补。修补策略包括多层筋膜、脂肪、带蒂黏膜瓣和组织纤维蛋白胶的使用[18,19]，有时需要颅骨骨膜瓣翻转或带蒂游离组织瓣等新法修补[20]。行经颅手术，必须在初次手术时确切做好预防工作；额窦开放时，剔除黏膜，封堵开口，同时使用颅骨骨膜瓣覆盖；同样，筛窦、蝶窦开放时，需要足够长的带血管骨膜瓣覆盖颅底；中后颅窝病变当乳突气房或内耳道打开时，脑脊液可通过咽鼓管进入鼻咽，表现为假鼻漏。在这种情况下，必须注意用骨蜡、脂肪或肌肉组织封闭乳突气房和内耳道漏口[21]。

如果因为先前手术或放疗的原因，获取骨膜瓣

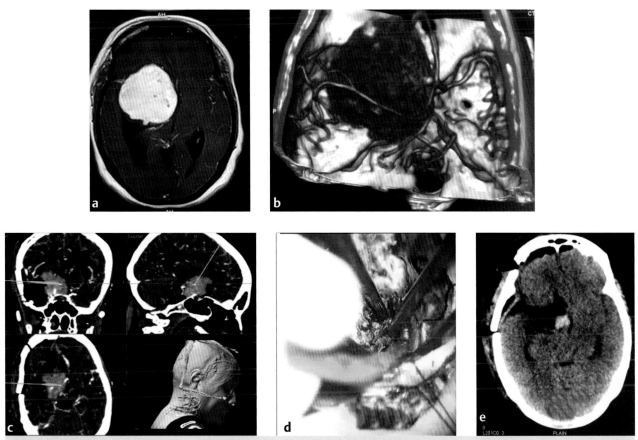

图20.3（a）MR轴位增强扫描显示右侧大型蝶骨脊脑膜瘤伴占位效应，中线左偏。（b）CTA显示肿瘤包绕大脑中动脉（Middle Cerebral Artery，MCA）。（c）导航图像显示血管位置、穿行/或绕行瘤内。（d）术中发现MCA穿行于瘤内。（e）术后CT平扫显示包绕MCA段的肿瘤残留

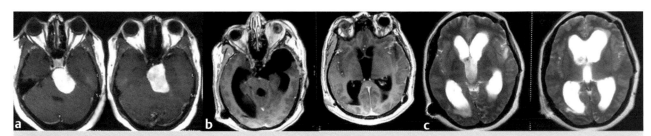

图20.4　（a）MR头颅轴位增强扫描显示岩斜脑膜瘤，采用后颅窝+随后经颞入路切除。（b、c）显示术后3个月，随访增强扫描显示肿瘤切除完全，T2像显示迟发脑积水形成

困难，可使用阔筋膜或其他人工硬脑膜替代。

20.4　术后并发症及防治

术后超早期，患者多位于监护病房，需要维持机体稳定，应及时发现并纠正电解质失衡、出血导致的贫血等。

颅底手术后可能出现脑水肿、出血、脑积水。

术后监测和影像学复查有助于明确。瘤床内小灶出血无须处置；脑水肿可以使用皮质类固醇、脱水剂如甘露醇、利尿剂如呋塞米或乙酰唑胺加以控制。

幕上肿瘤术后深静脉血栓（Deep Vein Thrombosis，DVT）常见。脑膜瘤术后DVT的发生率受同期医疗因素影响，但总体较高，报道最高达10%[22]；研究发现[22]：体重指数、年龄、手术时间超过4h，与DVT发生率呈正相关。术后患者的长期制动也是DVT的显

著性影响因素。肿瘤分级对DVT的发生率无影响。

高级别的肿瘤是否意味着更高的并发症发生率？Osawa等[23]对瘤周水肿进行了研究，他们发现少见类型的Ⅰ级脑膜瘤的水肿比常见类型的Ⅰ级或Ⅱ级、Ⅲ级肿瘤水肿更明显；有时需要放疗，不过此方法可能会增加致残率；针对高级别脑膜瘤术后放疗取舍的问题，有文献建议在高级别肿瘤术后随访观察[24]；因此，如果可以获得最大程度的安全切除，高级别肿瘤的术后并发症发生率不一定更高，但复发的概率更大。

颅底脑膜瘤术后脑积水常见吗？Burkhardt等[25]尝试运用大宗案例分析这个问题，在众多的可能的导致脑积水原因中，他们筛选出两个显著性因素：

年龄和术式（图20.4）。有病例报道，小型脑膜瘤患者已发展成交通性脑积水[26]，推测可能的原因是：脑脊液蛋白含量增加导致CSF吸收功能受损。

当病变位于颅颈（Craniovertebral，CV）交界区，尤其肿瘤侵蚀了枕髁或手术（远外侧入路）影响了寰枕关节时，颅–颈连接的稳定性受损[27]。如果术前图像分析预期或术中遭遇CV不稳，则必须进行颅颈固定（图20.5）

20.5　入路相关问题

可以经颅到达颅底脑膜瘤，可以选择内镜经鼻入路。

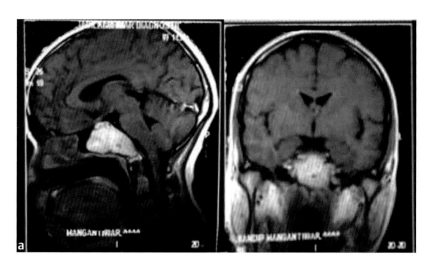
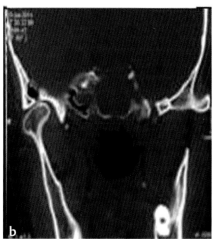
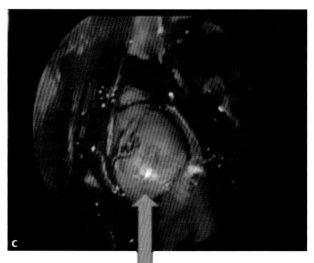
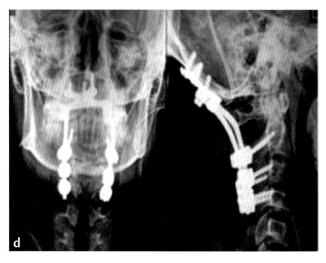

图20.5（a）头颅MR增强扫描（矢状位和冠状位）显示一明显强化的斜坡向蝶鞍扩展的病变。（b）CT显示左侧枕髁受累。（c）术中发现肿瘤突入蝶窦（箭头所指）。（d）术中决定颅颈融合固定到C4水平，术后X线颈椎摄片证实

表20.1　经颅前方和前外侧入路（单侧/双侧额部、眶上、额外侧、经海绵窦入路）

并发症	预防	处理
脑肿胀	计划开颅；硬脑膜切开；可行的话，行腰大池引流或EVD	脑池或脑室内CSF排放；脱水剂如甘露醇、呋塞米；终极方法：安全前提下脑极切除
嗅神经损伤	避免直接牵拉，特别是在筛板附近；这些部分应用氧化纤维素和纤维蛋白胶	
视神经和视交叉	早期辨认可能被病变牵张变形的神经；保留血管结构，尤其是下方的血供	
动眼神经，滑车，外展——这些汇合在海绵窦侧壁（VI除外）的神经	如可能，避免在海绵窦内解剖肿瘤；识别和保护神经；脑池段的神经识别和保护（第III颅神经位于ICA外侧，第IV颅神经位于天幕游离缘下）	如果两断端可见，直接修补或应用纤维蛋白胶
三叉神经	识别神经出颅底的孔道(SOF、圆形、卵圆形)，避免海绵窦内解剖	
血管损伤——颈内动脉及分支、穿支、静脉损伤	蛛网膜界面分离保护血管外膜；与血管外膜致密粘连的肿瘤予残留；游离保护穿支血管	针对大血管，考虑低功率电凝封闭撕脱的穿支损伤；如破损较大，直接缝合；ECA分支旁路手术扩大血供
脑脊液漏，不明的硬脑膜和颅底裂口，或病理性颅底磨除后	封闭开颅时开放的额窦、筛窦；以自身组织如颅骨骨膜、筋膜或人工替代品如胶原片修补硬脑膜	不明漏口者，努力明确（CT/MR脑池造影）；可以尝试保守治疗；如保守失败，再探查填塞漏口
开颅时硬脑膜撕裂；面神经损伤、颞肌损伤	预判硬脑膜粘连并使用高速颅钻；筋膜间解剖，避免面神经额支损伤；小心分离颞肌，轻柔牵拉以防萎缩	小心修复硬脑膜

备注：CSF：脑脊液；ECA：颈外动脉；EVD：脑室外引流；ICA：颈内动脉；SOF：眶上裂

20.5.1　经颅入路（表20.1～表20.3）

径颅入路包括：

· 额部入路

双额、单额、翼点、眶上锁孔入路。

· 侧方入路

经颞、经海绵窦入路、经岩、经乙状窦前入路。

· 后方入路

外后或乙状窦后及其改良、旁正中、枕下中线入路；枕骨大孔区可以选用后方、后外侧（远外侧及其变异）入路。

· 联合入路

所有这些入路都有脑脊液漏的风险。可表现为鼻漏、假鼻漏（自咽鼓管）、耳漏或切口漏。再次强调额窦、乳突气房、内耳道口的封闭；硬脑膜的严密缝合有助于预防假性脑膜膨出和脑脊液漏（图20.6）；张力性气颅有时需要进一步干预，庆幸的是，除非坐位手术，张力性气颅并不常见（图20.7）。

当视神经管和视神经受累时需要行视神经减压。方法包括硬脑膜外视神经管开放、镰状韧带松解、小心锐性游离神经-肿瘤界面等。在磨钻开放视神经管时，如果蝶窦或眶上筛窦气房（Onodi气房）

表20.2　经颅外侧和后外侧入路（包括颞部、岩骨、联合中后颅窝入路）

并发症	预防	处理
颞叶内损伤包括颈内动脉、面神经和GSPN、内耳/中耳结构损伤	良好的解剖学知识，必要的颅骨/尸体解剖，术中的图像引导	
滑车神经损伤神经在天幕游离缘的脑池部	良好的天幕切开设计，纤细神经易拉伤	如果两端比较接近，直接修复或胶合修复
三叉神经脑池部分始于后颅窝，弧形跨过至Gasserian神经节和海绵窦后部	尽可能大的显露和保留性的切除	面神经损伤的病人需做眼睑缝合术
静脉窦和静脉损伤	静脉成像（MRV和DSA有助于确定引流方式）有助于保留颞叶引流静脉，包括MCV浅静脉、Labbe静脉、基底静脉。在入路和显露时应保护横窦、乙状窦	避免直接电凝静脉；用缝线或移植补片修补静脉窦。如果窦被侵犯和阻塞，可以切除受侵犯的窦
脑脊液漏	可能通过乳突气房、咽鼓管、鼻咽和鼻子（反常鼻漏）发生。用骨蜡/脂肪/肌肉和纤维蛋白胶对开放的乳突气房进行适当的封闭。严格硬脑膜修补术	起初可保守处理，如果持续性漏，可考虑再次探查和缺陷封堵
动脉损伤，包括岩骨段颈内动脉损伤	骨性标志弓状隆起。在岩管腐蚀/累及时可导航引导	Fogarty取栓导管充气暂时球囊闭塞近端出血；急诊搭桥手术
开颅时硬脑膜撕裂	预测硬脑膜粘连程度及合理使用高速磨头	仔细行硬脑膜修补

缩写：CSF：脑脊液；DSA：数字减影血管造影；GSPN：岩浅大神经；ICA：颈内动脉；MCV：大脑中静脉；MRV：磁共振静脉造影

被打开，手术结束时，要用脂肪/肌肉组织、筋膜和纤维蛋白胶修补[28]。需要铭记的是，在磨除颅底骨质，特别是邻近颅神经孔附近时，充分的生理盐水灌洗冷却十分必要，这对于预防神经热损伤意义重大。眼动脉必须保留，同时要小心视交叉及其后方结构的血供。如果损伤颈内动脉细小分支，如后交通和脉络膜前动脉，可继发内囊及脑干缺血，导致严重的局灶性功能缺损。垂体柄表面纵向走行的血管有助于被识别和保护。蛛网膜是天然屏障，其界面的保护有助于其内结构的安全。

经海绵窦和侧方入路时，需要辨认第Ⅲ、Ⅳ、Ⅴ、Ⅵ颅神经；同样，在后颅窝，需要注意保护第Ⅴ~Ⅻ颅神经及椎基底干的分支。通常，在肿瘤和脑干之间存在蛛网膜层，有利于二者分离；少数情况下，脑干软脑膜层受到侵犯，此时，与其强行分离造成神经及血管主干或穿支受损，不如残留部分粘连肿瘤。在额外侧和经颞入路中，为保护面神经分支（额支），可采取颞肌筋膜下分离技术[29]。剥离颞肌时减少热损伤，对于预防术后颞肌萎缩和美容非常重要[30]。

20.5.2　内镜经鼻颅底入路（表20.4）

此入路最显著的并发症是脑脊液漏。术前精心计划不可或缺，可采用脂肪、筋膜、骨/软骨多层修补，也可采用脂肪筋膜+带蒂鼻黏膜瓣重建颅底，注意缺损处无须太多的脂肪填充，尤其在视路附近。血管损伤是另一个主要并发症，了解颈内动脉的走行非常重要，图像导引和多普勒微探头可辅助定位、保护

表20.3　经后颅窝入路（枕下乳突后入路，枕下中线入路，远外侧入路或改良入路，小脑上入路）

并发症	预防	处理
血管损伤，包括静脉窦（窦汇、横窦、乙状窦）、岩静脉损伤	仔细地将硬脑膜从骨头上分离，必要时使用高速磨钻	控制血压，应用吸收性明胶海绵、纤维蛋白胶、其他流体止血剂，缝合窦壁
颅神经损伤（外展神经、面神经、前庭蜗神经、舌咽神经、迷走神经、副神经和舌下神经损伤）	进出颅底的解剖标志，图像引导，神经电生理监测	直接缝合，或者用胶水黏合
主要动脉损伤	最好通过充分的可视性、预见性及解剖分离来避免动脉损伤，避免过分纠结于病灶包膜的处理	
脑脊液漏和假性脊膜膨出	严密缝合硬脑膜，用骨蜡、脂肪或肌肉封闭所有开放的气房	保守治疗，无效时再探查并封闭缺损

缩写：CSF：脑脊液

表20.4　内镜经鼻颅底入路(平台至C2，冠状面中线至中颅窝)

并发症	预防	处理
脑脊液漏	准备用带血管的黏膜瓣或多层封闭物来重建。黏膜瓣包括鼻中隔、鼻外侧、鼻甲和鼻咽黏膜瓣	腰穿引流；仔细探查，使用不同的黏膜瓣或骨膜瓣修补漏口
血管损伤：颈内动脉损伤，硬脑膜下处理脑膜瘤时基底动脉及分支损伤	全面了解血管解剖。在血管表面磨除骨质时使用金刚钻；用超声多普勒去定位；仔细分离大血管	如果主要动脉出血在颅骨内，压迫后等待；如果是小穿支血管出血，可以电凝止血；早期血管造影检查假性动脉瘤，一经发现，则需要治疗（通常是血管内治疗）
颅神经损伤（嗅神经、视神经、三叉神经、外展神经损伤）	在颅神经出颅处磨骨质时用盐水冲洗；在神经孔附近磨颅底时使用金刚钻；于远离神经的地方分离肿瘤；保持交叉血管的通畅；避免切开颈内动脉外侧海绵窦	

缩写：CSF：脑脊液；ICA：颈内动脉

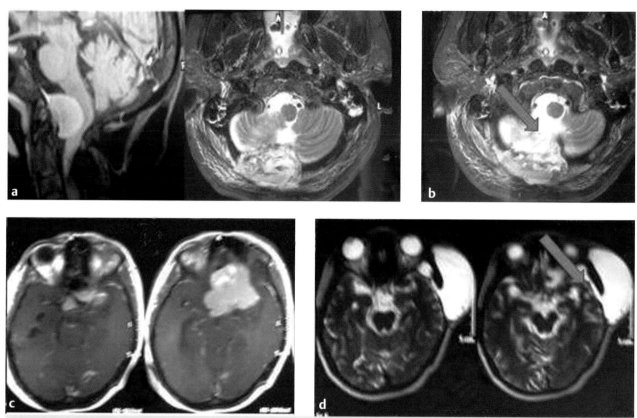

图20.6 （a）颅颈交接处增强MRI（矢状位）显示有一枕骨大孔脑膜瘤压迫脑干。（b）随访MRI T2像（轴位）显示术后假性脑膜膨出并可见脑脊液（CSF）漏部位（箭头所指）。（c）增强MRI（轴位）显示左内侧蝶骨嵴脑膜瘤。（d）随访MRI T2像显示假性脑膜膨出和发生脑脊液漏的部位（箭头所指）

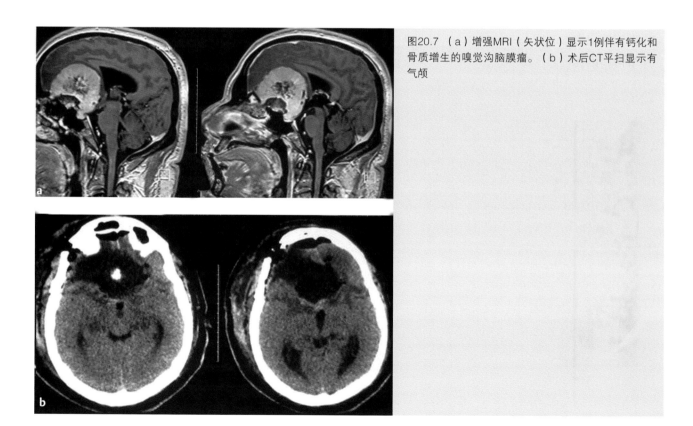

图20.7 （a）增强MRI（矢状位）显示1例伴有钙化和骨质增生的嗅觉沟脑膜瘤。（b）术后CT平扫显示有气颅

颈内动脉。经岩骨入路时，海绵窦段和Dorello管内的外展神经易被损伤；硬脑膜下操作时，所有其他颅神经和椎基底系统的分支都有受损伤风险。

20.6 位置相关的并发症

20.6.1 嗅沟

起源于嗅沟的脑膜瘤在经颅手术时特有的困难是：打开额窦和潜在的脑脊液漏。Kanno等[31]对嗅觉功能的保护有不同见解，他通过对嗅神经充分解剖以获取足够长度，并将其粘在颅底上，以防在牵拉过程对嗅神经的撕脱。众所周知在切除上矢状窦时，较大的肿瘤会发生脑水肿，且很少有静脉损伤。带蒂黏膜瓣可显著减少内镜经鼻入路的脑脊液漏的发生。

20.6.2 平台和鞍结节

在经颅入路切除该部位的肿瘤时，视神经或视交叉以及颅底的大血管易受到损伤。对垂体柄的特别保护有利于防止激素和电解质的紊乱。而在内镜手术入路中，正常垂体、漏斗和动脉是存在危险的。

20.6.3 海绵窦和鞍旁

由于海绵窦和鞍旁间隙内都布满着重要的神经血管结构，因此任何入路中都必须特别关注颅神经和颈内动脉。

20.6.4 蝶骨嵴脑膜瘤

该部位肿瘤可通过经颅入路得到切除，尽可能避免脑水肿、大脑中动脉和视神经损伤（图20.8）。

20.6.5 中颅窝脑膜瘤

同样，经颅入路是切除该部位的肿瘤最常见的手术入路，尽可能避免对三叉神经和颈内动脉及其分支的损伤。避免对岩浅大神经的牵拉可减少面神经受牵拉造成的后遗症。

20.6.6 岩斜脑膜瘤

在内镜（选择性）和经颅两种手术入路中，应避免损伤外展神经和血管。

20.6.7 岩骨－天幕

在经颅入路中，滑车神经和三叉神经的分支易受到损伤，必须仔细解剖后才可避免其损伤。

20.6.8 枕骨大孔脑膜瘤

在经颅入路时，应避免低位颅神经和椎动脉的损伤。在内镜入路时，脑脊液漏是需特别担心的问题。在两种手术入路中颅颈不稳都必须得到关注。

20.7 结论

颅底脑膜瘤是神经外科医生面临的最严峻挑战

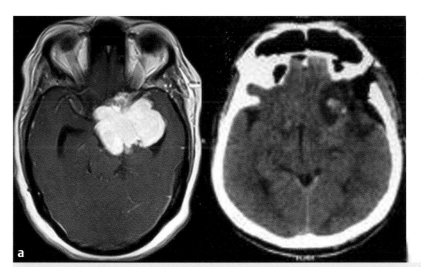
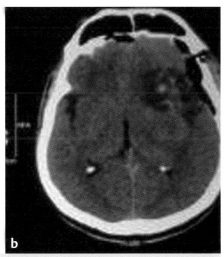

图20.8 （a）增强MRI（轴位）显示1例具有占位效应的左内侧蝶骨嵴脑膜瘤。（b）术后CT平扫中发现脑水肿导致患者出现短暂性脑失语症，2周后失语症完全消失

之一。许多专门治疗这些病变的中心都强调团队合作的重要性。近年来，内镜经鼻腔内入路治疗颅底病变增加了新的可能性，但也带来了新的挑战。

尽管手术适应证越来越明确，影像学的发展使我们对安全入路和肿瘤可切除性有了更多的了解（图20.9），但外科医生必须准备好所有的技巧，以避免术中和术后并发症的发生。虽然发生这些病变的手术并发症是不可原谅的，但是并发症不应被视为一种失败，而应被视为该病变所带来挑战的证据。

避免并发症发生是实现颅底脑膜瘤"治愈"的关键。正确的病例选择、对自然史的认识、选择治疗方式和执行方式的团队，以及一支由麻醉医生、重症医生和专业护理人员组成的团队，是实现这一目标的保障。

20.8 致谢

感谢孟买医院神经外科C.Mohanty博士、R. Patil博士和S. Shaikh博士在编写手稿过程中提供的帮助。

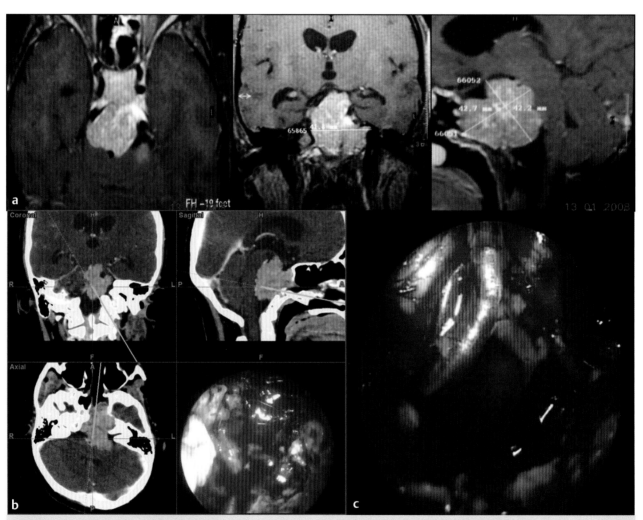

图20.9 （a）磁共振增强扫描显示累及斜坡的颅底脑膜瘤。（b）经鼻斜坡入路到达病变。术中导航拍照显示出最安全的通道。（c）术中病灶切除后的图像。

参考论文

[1] Apuzzo MLJ, ed. Brain Surgery: Complication Avoidance and Management. New York: Churchill Livingstone; 1993.

[2] Landriel Ibañez FA, Hem S, Ajler P, et al. A new classification of complications in neurosurgery. World Neurosurg. 2011; 75(5－6): 709－715, discussion 604－611.

[3] Tomasello F, German ò A. Francesco Durante: the history of intracranial meningiomas and beyond. Neurosurgery. 2006; 59(2): 389－396, discussion 389－396.

[4] Cushing H. The meningiomas (dural endotheliomas): their source and favored seats of origin (Cavendish Lecture). Brain. 1922; 45: 282－316.

[5] Simpson D. The recurrence of intracranial meningiomas after surgical treatment. J Neurol Neurosurg Psychiatry. 1957; 20(1):22－39.

[6] Levine ZT, Buchanan RI, Sekhar LN, Rosen CL, Wright DC. Proposed grading system to predict the extent of resection and outcomes for cranial base meningiomas. Neurosurgery. 1999; 45(2):221－230.

[7] Goel A, Kothari M. Meningiomas: Are they curable? J Craniovertebr Junction Spine. 2016; 7(3):133－134.

[8] Nakamura M, Roser F, Michel J, Jacobs C, Samii M. The natural history of incidental meningiomas. Neurosurgery. 2003; 53(1):62－70, discussion 70－71.

[9] Chamoun R, Krisht KM, Couldwell WT. Incidental meningiomas. Neurosurg Focus. 2011; 31(6):E19.

[10] Li MS, Portman SM, Rahal A, Mohr G, Balasingam V. The lion's mane sign: surgical results using the bilateral fronto-orbito-nasal approach in large and giant anterior skull base meningiomas. J Neurosurg. 2014; 120(2):315－320.

[11] Gardner PA, Kassam AB, Thomas A, et al. Endoscopic endonasal resection of anterior cranial base meningiomas. Neurosurgery. 2008; 63(1):36－52, discussion 52－54.

[12] Kassam AB, Prevedello DM, Carrau RL, et al. Endoscopic endonasal skull base surgery: analysis of complications in the authors' initial 800 patients. J Neurosurg. 2011; 114(6):1544－1568.

[13] Khan OH, Anand VK, Schwartz TH. Endoscopic endonasal resection of skull base meningiomas: the significance of a "cortical cuff" and brain edema compared with careful case selection and surgical experience in predicting morbidity and extent of resection. Neurosurg Focus. 2014; 37(4):E7.

[14] Geibprasert S, Pongpech S, Armstrong D, Krings T. Dangerous extracranial-intracranial anastomoses and supply to the cranial nerves: vessels the neurointerventionalist needs to know. AJNR Am J Neuroradiol. 2009; 30(8):1459－1468.

[15] St-Arnaud D, Paquin MJ. Safe positioning for neurosurgical patients. AORN J. 2008; 87(6):1156－1168, quiz 1169－1172.

[16] Samii M, Ammirati M. Surgery of the Skull Base: Meningiomas. 1st ed. Springer, Berlin; 1992.

[17] Deopujari CE, Karmarkar VS. Textbook of operative neurosurgery. 1st ed Vol 2. New Delhi: B. I. Publication Co; 2005.

[18] Cavallo LM, Messina A, Esposito F, et al. Skull base reconstruction in the extended endoscopic transsphenoidal approach for suprasellar lesions. J Neurosurg. 2007; 107(4):713－720.

[19] Hadad G, Bassagasteguy L, Carrau RL, et al. A novel reconstructive technique after endoscopic expanded endonasal approaches: vascular pedicle nasoseptal flap. Laryngoscope. 2006; 116(10): 1882－1886.

[20] Zanation AM, Snyderman CH, Carrau RL, Kassam AB, Gardner PA, Prevedello DM. Minimally invasive endoscopic pericranial flap: a new method for endonasal skull base reconstruction. Laryngoscope. 2009; 119(1):13－18.

[21] Cusimano MD, Sekhar LN. Pseudo-cerebrospinal fluid rhinorrhea. J Neurosurg. 1994; 80(1):26－30.

[22] Hoefnagel D, Kwee LE, van Putten EH, Kros JM, Dirven CM, Dammers R. The incidence of postoperative thromboembolic complications following surgical resection of intracranial meningioma. A retrospective study of a large single center patient cohort. Clin Neurol Neurosurg. 2014; 123:150－154.

[23] Osawa T, Tosaka M, Nagaishi M, Yoshimoto Y. Factors affecting peritumoral brain edema in meningioma: special histological subtypes with prominently extensive edema. J Neurooncol. 2013; 111(1):49－57.

[24] Lee KD, DePowell JJ, Air EL, Dwivedi AK, Kendler A, McPherson CM. Atypical meningiomas: is postoperative radiotherapy indicated? Neurosurg Focus. 2013; 35(6):E15.

[25] Burkhardt JK, Zinn PO, Graenicher M, et al. Predicting postoperative hydrocephalus in 227 patients with skull base meningioma. Neurosurg Focus. 2011; 30(5):E9.

[26] Ahmed H, Mohamed ED. Could meningiomas at certain locations at the skull base have a higher incidence of post-operative pseudomeningocele and consequent communicating hydrocephalus

than others? (A Retrospective Analysis). Egyptian journal of Neurosurgery. 2013; 28(4).

[27] Vishteh AG, Crawford NR, Melton MS, Spetzler RF, Sonntag VK, Dickman CA. Stability of the craniovertebral junction after unilateral occipital condyle resection: a biomechanical study. J Neurosurg. 1999; 90(1) Suppl:91 – 98.

[28] Patterson RH, Jr, Danylevich A. Surgical removal of craniopharyngiomas by the transcranial approach through the lamina terminalis and sphenoid sinus. Neurosurgery. 1980; 7(2):111 – 117.

[29] Yaşargil MG, Reichman MV, Kubik S. Preservation of the frontotemporal branch of the facial nerve using the interfascial temporalis flap for pterional craniotomy. Technical article. J Neurosurg. 1987; 67(3):463 – 466.

[30] Oikawa S, Mizuno M, Muraoka S, Kobayashi S. Retrograde dissection of the temporalis muscle preventing muscle atrophy for pterional craniotomy. Technical note. J Neurosurg. 1996; 84(2):297 – 299.

[31] Kanno T, Kato S, Kumar S, Kiya N. Brain tumor surgery. 1st ed. Tokyo: Neuron Publishing Co; 1995.